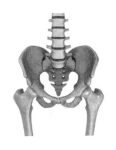

DIQIA GUANJIE
WENLUAN DE LILUN YU LINCHUANG SHIJIAN
JIZHU WEITIAO SHOUFA TIXI

骶髂关节紊乱的理论与临床实践
——脊柱微调手法体系

师宁宁 主编

U0207645

甘肃科学技术出版社

图书在版编目（CIP）数据

骶髂关节紊乱的理论与临床实践 ： 脊柱微调手法体
系 / 师宁宁主编． -- 兰州：甘肃科学技术出版社，
2018.7（2023.9重印）

　　ISBN 978-7-5424-2614-7

　　Ⅰ．①骶… Ⅱ．①师… Ⅲ．①骶髂关节－推拿 Ⅳ.
①R244.13

　　中国版本图书馆CIP数据核字(2018)第173392号

骶髂关节紊乱的理论与临床实践——脊柱微调手法体系
师宁宁　主编

责任编辑　陈学祥
封面设计　魏　婕　周佩玲

出　版　甘肃科学技术出版社
社　址　兰州市城关区曹家巷1号　730030
电　话　0931-2131572(编辑部)　0931-8773237(发行部)

发　行　甘肃科学技术出版社　　印　刷　三河市铭诚印务有限公司
开　本　787mm×1092mm　1/16　印　张　23.5　插　页　1　字　数　500千
版　次　2018年12月第1版
印　次　2023年9月第2次印刷
印　数　1001~2050
书　号　ISBN 978-7-5424-2614-7　　　　定　价　88.00元

图书若有破损、缺页可随时与本社联系：0931-8773237
本书所有内容经作者同意授权，并许可使用
未经同意，不得以任何形式复制转载

编 委 会

主　审：沈国权

主　编：师宁宁

编　委：师宁宁　兰鹏飞　杨吉勃

　　　　张学梅　徐彦龙　薛盛中

　　　　苏广锋　王　刚

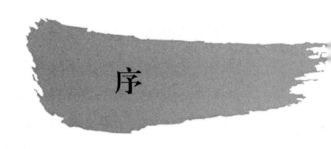

序

　　从哲学和物理学的角度看健康和疾病问题，无非就是有序和无序两种状态。而人体中最高发病的形体无序区域，非骨盆其谁？吾高足师宁宁，锲而不舍，从博士课题做起，盯住骨盆紊乱这一骨科小领域，终有小成：站在整体生物力学的角度上对与骨盆紊乱有关的方面进行了深入挖掘，得出了"骨盆之紊乱，非骨盆一家之责也；骨盆之影响，非骨盆一家之畴也"这一精辟而又符合中医整体观和现代系统论精神的结论。

　　生命之所以区别于非生命，按照量子物理学家薛定谔的观点，就是"有机体赖负熵为生"。进而，桑农认为这种负熵就是信息熵。骨盆紊乱所产生的信息熵为何不能自发引导人体进行无序修复，可能有两种答案。其一，这种无序度超过了人体自行纠偏的能力，那么就需要人工干预，为骨盆矫正手法的实施提供了合理性的依据。其二，这种无序影响了人体信息熵的正确表达，那么就要对人体本体感觉信号处理系统（中医理论归属于十二经筋系统）进行干预，为软组织手法的实施提供了合理性的依据。

不仅如此，师宁宁还详细研究了骨盆紊乱对下肢和上半身的生物力学影响，开拓了临床医师的临床思路，为拓展下肢骨关节疾病和颈胸腰椎退行性疾病的临床处置方法提供了理论依据。师宁宁和我后来工作的远期目标就是为中医推拿治疗中的这两大途径的精准医疗或临床的精准应用提供实验和理论依据。由于师宁宁和我今年毕业的刘慧医师工作的帮助，目前初步建立了"基于筋骨平衡理论的辨经论治体系"假说，希望对软组织问题的处理也能像脊柱短杠杆微调手法一样做到精准，以进一步提高临床疗效和医生的工作效率。

真心希望国内的中医界同道，少一些浮躁，多一些沉稳，像师宁宁一样脚踏实地地工作，则中医幸甚，国家幸甚，病家幸甚。

沈国权

丁酉年六月

前　言

　　骶髂关节在人体中是个非常重要的关节，也可能是人体中最具争议的关节，争议的焦点是骶髂关节的运动范围与运动轴的问题。基础医学与临床医学形成不同的观点，甚至两种截然不同的看法。医学生甚至常常被告知骶髂关节是不动关节，不可能出现病变或引起腰腿痛。然而很大部分腰腿痛患者经传统手法或外科手术局部治疗后临床疗效不显著，且常反复发作。近年来人们又越来越关注骶髂关节，对骶髂关节的解剖生理和临床研究的进一步深入，认识到骶髂关节紊乱在腰腿痛中的重要作用。

　　随着现代科学技术特别是影像学的不断发展，人们对腰腿痛病理因素的认识发生着深刻变化。早在20世纪初，骶髂关节紊乱一直被认为是腰部疼痛的主要来源之一。直到1934年，Miter 和 Barr 发现并描述腰椎间盘突出是引起腰腿痛的重要原因以来，人们对腰腿痛病因的研究主要集中在腰椎间盘和股骨头上，骶髂关节紊乱未受到足够的重视。临床医师在对腰腿痛患者进行体格检查时，往往对骶髂关节的关注不够。近年来随着影像学技术的不断发展，越来越多的证据表明骶髂关节也有退行性改变、炎症破坏等病理学特征的改变。

目前西方整脊医学客观承认骶髂关节的能动性，并且非常重视骶髂关节紊乱在下腰痛中的病理机制。在国际疼痛研究协会（International Association for the Study of Pain）推荐的诊断标准中，对疑似骶髂关节疼痛的腰痛病例进行局部神经阻滞后，发现10%~26.6%的腰痛是由于骶髂关节功能紊乱而引起的。国内研究也表明由骶髂关节紊乱引起的慢性腰腿痛占10%~27%，体内外力引起骶髂关节损伤、劳损和扭伤是导致腰骶痛的病源之一。

西方整骨疗法中，骶骨和髂骨组成骶髂关节和髂骶关节两个关节。骶髂关节是将躯干的重量由骶骨传到髂骨及下肢，又叫坐骶弓。髂骶关节是将地面对体重的反作用力由髂骨传到骶骨及躯干，又叫股骶弓。骶髂关节的运动是指两侧髂骨绕骶骨的旋转运动，髂骨与下肢相连且受下肢的影响，当下肢运动时髂骨也随之旋转移位。髂骶关节的运动是指骶骨在两侧髂骨之间的倾斜运动，骶骨在力学机制与脊柱密切相关，当腰椎失稳，骶骨随之倾斜移位。

腰—盆—髋整体学说是欧美整脊治疗的理论基础，揭示了临床中某些顽固性下腰痛的原因是骨盆紊乱所致，骨盆的旋转侧倾，身体的重心就会转移，腰椎轴线侧弯，椎间孔的骨性通道也因侧弯而变窄，椎间盘通过自身纠正姿势失衡无效，即可出现下腰痛。美国A.M.C.T.脊椎矫正术临床研究表明，所有脊椎、关节的病变都会表现在骨盆病变和腿的长短上。日本髋关节矫正术认为股骨头转位会挤压骨盆，挤压的骨盆会造成腰椎，甚至因此往上造成胸椎及颈椎的问题。

一些学者从形态解剖和生物力学的观点来描述和比喻脊柱与骨盆的关系，如Lindsayl将脊柱比喻为四根线拉紧的塔（four guy wires erect this tower），塔基就是骨盆；郭世绂则认为脊柱可以比喻为一个插在骨盆上的旗杆；有学者认为整个脊柱犹如船的桅樯竖立在骨盆上，骨盆是脊柱承重的基础。脊柱的许多肌肉、韧带和筋膜都是对称性地止于骨盆或者起于骨盆，骨盆位置如果有额状面的不正或矢状面的倾斜，均可导致脊柱诸肌肉、韧带和筋膜失衡和不稳，继而出现脊柱偏歪，以适应骨盆倾斜的变化。

脊柱与骨盆在结构和功能上是一个复合体，共同构成人体承重的中轴。身体的重力由脊柱通过骨盆及骶髂关节而传递给两侧下肢，并保障两侧下肢的重力负荷基本一致，而地面对足底的重力反冲也通过骨盆而传递至脊柱。当脊柱的基础部分——骨盆及下肢的任何部分失去长度、角度及空间位置的对称性，就会影响脊柱的承重力学，进而造成脊柱结构和功能的变化及其适应。骨盆是躯干重力传导的核心部位，是脊柱稳定与平衡的基础，维持人体姿势的底座。

从生物力学观点来看，脊—盆—髋是人体直立行走和平衡运动的生物力学基础，而骨盆是躯干生物力学平衡基础中的基础，上连接脊椎，下通过骶髂关节承载脊椎和人体大部分的重量，起着"承上启下"的作用。若骶髂关节紊乱、骨盆倾斜、腰骶椎位置的改变可造成整个脊柱力学结构的不稳定和腰背部肌肉应力不平衡，而继发腰背软组织劳损，也可继发腰椎退行性改变，是腰椎间盘突出症患者长期慢性腰腿痛久治不愈的重要原因。

实际上骶髂关节紊乱是多种疾患所共有的一组证候群，而不是一种单独的疾病，常合并有腰椎退行性疾病，如腰椎间盘突出、椎体滑脱、腰肌劳损、骨质增生、梨状肌损伤及下肢髋、膝和踝关节病痛。骶髂关节紊乱也是造成一些慢性全身性病痛的基础病理环节之一，由于基础解剖和生殖生理的原因，本病更多发生于女性，尤其是经产妇女，多数临床医生对此却知之甚少，造成对骶髂关节紊乱的误诊和漏诊。与以往认识相反的是，随着年龄的增长和腰椎活动度的减少，骶髂关节损伤、紊乱甚至骨关节炎在老年人身上的发病率均有逐渐上升的趋势，尚未引起人们的足够重视。

中国传统医学对脊柱骨盆的认识是从阴阳学说和天人相应理念进行解释的。《灵枢·刺节真邪》指出"腰脊者，身之大关节也"，认为脊柱骨盆是全身的中轴枢纽，内涵督脉，总督诸阳经。《内经》认为脊柱骨盆疾病可以上下传输，上下相互影响。如《灵枢·经脉》有"头痛，目似脱，项似拔，脊痛腰似折"的记载；《灵枢·厥病》中也有"厥头痛，项先痛，腰脊为应"的论述。《素问·骨空论》提出督脉治病大法，"督脉生病，治在骨上，甚者在脐下营"，脐下营就是骨盆和骶髂关节周围的经络腧穴。

脊柱推拿讲究整体观念和辨证论治，注重从整体去辨证，从各个角度和方向所能导致脊柱位移的因素都会去考虑，而且会考虑到脊柱的下部——骨盆。因为临床表现为单一部位的病痛，其实是整个脊柱与骨盆疾病在腰骶部及下肢的局部表现。如颈椎病除寰枢椎失稳外大部分皆由胸椎紊乱造成，肩周炎大部分是由颈椎错位造成，腰痛主要来源骨盆不正及骶髂关节错缝和下肢力学的失衡。这就要求在治疗腰骶病的过程中不能只着眼于对某个节段分析或局部考虑，要从脊柱骨盆整体出发考虑或宏观上思考问题。

骶髂关节调整术为脊柱微调手法的核心内容，是在中医整体观念指导下的辨证施术，认为脊柱与骨盆、下肢同为人体承重的中轴，解剖和生物力学关系密切，脊柱的问题往往隐藏着骨盆和下肢生物力学的失衡，解决脊柱与骨盆的问题为下肢髋、膝、踝关节的病痛提供了一个新的认识理念和临床治疗途径。当脊柱疾病和骨盆失稳出现后，病变部位结构改变，不仅会产生局部影响，必然波及上下部位而出现相应临床表现，通过调整相邻部位的解剖结构异常，达到治疗疾病的目的，有时还能取得事半功倍的效果。

骶髂关节紊乱是临床上引起腰腿痛的常见原因，可单独存在，也可与腰骶部其他病症同时存在，共同作用使病情更加复杂和顽固。这时如果单治腰骶部局部病变，就可能使治疗不彻底，这是临床上治疗腰腿痛效果不明显的主要原因，也是致残率高的原因之一。针对腰骶部退行性疾病疗效差这一难题，沈国权教授根据中医整体观念，在临床上改为数症同治，取得显著或痊愈的效果，并认为骶髂关节紊乱的正确诊治，是腰腿痛这类疑难病例取得疗效的关键。

大多数研究和治疗将腰骶痛归咎于腰椎退行性病变，而忽视了骶髂关节功能障碍也常会引起腰痛。因为骶髂关节紊乱和软组织痉挛都可导致邻近神经受到机械压迫和化学刺激，在临床上表现出一系列神经症状，如腰、臀、腿的沉麻酸痛，极似腰椎间盘突出症。而且我国20世纪50年代以前的医学教科书明确指出，90%以上的腰腿痛是由腰椎间盘突出引起的，所以几乎不加鉴别地把腰腿痛等同于腰椎间盘突出症，而骶髂关节紊乱被延误治疗。医师习惯于经验思考，思路较窄，容易导致漏诊，也是腰椎退行性病变合并骶髂关节紊乱误诊为单纯的腰椎退行性病变的主要因素之一。

对骶髂关节的解剖结构和运动功能不熟悉、常见病的特殊临床表现缺乏足够认识、忽视详细的病史采集及体格检查，而且临床思维缺乏综合分析能力、没有整体观念以及相关检查不全面、提供检查部位不确切等是漏诊骶髂关节紊乱的主要原因。其实腰椎退行性疾病常合并骶髂关节紊乱在腰腿痛患者中占有相当的比例，常因 CT 和 MRI 检查的介入，以及临床医生过于注重腰椎的影像学改变而被误诊为单纯的腰椎退行性疾病，漏诊了骶髂关节紊乱。

为了避免骶髂关节紊乱的漏诊与误诊，在临床实践中，凡是遇到腰椎退行性病变引起脊柱空间序列如曲度改变和脊柱侧弯的患者，首先要检查骶髂关节有无压痛及骶骨是否有前倾、后仰和旋转紊乱；触诊左右对比髂前、后上棘和髂嵴的对称性来判断髂骨是否有旋前旋后及内外旋转紊乱；观察下肢是否一样长及有无阴阳腿；叩击法结合骶髂关节的特殊检查如"4"字形试验确定病变部位；必要时可借助 X 线、CT、MRI 骨盆摄片检查，一般不难诊断。关键是要树立脊柱骨盆整体观念，认识到腰椎退行性病变和骶髂关节紊乱是相互影响的，共同存在腰腿痛疾病中。

本书共 50 万字，其中：师宁宁参与编写第七章第三、四、五节，第八章第一、二、三、四节，共 13.8 万字；兰鹏飞参与编写第四章，第八章第五节，共 6.9 万字；杨吉勃参与编写第一章第四、五节，第三章第三、四、五、六节和第六章，共 6.6 万字；张学梅参与编写第一章第一、二、三节和第九章第一、二节，共 6.8 字；徐彦龙参与编写第五章，共 6.8 万字；薛盛中参与编写第二章第一、三、四节，共 3.1 万字；苏广锋参与编写第二章第二节，第七章第一、二节，共 3.0 万字；王刚参与编写第三章第一、二节，第九章第三节，共 3.0 万字。

师宁宁

2018 年 6 月

目 录

第一章 骶髂关节的解剖结构

骨盆是人体躯干的基底部，由中间的骶骨、两侧的髋骨、下端的尾骨组成。每块髋骨又由上方的髂骨、前上方的耻骨及后下方的坐骨融合形成。骶骨由5~6块骶椎融合而成，其前面成凹形，上缘向前方突出形成骶岬；尾骨由4~5块尾椎合成。两个对称的髂骨和骶骨借两个骶髂关节和前方的耻骨联合连成一体，构成一个闭合性的骨—关节环，骶尾关节在骶骨与尾骨联合处，有一定的活动度。骨盆是躯干和下肢的骨性连接，具有支持躯干和保护盆腔脏器的功能。

骶髂关节由骶骨的两侧面与髂骨上部的内后缘即耳状关节面相连而成的微动关节，主要依靠关节面的凹凸不平相吻合及骶髂关节前后强大韧带来稳定，周围有众多的肌肉组织形成了动力性稳定结构，神经分布广泛，血液供应丰富，构成一个复合体。具有支持体重，缓冲从下肢或骨盆传来的冲击和震动。

第一节 骶髂关节的骨性结构

一、骨盆的骨性结构

骨盆以骶髂关节为中心，组成闭合性的骨、纤维性环形框架，是身体的重心和脊柱稳定和平衡的基础，也是传递躯干与下肢动静力负荷的关键链节，身体的重力由脊柱通过骨盆而传递给两侧下肢，并保障两侧下肢的重力负荷基本一致；而地面对足底的重力反冲也通过骨盆而传递至脊柱，具有保护盆腔脏器和传导重力的作用。

（一）骨盆带

骨盆由两侧的髋骨、中间的骶骨、下端的尾骨及骶髂关节、骶尾关节、耻骨联合构成的闭合性骨—关节环，又称骨盆带。髋骨又由上方的髂骨、前下方的耻骨及后下方的坐骨组成，此三块骨头在儿童期由软骨连接，成人后软骨骨化，互相融合成一块（图1-1）。骨盆前部结构对骨盆环的稳定作用占40%，而后部结构占其稳定作用的60%，骨盆结构的完整性是传递躯干重力的必要结构，一旦某一环节被破坏，就要影响骨盆的稳定性。

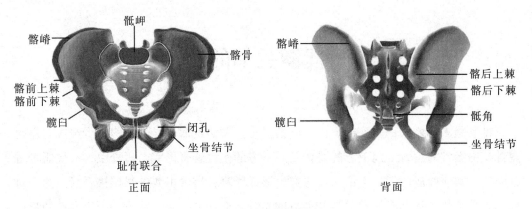

图 1-1　骨盆的构成

（二）骶骨的骨性标志

骶骨前面又称盆面，光滑凹陷，有扩大盆腔容积的作用，上缘中间向前明显突起叫做骶岬，中部有上下并列的四条横线，是各骶椎融合的痕迹，横线两侧有 4 对骶前孔内通骶管，有骶神经前支及血管通过，骶前孔之间的骨板相当于肋突，向内与椎体融合，向外侧彼此互相结合。骶骨后面既隆凸又粗糙，中线处有由棘突融合形成的骶正中嵴，此嵴下续骶管裂孔。国人骶中嵴的下部，尤以骶 3~4 与 4~5 椎之间常留有骨孔，临床上可由此直接作为骶管麻醉高位穿刺的入路。骶中嵴两侧缘凹陷，由椎弓板融合而成，再外侧有一列由关节突融合而成的骶关节嵴，下端终于骶角，与尾骨角相接。骶关节嵴的外侧有 4 对骶后孔，内通骶管，为骶神经后支及血管所通过。骶后孔外侧，有由横突融合而成的骶外侧嵴，外侧部上宽下窄，上部有耳状关节面与髂骨相关节，关节面后方为粗糙不平的骶骨粗隆。骶管纵贯骶骨全长，下端终于骶管裂孔，骶管侧壁有 4 对椎间孔，与骶前、后孔相通（图 1-2）。

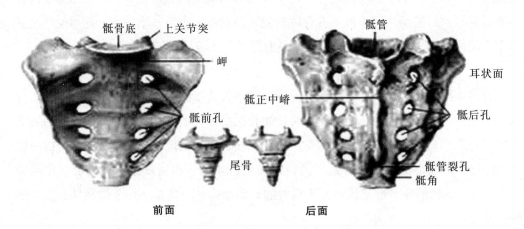

图 1-2　骶骨

脊椎骨宽度的变化与重力的承担大小呈正相关性，自第2颈椎以下至第2骶椎不断增大，这与重力的承担不断增加有关，但自骶骨耳状面高度以下，因大部分重力经髂骨传向下肢，已失负重作用，故从第3骶椎向下、椎骨急速缩小变窄，直至尾骨尖。骶骨下端为尾骨，仅第1尾椎有雏形的上关节突及横突，其余尾椎的突起不明显。整个尾骨呈三角形状，底向上接骶骨，尖向上为肛门尾骨缝所附着。

（三）髂骨的骨性标志

骨盆内面的界线是由骶骨底、髂骨弓状线及耻骨的耻骨梳围成，骨盆以界线分为上下两部，分别称为大小骨盆，由界线围成的平面称为骨盆上口。小骨盆由骨盆上口、骨盆下口及骨盆腔组成。其中骨盆腔是一短而弯曲的骨腔，骨壁较完整，后壁即骶、尾骨的前面，骶尾之间的软骨连结使尾骨部向后下方移动，以增大骨盆下口的直径，侧壁为髂、坐、耻三骨组成，前部有闭孔，在活体为闭孔膜及肌肉所封闭；后部有坐骨切迹及其周围韧带；前壁短浅，为左右耻骨。而骨盆下口高低不平，稍呈鞍形，后端为尾骨尖，侧角即坐骨结节及其韧带，前部在耻骨联合下方由左、右耻骨下支构成耻骨角。男女骨盆因功能不同（主要是分娩）而有明显的差异，男性耻骨角度较小为70°~75°；女性耻骨角较大，称为耻骨弓，平均87.5°，而且女性骶髂关节的活动度较男性有增加的趋势（图1-3）。

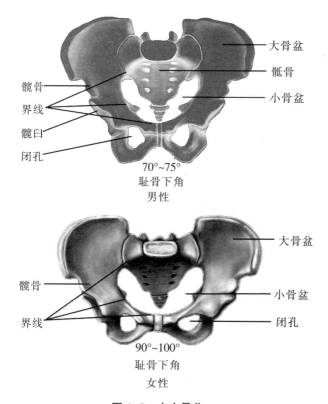

图1-3　大小骨盆

二、骶髂关节的骨性结构

骶髂关节是骨盆最重要的关节结构，由骶骨的两侧面与髂骨上部的内后缘即耳状关节面相连而成，四周包绕着结实的韧带组织，构成一个复合体。主要依靠关节面的凹凸不平相吻合及骶髂关节前后强大韧带来稳定，是人体微动关节，具有支持体重，缓冲从下肢或骨盆传来的冲击和震动。

骶髂关节复合体的功能是人体躯干向下肢传递重量与支撑体重的关节，将人体行走和跑跳时上身重量传导并分散至下肢，双足或两侧坐骨结节所受的外力，也必须通过骶髂关节才能传递到躯干。骶骨和髂骨的结构、骶髂关节面的大小和形状以及附近的肌肉、韧带和关节囊等组织，都影响着骶髂关节的生物力学性质。这些解剖结构的作用是增加骨盆环的稳定性，使骶髂关节的活动减少至最小。

（一）骶髂关节是复合关节

骶髂关节是复合关节，部分是滑膜关节，部分是韧带联合，是不动关节和可动关节的组合。韧带联合是典型的纤维关节，关节间的纤维连接组织是骨间膜或韧带，位于后上部，形态学研究发现该关节的活动性很小；滑膜关节位于骶、髂骨间隙的前下部，X线片上占骶、髂骨间隙的下 1/2~2/3，但并不能增加关节的活动度。骶髂关节在任一方向都有 2°~3°的活动度，随着退变、老化活动度下降，关节变得稳定。

骶骨呈倾斜状，底部朝向前上。由于身体重量与地面反作用的关系，使得骶髂关节紧密相接。髂骨的运动朝向前下，骶骨底运动朝向前下，而骶骨内侧面的运动朝向后上（图 1-4）。这种排列与拱桥上拱心石的作用相似，所施加的压力越大，其抵抗力就越大。骶骨耳状关节面的上后方较前上方宽大，而其下方的前部较后部增宽。这种解剖学上的结构特点，可增加骶骨屈伸时的稳定性，而骶骨的主要运动是

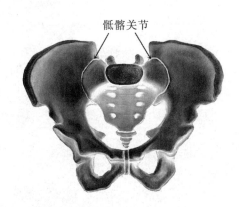

骶髂关节

图 1-4　骶髂关节

屈伸。第一骶骨构成耳状关节上部的短斜状面，第 2 和第 3 骶骨主要构成关节面长斜状部分的坡面，此处发生变异较多。

（二）骶髂关节的耳状关节面

骶髂关节是由骶骨与髂骨的耳状关节面组成的可动关节，耳状面前宽后窄，表面凹凸不平（图 1-5）。髂骨耳状面位于髂窝后部的髂骨内侧面，向前向内；骶骨耳状面不规则，约在上 3 个骶椎的外侧面，向外向后，前面较后面宽，第 1 骶骨构成耳状关

节面的大部分，第 2 和第 3 骶骨主要构成关节面斜长部的坡面，此处变异较多。男性骶骨耳状关节面的形态类似倒置的"L"形，女性则短小且坡度较大，呈"C"形。耳状关节面的上后方较前上方宽大，而其下方的前部较后部增宽。这种解剖学上的结构特点，可增加骶髂关节屈伸时的稳定性。Kandji 强调"C"形越大或弧度越弯，关节的稳定性越好，损伤的可能性越小。骶髂关节面并非为矢状位，而是呈不规则扭曲走向螺旋状，是一个极其不规则的关

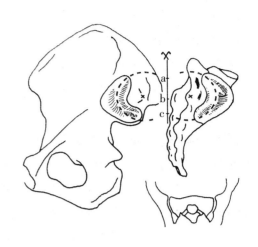

图 1-5　骶髂关节的形状

节面，关节面非常复杂，每个相对应的关节面表现出很好的适应性。

骶髂关节面凹凸不平，骶面略为凹陷，髂面稍为凸出，骶骨面上的隆凸是为了适应髂骨关节面上的凹窝。凹凸度从 2~11mm 不等，形状和方向各异。凹凸的增多是为了适应骶髂关节间强大的应力作用，可有效增加摩擦系数。骶髂关节面的摩擦系数是0.4，关节面越粗糙，其摩擦系数越大，限制了关节面向前滑动，限制了骶髂关节间的运动，在传导自身重力至下肢时限制关节的活动，减少韧带系统的应力，增加关节的稳定性。在 X 线片上，这些凸起常被误认为是骨赘。骶髂关节凸起与凹陷，使两个关节面密切相嵌并发生相互交锁，男性比女性更明显，部分凸起和凹陷呈纵行分布，加以强有力的韧带，使关节有很大的稳定性。女性的骶骨凹陷和髂骨凸起以髂骨结节为中心，多呈圆弧形分布，在承重时骶骨有向前移位及向前旋转的倾向，这与女性的生理特性有关。

研究发现即使是同一标本，其左右侧骶髂关节面的形状和方向，都会有明显的差异。骶髂关节中，骶骨关节面呈凹面，而髂骨关节面呈凸面。因此从后方直刺进针封闭骶髂关节间隙时，由于窦状关节面阻挡了针头的刺入，使得后方封闭只是简单地麻醉了骶骨与髂骨之间韧带，并非骶髂关节。正确的骶髂关节进针方式应将皮肤刺入点定在第 2 骶中棘内侧 0.5cm 处，并将针头斜向外方呈 30°角逐渐进针，直到探寻到关节间隙并将 7 号长针刺入 2/3 以上才能肯定已进入关节间隙。

（三）骶髂关节是可动关节

骶髂关节在结构上是可动关节，但从运动范围来看，可以认为屈戌关节或滑动关节。整个关节在横断面上由呈后内向前外侧，关节间隙非常窄，关节面覆以软骨，有滑膜及滑液。骶骨耳状关节面覆盖有透明软骨，其厚度比对侧髂骨关节面上的纤维软骨厚 1.7~5 倍，女性骶骨关节面厚度大于男性，但男性骶髂关节软骨平均接触面积高

于女性平均面积近 12.8%。髂骨面软骨属纤维软骨，厚度一般不足 1mm。髂骨面软骨相对较薄，可能是较易发生病变的部分原因。但近来有研究证实髂骨关节面也有透明软骨覆盖，且比纤维软骨多。

(四) 骶髂关节的退变

骶髂关节结构和形态上的差异，随着年龄的增加而明显。甚至在年轻者，也可出现明显的骶髂关节退行性变，这种退行性变与活动度增加和疼痛有关。在胎儿或婴儿时骶髂关节呈窄直状与脊柱平行，表面扁平且光滑，随着年龄的增加，关节面即可出现不规则，甚至呈窦状，这在男性中更为明显，但关节面总是相对应。由于骶骨和髂骨间的扭力，以及成长过程中机械因素造成的骶骨弯曲等原因，逐渐向后向下弯曲，产生一系列的波浪状的凸起和凹陷，互相嵌合在一起，增加了关节抵抗剪切运动的能力。

成人耳状面多呈"L"形，其长臂呈后下走向，而短臂则与长臂成直角，呈后上走向。骶髂关节外形变异很大，以凹面紧密嵌入髂骨的凸面有耳状、"C"形或钝角形，不同性别及左、右关节面间有差异。即使同一骶髂关节，其左右侧关节面的形状和方向，都会有明显的差异。青少年时关节面的边缘出现不规则，以后逐渐发生融合，30 岁后关节开始僵硬并影响运动。以后逐渐发生融合，一些老年标本则完全融合，这表明骶髂关节面的变化是由于终身不断增加的应力作用于骶髂关节的结果（图1-6）。许多研究认为，随着年龄的增长，骶髂关节的活动度呈现逐渐限制的趋势。骶髂关节和耻骨联合的运动较脊柱关节的运动降低，髂骨旋前旋后运动和骶骨前倾后仰

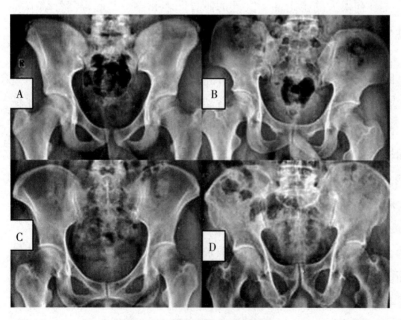

A：15 岁表面光滑

B：39 岁表面粗糙

C：59 岁骨质增生

D：72 岁关节融合

图 1-6　骶髂关节的退变过程

明显受限，在男性中更为明显。但 Sturesson 及其同事发现，在 19~45 岁年龄组中，并未发现骶髂关节运动限制的证据。

三、骶髂关节的正常变异

与人体其他关节都具有基本一致结构所不同的是，不同个体的骶髂关节形态和结构存在明显的差异，甚至同一个体左右侧骶髂关节、同一侧骶髂关节在不同年龄阶段的结构和形态也可有明显的变化。

（一）骶髂关节与脊柱类型

影响骶髂关节形态与功能最大的是脊柱类型，拥有动力型脊柱的个体就会出现矢向"L"形骶髂关节，而"L"的垂直支短于水平支，且会有发育良好的骶髂副关节。拥有强壮型脊柱的个体会出现传统理论中的"C"形骶髂关节。而拥有静力型脊柱的个体会出现垂直向"L"形骶髂关节且"L"的垂直支长于水平支。

（二）骶髂关节与年龄

解剖学资料似乎证明，骶髂关节面上骨嵴与凹陷的发育与年龄有关，幼儿的骶髂关节面与人体其他关节面一样，是平整的；青少年的骶髂关节面开始出现空间对称的凹凸结构并在青壮年期的骨嵴和骨凹发育达到高潮，老年人的骶髂关节逐渐纤维化和骨性融合。我们在脊柱侧凸症研究中发现，该病与儿童期骶髂关节紊乱有密切的相关性，可能因此时期关节面容易产生平移和（或）旋转有关。

（三）骶髂关节与左右腿

人类的左右手自然分工赋予人体左右侧肢体的生物力学差异。站立位时，左足为支撑足，而右足为动力足，因而左侧骶髂关节更接近垂直向"L"形，而右侧骶髂关节更接近矢向"L"形。坐位读写时，执笔写作的右侧身体往往更接近桌子而右侧骨盆向前移位，左侧骨盆偏于后方。若骶骨不动，则右侧骶髂关节的骶旁沟变浅。

四、副骶髂关节

副骶髂关节是由正常骶髂关节面以外的一个或多个副关节面构成，被关节囊包绕，属滑膜关节。8%~50%的标本有副骶髂关节，可单侧或双侧，单发或多发。一般横行于髂嵴的后上部，直径为 1~2cm，与骶髂关节成一定角度，骶骨的关节面位于骶外侧嵴，髂骨的关节面在髂后上棘的内面，并位于耳状面上的髂粗隆（图 1-7）。副骶髂关节也可位于骶外侧嵴的下部，女性多于男性。发生副骶髂关节的具体原因不明，但大多数认为可能是与负重以及应力的增加有关，具有副耳状面的骶骨合并骶骨的解剖学变异率较高，如腰椎骶化、骶椎隐裂及骶骨明显的歪斜。

副骶髂关节的功能可能是适应骶髂关节局部增加的应力或活动而出现的。副骶髂

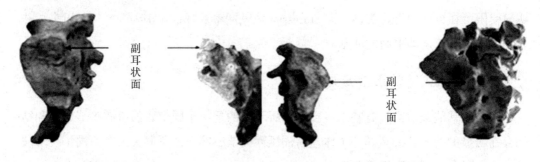

左图位于耳状面上缘后方　　　　　　　左图位于耳状面前缘中部
右图位于耳状面顶端后方　　　　　　　右图位于耳状面后缘中部

图 1-7　副骶髂关节

关节的出现，产生了两种类型的骶髂关节，即轴向关节和副关节。轴向关节是由骶骨和髂骨关节面上相匹配的凹凸构成，以疏松结缔组织加固，再辅以韧带相连。骶髂关节前半部是滑膜关节，后半部分是纤维关节，而副骶髂关节是由关节囊包绕，属滑膜关节。由于副骶髂关节属滑膜关节，因此侵犯骶髂关节的常见疾病，如骶髂关节错位、致密性骶髂关节炎和强直性脊柱炎等也有可能累及副骶髂关节，引起副骶髂关节的炎性改变。

五、耻骨联合

　　耻骨联合位于骨盆的前端，连接两侧耻骨内侧端（图 1-8）。耻骨联合是纤维软骨关节，耻骨的内侧端各有一薄层的纤维软骨盘，两软骨盘中间常有一裂隙存在。耻骨联合的周围分别由耻骨前韧带、耻骨后韧带、耻骨上韧带和耻骨弓下韧带所加强，为关节的稳定提供了可靠的结构，一般可承载 230kg 以上的应力而不出现明显的位移。

耻骨弓韧带呈弓形跨越两耻骨前下缘来稳定耻骨联合，防止关节旋转和抵抗张力与剪切力。腹内斜肌、腹直肌、腹横肌和大收肌联系耻骨联合前缘，有加强耻骨前韧带力量的作用。

　　耻骨联合的稳定主要靠骨盆韧带的功能和运动来维持，重力、外力及肌肉收缩能够使耻骨联合发生形变和轻微运动。在临产和分娩时，由于内分泌的变化，黄

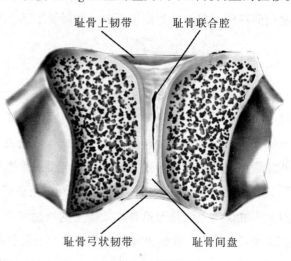

耻骨上韧带　　耻骨联合腔

耻骨弓状韧带　　耻骨间盘

图 1-8　耻骨联合

体酮产生松筋素，关节软骨和韧带发生水侵渗性改变，出现松弛现象，以便胎儿顺利娩出。生产时或分娩后一段时期，若产后体位不正或骨盆收到外力打击，骨盆结构的稳定性破坏，可导致骶髂关节和耻骨联合的错位，出现耻骨联合及腹股沟压痛和疼痛。耻骨联合和骶髂关节是联动关节，易受骶髂关节影响并产生症状。

六、骶尾关节

尾骨由 4 块未发育成熟的尾椎融合而成，第 1 尾骨的底部与骶骨尾端及两骶骨角构成，为一软骨性关节，由关节囊和韧带连接（图 1-9）。骶骨的关节面隆凸，尾骨的关节面凹陷，关节面之间有纤维软骨盘，类似于上位脊柱的椎间盘。骶尾关节周围有骶尾前韧带、骶尾后韧带和骶尾侧韧带加强。臀大肌部分通过尾骨纤维与尾骨后外缘相连，肛提肌通过坐尾纤维与尾骨内下缘两侧连接。尾骨受 S1~S4 神经支配，放射性疼痛可出现在骨盆底部。

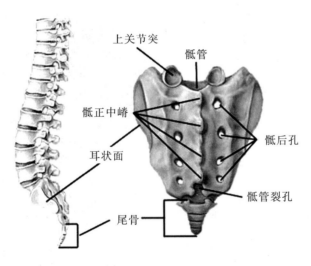

图 1-9　骶尾关节

骶尾关节面的形态允许作前屈与后伸运动，肛提肌和扩约肌收缩时尾骨前屈，舒张时尾骨后伸。中年人在排便和孕妇生产时尾骨向后伸展，但一般人的尾骶关节不能作自主的屈伸运动，且关节的特殊位置使其不易受到来自前方及两侧外力作用；老年人由于尾、骶骨融合限制了骶尾关节的运动，仅当人臀部着地摔跤时，才可使尾骶关节受到后下方暴力的打击，造成尾骶关节前脱位或骨折。

第二节　骶髂关节周围的韧带

一、骶髂关节的韧带组织

骶髂关节是人体中最独特的关节，是不动关节和活动关节的组合。关节的前 1/3 是真正的纤维关节，主要部分是由韧带连接的活动关节，具有不规则的局部解剖结构，关节内有坚强的纤维连接，关节外有坚强的韧带支持。骶髂关节上下、左右、前后，均有长短各异的韧带连接和固定，以确保关节的稳定性和持重功能，并接受各方向应力的牵拉或扭挫。

骶髂关节作为微动关节，由周围肌肉、筋膜和韧带等共同限制和固定。骨盆韧带分为 5 组：①连接骶、髂骨和腰 4、5 椎的韧带：髂腰韧带（Iliolumbar ligament）；②连接骶骨和髂骨的韧带：骶髂前韧带（Anterior sacroiliac ligament）、骶髂后韧带（Posterior sacroiliac ligament）、骶髂骨间韧带（Sacrolumbar ligament）；③连接骶骨和坐骨的韧带：骶结节韧带（Sacrospinous ligament）和骶棘韧带（Sacrotuberous ligament）；④连接两侧耻骨的韧带：耻骨联合韧带（Pubic ligament）；⑤连接骶骨和尾骨的韧带：骶尾韧带（Sacrococcygeal ligament）（图 1-10）。这些韧带组织比想象的更为复杂。在研究韧带系统的性质和骶髂关节可能移位的方向时，一般要应用 X、Y、Z 坐标系统，坐标的原点在第 2 骶结节上。

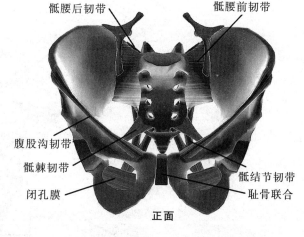

正面

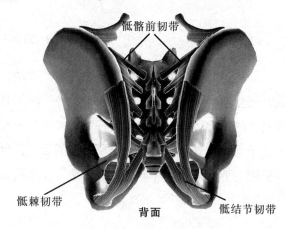

背面

图 1-10　骶髂关节的韧带

（一）髂腰韧带

髂腰韧带在骨盆最上方，为肥厚而坚韧的韧带连接骨盆和脊柱，位于第 4、5 腰横突与髂骨内上缘之间（图 1-11），并与骨间韧带融合。髂腰韧带分为上下支，上支起自第 4 横突，向外下后方行走，止于髂嵴。下支起自第 5 腰椎横突，向下又分为髂骨支和骶骨支两个分支，髂骨分支的走向与上支相同，也是外下后方行走，止于髂嵴；骶骨分支几乎垂直向下略偏向外前方，止于骶髂关节前面。

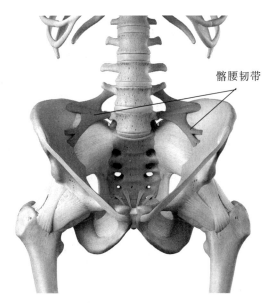

髂腰韧带

图 1-11　髂腰韧带

髂腰韧带主要功能是限制骨盆与下部腰椎的各种活动以及稳定骶髂关节的功能，如髂骨的后上移与第 5 腰椎在骶骨上的前下滑移和旋转位移。由于髂腰韧带走向的不同，对腰椎前屈起限制作用是髂腰韧带的上支和下支中的髂骨分支，而对腰椎后伸起限制作用的是下支中的骶骨分支。Kapandji 认为髂腰韧带的上束有抑制腰 4 椎体前倾的功能，而下束有抑制腰 5 椎体后仰的功能，上下束均与脊柱的侧弯和旋转有关。Mitchell 称骶骨的运动是由于髂腰韧带的牵拉和重力作用的结果。

髂腰韧带具有阻止骶髂关节分离和防止骶骨与骨盆带之间错位的功能，增强了骶骨的悬吊力，也可以限制骶骨的轴向运动。17 具尸体标本用 MRI 和冰冻切片等方法研究，发现髂腰韧带有一部分与骶髂关节的骨间韧带相融合，称为髂腰韧带的骶髂关节部分，并证明髂腰韧带能直接限制骶髂关节的运动。Pool-Goudzwaard 等在离体实验中发现离断双侧髂腰韧带后骶髂关节在矢状面上的活动度显著增大。临床报道在髂后上嵴取骨时，易损伤髂腰韧带，破坏骶髂关节的稳定性。在躯干前屈时，作旋转运动髂腰韧带容易受损。

（二）骶髂前韧带

骶髂前韧带又称骶髂腹韧带，为宽而薄的纤维束，内侧起自骶骨骨盆面外侧，向外止于髂骨耳状面前缘和耳前沟，仅见于关节上部（图 1-12），加强骶髂关节囊的前部、下部。此韧带可以阻挡髂骨外旋及垂直剪式应力，但该韧带力量相对较弱。耻骨联合位移容易撕裂骶髂前韧带，但它有很好的伸缩性，妊娠时能使骶髂关节分离。

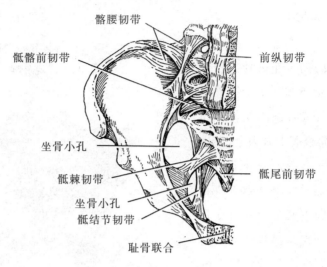

图1-12　骶髂腹韧带

（三）骶髂后韧带

　　骶髂后韧带又称骶髂背侧韧带，分为骶髂后短韧带和骶髂后长韧带两部分，从骶骨外侧嵴向外斜至髂骨（图1-13）。骶髂后短韧带近乎水平，连接骶骨背侧第2、3横突与髂骨后缘，能防止骶骨前倾；骶髂后长韧带斜行，连接骶骨背侧第3横突与髂骨后上缘，与骶结节韧带的上部相连，能防止骶骨向下滑进入骨盆。

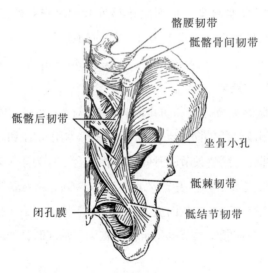

图1-13　骶髂骨后、间韧带

　　骶髂后韧带位于骶髂骨间韧带的后方与骨间韧带构成骶髂后韧带复合体，将骶骨悬吊于两侧髂骨之间，形成关节后侧的主要力学阻力，可以阻挡剪式应力及髂骨内旋，防止骶骨前移。在体重作用下，骶骨有下沉的趋势，从而将骶骨后韧带复合体拉紧，髂骨向内靠拢。Tilel通过力学实验证实，如果保持骶骨后韧带复合体的完整，即使其他韧带均断裂，也不会发生骨盆的上下移位及前后移位，但该复合体控制旋转力的作用较差。

（四）骶髂骨间韧带

骶髂骨间韧带为众多的短而坚强的纤维束，位于关节软骨后，介于骶骨粗隆和髂骨粗隆之间，填充着骶髂关节后上部不规则的关节间隙（图1-13）。骶髂骨间韧带是最大的、最坚韧的纤维联合，是限制关节活动和保证骶髂关节稳定的重要因素，对防止骶髂关节沿 Y（垂直轴）轴和 Z（前后轴）轴的位移和分离具有重要作用。骶髂关节骨间韧带与其他韧带相比，中轴骨间韧带明显缺乏胶原，含很少的弹力蛋白，占骶髂关节骨间韧带总面积的 14%，相对薄弱，中轴骨间韧带损伤不影响骶髂关节的机械特性。

（五）骶结节韧带和骶棘韧带

骶结节韧带为一坚强的纤维束，厚而坚韧，起点较宽，呈扇形分布。一部分与骶髂后长韧带融合，由髂后上棘和髂嵴的后部向下止于坐骨结节，作用是防止骶骨围绕 X 轴的旋转。骶棘韧带为扇形，位于骶结节韧带的前方，韧带的基底由骶尾骨的侧面止于坐骨棘，其后部为阴部神经所越过，该韧带介于坐骨大、小孔之间，从臀部观察，则位于骶结节韧带的深面（图1-14）。

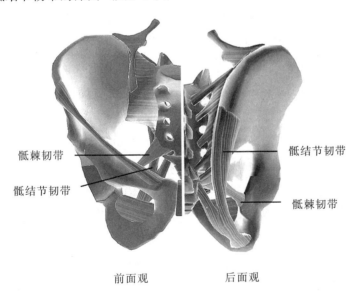

前面观　　　　　后面观

图 1-14　骶结节韧带和骶棘韧带

骶棘韧带和骶结节韧带的功能限制骶骨围绕 X 和 Y 轴的旋转，增加骨盆平面和骶髂关节的稳定性。骶结节韧带、骶棘韧带可能是骨间韧带在骶髂关节前方的延伸，有对抗骶骨下部后翘的功能，骶结节韧带和骶棘韧带同时具有阻止骶骨向腹侧倾斜的作用。

（六）耻骨联合韧带

耻骨联合韧带由 3 条组成，即耻骨上韧带、耻骨弓和耻骨间韧带，具有阻止坐骨沿 Y 轴的旋转、防止关节分离和抗剪力的作用。

二、骶髂韧带的功能

骨盆生物力学最重要的决定因素是骨盆的环状结构。骨盆稳定性不仅依赖于骨结构，而且更依赖于坚强的韧带，其将两块髂骨和一块骶骨连接在一起。稳定的骨盆是指骨盆能承受生理载荷而不变形，骨盆环的稳定依赖于骶髂后复合体的完整，主要是骶髂后韧带复合体、骶结节韧带和骶棘韧带的完整性。

骶髂后韧带和骨间韧带构成骶髂后韧带复合体，如同一座吊桥的绳索稳定骶髂关节，防止负重时骶骨向后移位或髂骨向前移位；髂腰韧带连接腰 4、5 椎体的横突至髂嵴和骶髂骨间韧带的纤维横行交织在一起，并进一步加强悬吊机制；骶棘韧带和骶结节韧带相互成角，此结构较好地控制了作用于骨盆上的两种主要外力，即外旋和垂直外力；骶髂前韧带扁平、较薄，一定程度上可对抗骨盆外旋力和剪力。

骶髂关节众多的韧带组织具有限制骶髂关节活动，维持其稳定和对抗骶髂关节长期强大应力作用的功能。适应于强大或长期作用的应力，是固定和限制关节活动的重要因素。为适应这一作用，在骨盆的自身支架中，复杂的韧带结构对传导自身重量到下肢起着重要作用，并具有维持下腰部结构完整的作用。

在正常情况下，能有效而又有力的限制关节分离，或向前与向后及上下移动。在一些情况下，如长时间站立或坐位、解剖序列的改变如双腿长短不一，骶骨底不平等，局部载荷增加，使得骶髂关节处的韧带出现蠕变。同样骶髂关节周围韧带的单纯或多发性损伤，将降低骶髂关节的稳定，使关节活动度增加，甚至导致骶髂关节失稳及骶髂关节骨关节炎，引起一系列的临床问题。

韧带损伤是引起腰腿痛原因之一，源于骶髂关节的韧带的疼痛可以反射到腰骶部和下肢髋、膝和踝关节。运动伸长的骶髂关节韧带和关节囊可以产生剧烈的局部痛和关节失稳，如髂腰韧带损伤和骶髂关节紊乱，本体觉可以防止充分屈曲的韧带过分变形。姿势变化影响骶髂关节及其周围韧带中本体感受器，韧带的疼痛是由受损的韧带引起，其伸长产生疼痛激发肌肉紧张。

姿势综合征是正常的韧带组织遭受不正常的机械压力，如重力线改变、坐姿不良和长期弯腰。其特征是腰痛和强迫体位，疼痛可以放射到臀部，后伸明显受限，姿势维持越长疼痛越重，疼痛可以因活动加重而休息减轻。姿势综合征通过正确的姿势矫正和适当的肌肉运动可减轻韧带的压力来治疗。韧带的损伤需要时间来修复，如果关节囊和韧带组织撕裂和过度拉长，则骶髂关节的稳定性下降。

第三节　骶髂关节周围的肌肉

一、骶髂关节周围的肌肉

　　骶髂关节是连接躯干和四肢的关节，是人体负重的枢纽，上身重量和负重均通过骶髂关节传递给下肢，躯干和下肢的协调运动也须通过骶髂关节的运动来完成。骶髂关节周围还有数条强大的韧带及众多的肌肉包绕，强化了骶髂关节及骨盆的稳定性，以适应脊柱功能活动的需要，使之成为人体承受重力和化解重力以及承受下肢反弹力的中心枢纽。

　　由于骶髂关节的稳定性，使它与其他活动关节的不同之处在于骨骼肌牵拉髂骨、耻骨、坐骨时不是为了引起这些骨的运动，而是通过稳固的骶髂关节带动躯干或下肢的运动。也就是说，肌肉的收缩活动不会引发骶髂关节的运动，相反肌肉收缩会造成腰骶部组织结构的紧张，有效增加骶髂关节载荷时的稳定性，也是为了对抗骶髂关节强大的剪切力。当外力过于强大超过了肌肉约束骶髂关节稳固的力时，就有可能引起骶髂关节半脱位。众多学者强调软组织损伤在腰椎和骶髂关节紊乱的重要作用。

　　在骶髂关节周围有许多连接躯干与下肢的骨骼肌，骨骼肌通过牵拉骨骼来完成躯干和下肢的协调运动。骨骼肌以两端附着于骨，中间跨过一个或几个关节，肌肉收缩时牵拉骨骼产生运动，而关节只是起到支点作用。直接与髂骨或骶骨相连的肌肉有 35 块，在功能上与肌腱和筋膜一起协同躯干和下肢运动。骶髂关节部较为重要的肌肉有：竖脊肌、背阔肌、臀大肌、梨状肌、股二头肌、腹横肌和腹内斜肌等，这些肌肉的运动对骶髂关节的稳定性起着重要作用。

　　（一）大腿前、内侧肌群

　　股四头肌通过股直肌借短腱起于髂前下棘和髋臼下部（图 1-15），在伸大腿屈小腿位强烈收缩可引起髂骨在骶骨关节面上向前旋转；在髋关节伸直和膝关节屈曲时，缝匠肌可以引起髂骨作旋前运动（图 1-15C）；大腿内收肌群直接作用于耻骨联合（图 1-15D、E），引起其上下运动，短收肌和闭孔肌是一个功能单位，能使耻骨联合分离，内收肌紧张或无力都能影响髋关节的空间位置，从而影响骶髂关节。

　　Pel 等用静态 3D 模型在站立的姿势下根据骶髂关节剪切力减少程度，用生物力学分析骶髂关节的稳定性，结果表明髋关节屈肌和伸肌收缩可以使骶髂关节间的压力增加 70%，而骶髂关节的剪切力将减少 20%。Hillermann 发现，调整完骶髂关节后，整个大腿前侧的肌肉（股四头肌）有非常明显的增强，但是调整其他的关节就没有这种

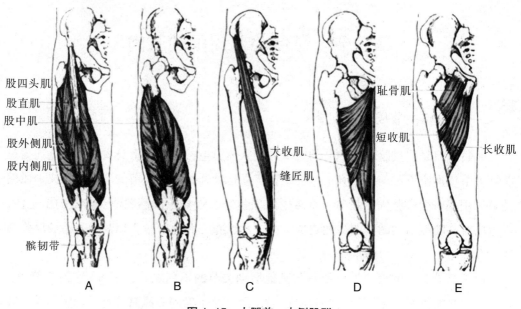

图 1-15　大腿前、内侧肌群

效果。

（二）大腿后、外侧肌群

股二头肌、半腱肌、半膜肌均起于坐骨结节，止于胫骨或腓骨（图 1-16A）。腘绳肌的远端远离骨盆，能够减小腰骶角；躯干固定时收缩能引起伸髋、伸大腿、屈小腿作用；当下肢固定时收缩造成坐骨结节向前下旋转，从而引起髂骨在骶骨关节面上向后旋转。阔筋膜张肌起于髂前上棘，止于胫骨外侧髁（图 1-16B）。单侧收缩使骨盆侧向倾斜、髂骨下滑以及髂骨在骶骨关节面上向前旋转；双侧收缩可以引起骨盆带前倾。

Wingerden 等利用具有感应骶骨、髂骨相对运动的彩色多普勒超声成像技术，研究肌肉对骶髂关节的稳定作用，结果表明股二头肌、臀肌、竖脊肌、背阔肌的运动可以增加骶髂关

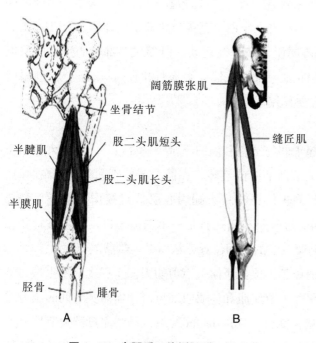

图 1-16　大腿后、外侧肌群

节的稳定性，并有助于改善负荷自脊柱向下肢传导的效果。

（三）臀部肌群

臀大肌起于髂后上棘至尾骨尖之间的部位，止于髂胫束深面和股骨粗隆，大多数臀大肌与髂胫束相连（图1-17A）。臀大肌在人类较发达，其长度短纤维多而有力，紧密连接髋关节和骶髂关节，运动时产生横贯关节的力，能够后旋髂骨。Macnab认为臀大肌收缩外展髋关节，从而牵引髂骨远离骶骨而呈外旋位。

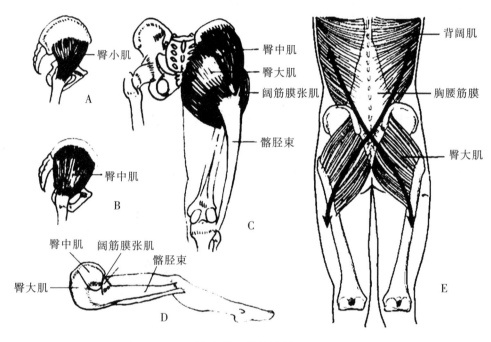

图1-17 臀部肌群

臀大肌、中肌、小肌是节段间肌肉，力量减弱和功能失常能降低骨盆带的动力性稳定，容易诱发腰骶关节和骶髂关节损伤。臀中肌无力导致髋关节外展受限，髂骨失去侧向稳定。梨状肌是主要的动力肌，能外展外旋髋关节，限制骶髂关节的运动，其长度和力量的不平衡能明显影响骶骨在髂骨之间的运动。Snijders等指出交叉腿坐姿相较普通坐位和站立位而言，可相对延长两侧臀部深层的梨状肌，有助于建立骶骨和股骨之间的主动和被动张力，增强骶髂关节的稳定性。

骶髂关节的稳定性可因为肌肉的活动而增加。身体一侧的臀大肌产生的张力可以通过腰背筋膜对角线传递到对侧的背部最长肌上，这种对角的作用力可以压迫骶髂关节面使之更近，就可能通过"力的闭合"作用来增加其稳定性。人体的背阔肌、胸腰筋膜后层以及对侧的臀大肌，交叉构成了骨盆的稳定系统，骶棘肌在此起到了提高胸腰筋膜后层张力，从而增强骨盆稳定性的作用（图1-17E）。

（四）腹部肌群

腹肌是纵行的多关节肌，包括腹外斜肌（Obliquus externus abdominis）、腹内斜肌（Obliquus internus abdominis）、腹横肌（Transversus abdominis）和腹直肌（Rectus abdominis）。腹内斜肌起于腹股沟韧带外半部、髂嵴中间线前 2/3 处及腰背筋膜，能侧屈脊柱使躯干倾斜；腹外斜肌借腱膜止于腹白线和髂嵴前部，能屈曲脊柱及旋转腰椎。成对的腹直肌位于腹中线两侧，止于耻骨上缘和髋臼下部，能有力地屈曲脊柱，强烈收缩可引起髂骨在骶骨关节面上向前旋转；腹横肌起自下 6 个肋软骨的内面、胸腰筋膜、髂嵴和腹股沟韧带的外侧1/3，止于腹白线，参与了脊柱的屈曲、后伸和四肢运动。

Snijders 等通过肌电图观察得出人体立位和坐位时腹内和腹外斜肌在承受重力载荷上发挥着显著的作用，有助于维护脊柱和骶髂关节的稳定，腹内外斜及其筋膜与内收肌群交叉闭合稳定耻骨联合（图 1-18A）。Richardson 等认为与其他腹部肌肉相比，腹横肌能明显改善骶髂关节的稳定性。腹横肌和骨盆的肌肉收缩使骶髂关节间的压力增加，Mitchell 等认为腹横肌和盆底肌肉一起对骶髂关节产生直接闭合动力，其相对较长的力臂具有力学上的优势（图 1-18B）。

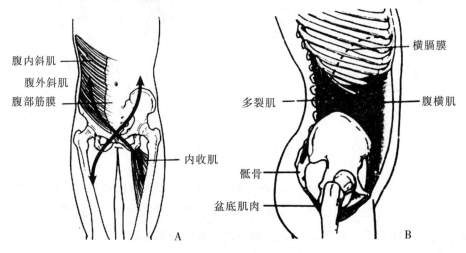

图 1-18　腹部肌群

腹肌系于骨盆带的前上部并与腰方肌、胸腰筋膜、竖脊肌相连。腹肌的主要功能是维持耻骨联合的稳定，还有保护内脏、协助呼吸和维持腰骶角，缓冲体重和地面反作用力对腰骶部的挤压。如腹肌无力骨盆就会前倾，腰骶角将增加，引起身体的重心前移。为了抵抗重心前移和维持姿势平衡，随着腰椎的后伸承重力线后移。

（五）背部肌群

1. 竖脊肌

竖脊肌（Erector spinae）为脊柱后方的长肌，下起骶骨背面，上达枕骨后方，填于棘突与肋角之间的沟内，以总腱起自骶骨背面、腰椎棘突、髂嵴后部和胸腰筋膜（图1-19）。髂肋肌的副加小肌束起于髂嵴、肋角和颈椎横突；最长肌的小肌束起于骶骨、肋角和全部横突。竖脊肌两侧同时收缩可使脊柱后伸，是维持人体直立姿势的重要结构，一侧竖脊肌收缩，可使躯干向同侧侧屈。Wingerden等试验证实竖脊肌、股二头肌和臀大肌收缩能够加强骶髂关节的稳定性，并有助于改善负荷自脊柱向下肢传导的效果（图1-20）。

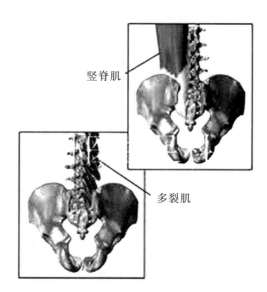

图1-19　多裂肌、竖脊肌

2. 多裂肌

多裂肌（Multifidus muscies）位于脊柱两侧，以棘突为中心，最尾端止于骶骨背面，直抵达第4骶骨后孔、髂后上棘和骶髂后韧带，下部分从腰椎至骶骨非常强壮而明显（图1-19）。多裂肌是腰背部主要的动力或平衡和稳定肌肉，广泛连接骶骨的背侧，大量填充在骶骨与髂骨重叠构成的骶沟里，多裂肌连接棘突端为腰椎的伸展提供一个有效的力臂。多裂肌单侧收缩能使腰椎在同侧向后旋转，双侧收缩可通过与其相连的竖脊肌、髂后上棘和骶髂关节后韧带使骶骨产生一个向后旋转的力。多裂肌收缩也能在各腰椎间及腰5与骶1之间产生压应力，

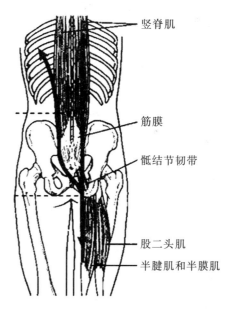

图1-20　竖脊肌

增加椎体间的压应力就能增加脊柱的稳定。由于强大的动力和稳定功能，多裂肌的功能训练可以治疗脊柱节段失稳，腰部多裂肌萎缩有助于阻止急慢性腰腿痛患者的疼痛反射弧。

3. 背阔肌

背阔肌的腱纤维起自胸腰筋膜的后层，并通过胸腰筋膜附于腰、骶椎的棘突和棘上韧带以及髂嵴的后缘，收缩可以使骨盆前倾。Bogduk等对背阔肌进行形态学及生物

力学研究发现，背阔肌对骶髂关节有一定的维持作用，但力量较弱。

4. 腰大肌

腰大肌连接到腰椎，下行通过腹腔达到腹股沟，在此处与髂肌融合形成髂腰肌并通过髂骨前缘，然后向后下方斜行连接到股骨小转子（图1-21）。以这种方式，它将髂骨的前缘作为滑车，运用一个向后下方的力量顶住它，通过向前拉腰椎和向下、向后压髂骨的前下方，使骨盆向前倾斜并使腰曲发生前凸。腰大肌是稳固骨盆的肌肉，在决定骨盆和背下部彼此的相对位置中起主要作用，对于维持站立的姿势、抬腿等动作起很大作用。

腰大肌是纵行的多关节肌肉，虽然不直接连接骶骨与髂骨，但是由于能增加腰骶角和屈曲髋关节对骶髂关节产生显著的生物力学效应。胸腰椎前凸在腰骶角会产生代偿机制使一侧旋前的髂骨扭转和同侧骶骨前倾，同时骶骨向对侧扭转。多裂肌的力量与腰大肌的力量方向相反，二者同时收缩能够"挤压"脊柱运动单位。

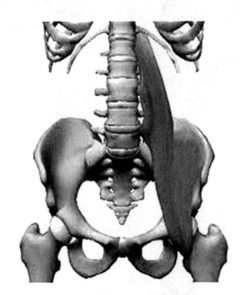

图 1-21 腰大肌

5. 腰方肌

腰方肌是多关节肌，有三部分即髂肋肌、髂横肌和肋横肌，位于两侧斜拉脊柱（图1-22）。下方通过腱膜纤维连于髂腰韧带，肌性部距髂嵴大约5cm。腰方肌与髂腰韧带、竖脊肌的深部协同维持脊柱的稳定。双侧收缩通过系于骶骨底及两翼的纤维使骶骨屈曲前倾。单侧收缩能使骨盆向同侧倾斜和同侧髂骨旋前运动。腰方肌的损伤主要是由于骨性不对称如长短腿、骨盆倾斜。腰方肌可以引起腰痛，也可以放射到骶髂关节、髋关节、坐骨结节。

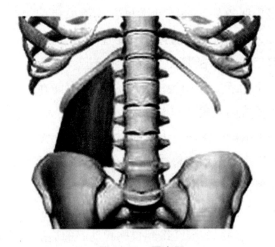

图 1-22 腰方肌

6. 盆底肌

盆底肌对内脏有重要的支持作用，如果腰骶角增大，紧张尿生殖隔就变得无力，尤其是患有直肠、妇科和泌尿生殖疾病时，紧张痉挛的盆底肌能引起耻骨联合间挤压。盆底肌肉可使骶骨向后旋转，对女性而言，可明显增加骨盆环的刚度。

（六）胸腰筋膜

胸腰筋膜起自胸部，止于骶部，结构坚韧，在传导和分散来自上身体重经骶髂关节至骨盆和下肢过程中起着重要作用。有人认为胸腰筋膜外层是块大传送带，位于腰后部腰背筋膜，止于腰椎棘突、棘间韧带和髂嵴中部。中部的腰背筋膜从髂嵴到12肋的横突间韧带，止于腰椎横突尖部。前部腰背筋膜在腰方肌的前方，止于腰椎横突的前部、髂骨和髂腰韧带。胸腰筋膜在腰椎横突附近增厚形成联合部。在第4、第5腰椎、第1骶骨段，腰背筋膜的横行纤维与中线部结构相连紧密。胸腰筋膜深层附着在竖脊肌、腹内斜肌、下后锯肌、骶棘韧带、骶髂关节后韧带、髂嵴和腰椎等处（图1-23）。

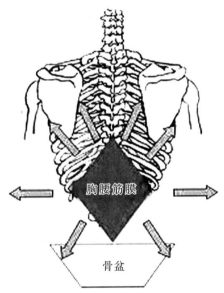

图 1-23　胸腰筋膜

腰背筋膜的功能是稳定下腰椎和骶髂关节。胸腰筋膜不是筋膜而是几块肌肉融合的肌腱，与腹横肌、腹内斜肌和背阔肌连接，背阔肌与脊柱和骨盆的位置以及周围的肌肉相互影响，骨盆的运动直接影响胸腰筋膜，骨盆前倾时胸腰筋膜紧张，骨盆后仰时胸腰筋膜松弛。

二、骨盆肌肉的作用

作用在骨盆的肌肉可以分为四大肌群，即腹部肌群、腰背部肌群、大腿前内肌群和大腿后外肌群。各肌群之间相互协调又相互制约，共同维持骨盆和骶髂关节的稳定和平衡。大腿前内肌群或腰背肌群收缩能使骨盆前倾，如屈髋肌与竖脊肌的协调作用（图1-24A）；腹部肌群或大腿后外肌群收缩能使骨盆后仰，如腹直肌、腹外斜肌与臀肌、腘绳肌强烈收缩（图1-24B），两侧腹肌协调作用能使骨盆旋转，同侧腹肌和腰肌收缩能使骨盆向对侧倾斜。由于人类的直立行走和弯腰动作频繁，大腿前内肌群和腰背肌群肌力发达，而腹部肌群和大腿后肌群力量较弱，因此骨盆常处于前倾状态。

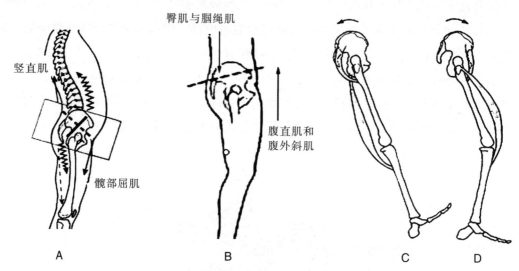

图1-24 A.股直肌、阔绳肌与腹肌、竖脊肌 B.股直肌、阔绳肌与腹肌、竖脊肌
C.股直肌、阔绳肌与腹肌、竖脊肌 D.股直肌、阔绳肌与腹肌、竖脊肌

　　作用在骶髂关节任何一块肌群都有相互对应的协同肌群和拮抗肌群，如股直肌与髂筋束是协同肌，二者共同收缩能协同使髂骨旋前；而股直肌与腘绳肌是拮抗肌，股

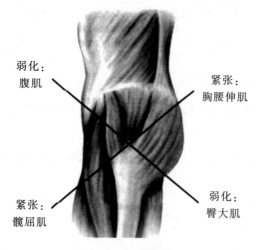

图1-25 骨盆交叉综合征

直肌收缩使髂骨旋前（图1-24C），腘绳肌收缩使骶骨后仰（图1-24D），一方收缩时另一方必须放松才能维持骶髂关节的稳定和平衡，二者同时收缩使骶髂关节有分离的趋势，如果强烈运动可能使骶髂关节出现旋转错位。骨盆交叉综合征的特征是紧张痉挛的屈髋肌和竖脊肌与萎缩无力的腹肌和臀肌的力量不平衡（图1-25），表现为骨盆前倾，腰椎曲度增大，髋关节轻度屈曲，从而影响直立姿势和

步态。

　　肌肉收缩时引起的牵拉力只是引起骶髂关节半脱位的一个条件，另一个更重要条件是什么引起这些骨骼肌强力牵拉，以至于达到了足以克服关节稳固力的极限。人体运动是在神经支配下的协调运动，一块或一群肌肉收缩时都会伴有其拮抗肌的放松，才能稳定和平衡。自主运动时关节不会超过功能位置，当然更不会引起关节的错缝或错位。由于肌肉主要在关节的后方，因而骶髂关节的前方力量较薄弱，肌肉活动可能增加骶髂关节的力量不平衡，从而导致骶髂关节的移位。

　　引起骶髂关节半脱位必定有两个条件或必须有其一，一个是外力过于强大超过了关节本身的稳固力；另一个是拮抗肌不是放松而是收缩以维持其固有状态。这样主动收缩的肌肉牵拉骨运动，拮抗肌本能收缩牵拉骨向另一方向，旋转错位很容易发生。如在负重搬运、挑扛重物时，关节承受巨大的力，身体微小的偏离重力线都有可能造成骶髂关节半脱位，因这时骶骨和髂骨间很容易产生剪挫力。在骨盆紊乱症中，动力肌趋于痉挛肿胀，节段间肌变得萎缩无力。临床治疗的本质是在增强萎缩无力的节段间肌，伸展紧张痉挛的动力肌。

　　脊柱的棘突、横突和关节突这些凸起部位是多裂肌、回旋肌和横突间肌等短小的节段肌附着处，含有丰富的本体感受器。微调手法操作直接作用于脊柱的棘突、横突和关节突，阻断本体性反射，松解脊柱周围的短小肌群，恢复脊柱的动力性稳定；或调整脊柱序列，恢复脊柱的静力性稳定。体现了中医推拿的"筋骨整体观"思想。

　　急性损伤中肌纤维部分撕裂，肌肉损伤可以恢复，但在恢复过程中发生肌肉僵硬、萎缩和姿势改变。肌肉疼痛综合征除了肌筋膜疼痛、功能障碍和阳性反应点外，常伴有交感神经现象，如营养障碍、皮肤和肌肉麻木、肌张力高和竖毛现象。骶髂关节错位常出现肌肉紧张和本体性肌痉挛，长期的肌肉紧张阻碍血液循环和影响功能代谢，肌肉变的肿胀和局部触痛。主动运动和被动活动骶髂关节有助于患者肌肉的康复。

　　肌筋膜损伤引起腰腿痛是由于刺激了分布于肌肉、筋膜、肌间隙和肌腱的疼痛感受器，肌肉软组织的炎症很少引起腰腿痛。源于肌筋膜的腰腿痛是由于肌肉疲劳、反射性肌紧张和外伤，尤其是劳损及其继发的肌肉和筋膜紧张和痉挛。臀部肌筋膜损伤可能由于劳损，常伴有骶髂关节的损伤，肌筋膜功能下降又不利于骶髂关节。长期本体性肌紧张能够加速骶髂关节的退变，即使肌肉组织在腰腿中没有受损，继发的运动下降影响肌力、耐力，有氧运动有助于肌力的恢复。

三、软组织与骨骼结构的相互作用

　　骶髂关节解剖结构较稳定，为微动关节，但其关节面与躯干纵轴几乎是平行的，并传导人体上半身的重量，由于长期姿势不当造成的腰骶部扭伤，或受到瞬间纵向暴力作用时容易出现骶髂关节骨错缝。如治疗不及时，可诱发骶髂关节挛缩。后者是多种因素影响的结果，其中关节周围软组织，如关节囊、韧带、肌腱等起重要作用。

骶髂间的轻微位移可破坏骨盆及脊柱的生理力学和功能力学，造成脊柱序列改变，使腰肌、腰部韧带、臀筋膜、梨状肌等周围软组织受到不同程度的牵拉刺激，导致肌肉等软组织痉挛。而周围软组织痉挛可进一步加重脊柱序列改变。久而久之，形成恶性循环。骶髂关节错位和软组织痉挛都可进一步导致邻近神经受到机械压迫和化学刺激，在临床上表现出一系列神经症状，如腰、臀、腿的沉麻酸痛，极似腰椎间盘突出症。

国外整脊的"拉筋"概念和中医正骨理论有很密切的关系。中国和美国都有一批从事"整脊医学"的人员。在理论上甚至超越了主流医学的骨科学和放射影像学，在很多慢性病的治疗方面有很独到的效果。通过"拉筋"可以整体调节这种很难找到始动因素的软组织变形，不失为一种保健的好方法。

这门医学里有一个软组织蠕变的概念，就是说当附着在骨上的软组织受到持续异常的低载荷作用一段时间后，就会产生变形。载荷加载后最初的 6~8h，这种变形最明显，但是可恢复；但在以后数周或数月中，如果这种载荷不断出现或者持续时间加长，则成为恒定变形。这种变形一般不超过 1~3mm，所以外表上完全看不出来，影像学虽然可以经过双侧对比来发现少数变形，但因为很多时候都在误差范围以内，所以也没有足够的依据去判定这种变形的存在。

以脊柱为例，当一侧肌腱出现蠕变之后，同侧的姿势调整相关软组织为了代偿蠕变侧的松弛和伸长而产生的不平衡力，相关的肌肉会持续改变张力，久而久之就产生局部肌肉纤维增粗、缩短。当人体在放松的时候，两边的力量不平衡，一旦动作再起来，相关的关节就可能发生位移、错动。这个不稳定的平衡态进一步被打破，牵连了对侧软组织，不得以再次调整成为另一种病态平衡来维持日常活动所需要的动作。因为局部软组织的粗大、变形、痉挛等改变会刺激该处出入的神经和神经节，或者进一步因为研磨、弹刮而产生牵连甚广的无菌性炎症反应，将产生更多的症状和疾病。比如颈椎附近的病变刺激到数个颈交感节，就会产生高血压的症状；刺激到椎动脉，动脉痉挛或进一步于内皮细胞分泌一些未知的血管活性物质使椎—基底动脉供血不足，就会产生眩晕、呕吐的症状；刺激到相应的神经根，就会出现上肢某节段的感觉异常、无力症状等等。

第四节　骶髂关节的神经

一、骶髂关节的神经支配

骶髂关节主要由臀上神经的关节支支配，骶丛和第 1~2 骶神经后支亦有时发支供给。Murata 等人研究表明，骶髂关节背侧的感觉神经纤维来自于腰椎和骶部神经根 L4~S2 的背根神经节，腹侧的神经支配则来源于腰椎和骶椎的 L1~S2 背侧神经根结节（图 1-26）。Fortin 等人基于成年人尸体解剖研究表明，骶髂关节的神经支配大部分来之于骶神经的后支。

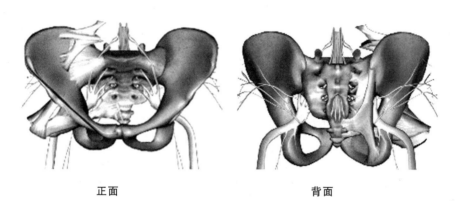

正面　　　　　　　　　　　　　背面

图 1-26　骶髂关节的神经支配

骶髂关节囊的刺激被认为是导致下肢症状的潜在因素，然而机理尚不清楚。骶髂关节造影术的对比剂渗出模式提示了骶髂关节和邻近神经阻滞之间存有三种交通途径：①对比剂向后扩散至骶后孔；②沿着第 5 腰椎脊神经鞘膜在骶骨翼水平外渗至上隐窝；③向腹侧渗漏入腰骶丛。腰骶部和髋关节的疼痛有可能是来自骶髂关节的放射性疼痛（图 1-27A），而骶髂关节的疼痛也有可能是由于腰骶部和髋关节引起

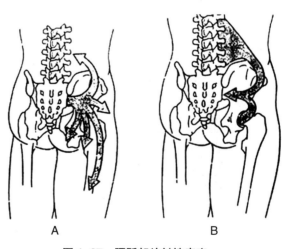

图 1-27　腰骶部放射性疼痛

的（图 1-27B）。

Vilensky 等的研究则表明，在骶髂部的韧带存在神经纤维的伤害感受器和本体感受器。骶髂部的伤害感受器的阈值比腰椎后关节伤害感受器的阈值要高（70g VS 6g），但要比前部椎间盘的阈值（241g）低，这或许是临床上对骶髂关节所致下腰痛诊断困难的原因之一。Sakamoto 等通过对成年猫的电生理实验提示骶髂关节富含丰富的机械、伤害性感受器，由Ⅲ类纤维传导神经冲动，临床作用在腰骶部的手法可抑制其兴奋性，同时通过对体内脑腓肽、β-内啡肽、P 物质等神经递质的调节和大脑皮层中枢的整合产生镇痛效果，可能也是推拿手法作用的环节和治疗机制之一。

临床症状表现的多样性可能与骶髂关节的双重神经支配，腰骶神经节 L5~S2 节段性支配和高位的 L1、L2 神经节感觉神经纤维通过椎旁交感干的非节段性支配，以及骶髂关节背腹侧由不同的神经节支配即腹侧大多由 L4 和 L5 支配，背侧大多由 S1 和 S2 支配有关。最近的组织学研究证实骶髂关节囊内和毗邻的韧带中存在神经纤维。这些传入神经纤维的存在提示来源于骶髂关节的疼痛与关节囊和韧带中的每一支神经纤维具有类似皮肤感觉功能有关。关节囊和毗邻韧带中存在的神经纤维可能解释了为何关节囊外注射对于一些患者具有良好的疗效。

二、骶髂关节周围的神经

（一）腰骶干

腰骶干及 L4、L5 神经前支紧贴在骶髂关节的前侧向外下方移行（图 1-28A），被纤维组织固定在骶骨翼表面，行走于腰大肌深层，腰骶干及 L4、L5 神经的外缘在不同平面与骶髂关节的距离逐渐减小。与 L4、L5 神经前支相比，腰骶干与骶髂关节的距离较近，这可能是骶髂关节损伤时腰骶干受伤概率较高的解剖学原因。

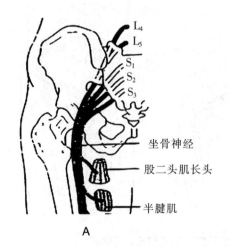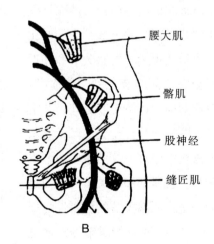

图 1-28 腰骶干

（二）坐骨神经

梨状肌附着于骶骨中段外侧沿，坐骨神经（Sciatic nerve）在梨状肌下方通过，有时坐骨神经或其分支穿越梨状肌，骶骨位移牵拉梨状肌紧张痉挛，刺激坐骨神经引起疼痛。

（三）股神经

股神经（Femoral nerve）穿腰大肌斜向外下在其外侧缘传出后，斜跨骶髂关节，行至腹股沟韧带深面至股部（图1-28B），髂骨位移牵拉腹股沟韧带，刺激股神经引起疼痛。

（四）臀上神经

臀上神经（Superior cluneal nerve）是骶髂关节错位另一主要易损神经，解剖中发现臀上神经自骶丛分出后绕坐骨大孔紧贴坐骨大切迹出骨盆，在所有的骨盆周围神经中是转折角最小的（图1-29）。臀上神经近端固定在脊柱上，远端出骨盆后分为多支固定，在臀肌中神经干走行较短，降低了其弹性伸缩幅度，转角处与骨组织之间仅隔以骨膜层。

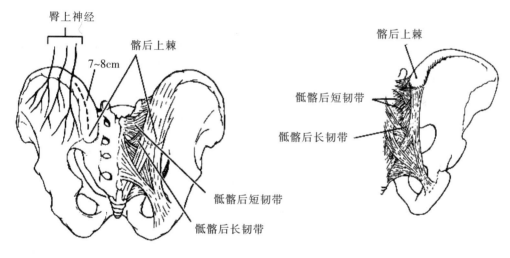

图1-29　臀上神经

当骶髂关节紊乱移位时，因其伸缩幅度较小，就容易造成牵拉损伤。臀上神经出盆腔时绕过梨状肌，骨盆受力向外下方移位时肌肉对神经可以产生弓弦样剪切力，加重其损伤。但同时韧带的完整可以限制骨盆的移位，对神经又有一定的保护作用。

（五）闭孔神经

闭孔神经（Obturaator nerve）沿腰大肌内侧缘向下行，在骨盆侧壁至闭膜管外上方穿至股部（图1-30A）。闭孔神经损伤在临床上相对较少见，其损伤区大多局限在腰骶区，发生在闭孔区的神经损伤很少见，可能是因为闭孔区的潜在空间较大，而腰骶区相对较为固定，所以更易为压迫和牵拉所伤。

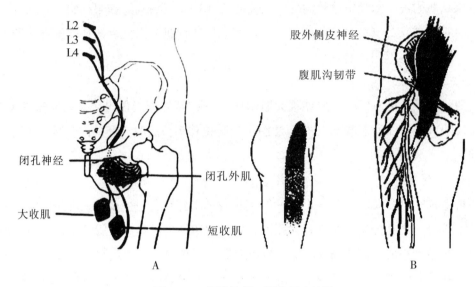

图1-30　闭孔神经、股外侧皮神经

（六）股外侧皮神经

股外侧皮神经（Lateral femoral cutaneous nerve）穿腰大肌外侧缘在髂肌前斜向外下，斜跨骶髂关节，在髂肌表面下行至髂腹股沟外侧区（图1-30B）。骶髂关节错位时所造成的移位可能造成其牵拉伤，它与后骶骨髂骨翼之间隔以髂肌，骨盆后环位移时对其的牵拉和压迫可能较小，所以骶髂关节错位并发的股外侧皮神经损伤并不多见。

第五节　骶髂关节的血液供给

骶髂关节的血液由臀上动脉、髂腰动脉和骶外侧动脉的关节支供给。体内外力使骶髂关节局部的血供受阻，因此早期局部呈现充血、水肿、渗出增加等，渐而局部出现增生与变性反应。随着胶原纤维的致密化而向硬化演变，使髂骨耳状面处缺血和缺氧，骨质呈现硬化性改变，形成致密性骶髂关节炎。骶丛神经走行于骶髂关节前方，穿出坐骨大孔组成坐骨神经，神经干斜行经过骶髂关节下1/3，故骶髂关节致密性骨炎可引起坐骨神经走向疼痛（图1-31），但无椎管内压增高，且放射很少远距离延伸到小腿及足部。

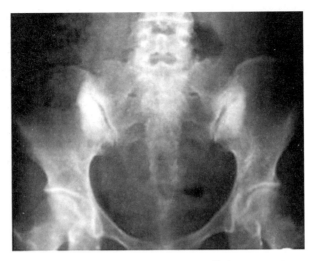

图 1-31　致密性骶髂关节炎

髂总动脉左右支均距骨盆壁较远（图 1-32），骶髂关节紊乱时，损伤髂总动脉的概率较小。髂外动脉自髂总动脉发出后于骶骨翼的前方向外下方走行，行程中斜跨骶髂关节的前方。髂外动脉距骶髂关节的垂直距离较远，髂内动脉距骨盆壁的距离也较远，当发生骶髂关节移位时，直接刺伤髂内、外动脉的可能性较小，但髂内动脉距骶髂关节水平距离较小，且斜跨骶髂关节，当发生骶髂关节半脱位移位时，髂内动脉有可能受到牵拉损伤。

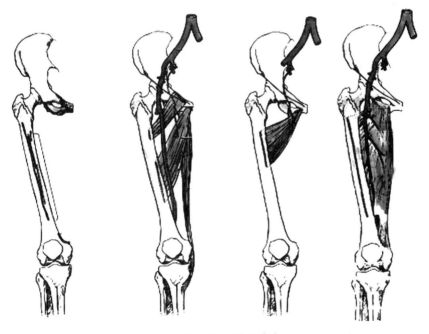

图 1-32　髂总动脉

　　骶外侧动脉距骨壁较近，骶骨移位易受损伤。髂腰动脉至骨盆壁距离较近，当发生骶髂关节脱位移位可能受到牵拉损伤。腹主动脉一般位于脊柱左侧，左侧髂内动脉固定在远端肌肉上，当发生骨盆移位时受到的剪切力大，且臀上动脉绕过骶丛及坐骨大切迹，对剪切力产生一个支点，骨盆移位时易受到牵拉损伤。臀下动脉穿骶丛的概率低，且出骨盆时角度大，损伤的概率较小。闭孔动脉于耻骨支下缘穿闭孔出盆腔，骶髂关节紊乱时，有可能受到牵拉损伤。

第二章　骶髂关节的运动

　　骶髂关节可能是人体中最具有争议的关节，争议的焦点是骶髂关节运动的范围与程度以及运动轴的位置问题。基础医学和临床医学形成了完全不同的看法，但是目前西方医学已经客观肯定骶髂关节的运动，并且逐渐重视骶髂关节紊乱在腰腿痛中的病理机制和临床治疗的重要作用。从临床角度来看，许多难治性腰椎间盘突出症患者与骶髂关节紊乱之间有千丝万缕的关系。

第一节　骶髂关节是可动关节

　　骶髂关节运动研究已有悠久的历史，Hippocrates 最早注意到骶髂关节的运动，直到1886 年才由 Duncan 直接证明骶髂关节的运动功能。1905 年 Goldthwaite 和 Osgood 指出骶髂关节松弛及移动性增加可发生于月经期、创伤、身体虚弱及其他疾病。

　　骶髂关节是由上三节骶椎与髂骨的耳状关节面相合而成，两关节面凹凸交错，相嵌紧密，关节面有滑膜附着，并有少许的旋转、上、下、前、后的运动，故称微动关节。通过电脑脊椎运动测定仪及步态分析仪对骨盆动态观察发现，在呼吸、步行等各种活动时，存在骶髂关节多轴线和协调活动，因而使身体活动更省力和灵活，从而证实骶髂关节属微动关节。

　　骶髂关节的运动一方面由其解剖结构决定，另一方面又是其维持正常生理功能的需要。从解剖结构上看骶髂关节是可动关节，从生理功能上看骶髂关节是微动关节，这与其特殊的解剖结构，尤其是骶髂关节面的特殊形态有关。在结构上骶骨和髂骨组成的是一个关节，但在功能上是两个关节，即骶髂关节和髂骶关节，它们分别是躯干重力从脊柱到骨盆和地面反作用力从下肢到骨盆的传导枢纽（图 2-1）。

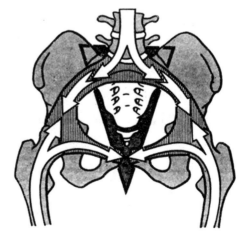

图 2-1　骶髂关节的功能

　　骶髂关节的运动是髂骨围绕骶骨的位移，髂骶关节的运动是骶骨在两侧髂骨之间的旋转移位。骶骨在力学机制与脊柱相关，而髂骨与下肢相连和受下肢的影响。当腰椎失稳，骶骨也位移；当下肢运动，髂骨也随之运动。

　　对骶髂关节的运动有许多争议和运动类型是推测，然而骶髂关节的运动是极其重要的，但运动幅度很小。骶髂关节的运动是人体对所受力的一种自我保护机制，骶髂关节的任何运动都会减弱躯干对骨盆的重压以及下肢的反作用力和力矩，骶髂关节是人体运动链的应力释放区域。

第二节　骶髂关节的运动轴

　　骶髂关节是骶骨和髂骨耳状面相互交错嵌插的滑膜关节。关节面为软骨遮盖，较为光滑，但有不规则的突起和凹陷部，借以稳定关节。此关节在生理上有一定的活动范围，属微动关节。关节周围有长短不等的坚强韧带保护，以加强关节的稳定性，限制它向前下方移动。妊娠期和产后妇女、慢性腰腿痛、骶髂关节劳损韧带松弛的患者，骶髂关节的旋转活动范围可增加。骶髂关节的任何运动都会减弱躯干对骨盆的重压以及下肢的反作用力和力矩，也正是人体运动链的应力释放区域。

　　研究表明骶髂关节的运动不是简单、单一的轴向运动，而是在 6 个自由度上的耦合运动。正常骶髂关节的旋转和位移幅度非常小，很难测量。但骶髂关节失稳者的关节面活动度，尤其在外加力的作用下，可以达到几个厘米。妊娠期妇女由于黄体分泌的松弛素的作用，胶原纤维的内在力量和坚硬度减少，骶髂关节的韧带等组织变松，影响骶髂关节闭合运动功能，使得骶髂关节的活动度增加，稳定性减弱。对于 60 岁以上的老人而言，骶髂关节囊逐渐胶原化以及纤维性关节强直的出现，其运动范围显著受限。

　　许多人认为固定单侧髂骨和固定双侧髂骨对骶髂关节的活动有很大的影响，这种假设是基于 Miller 的研究结果。骶髂关节面有五个不同的运动轴，其一为主横轴，其二为下横轴，其三为中心轴，其四为左右斜轴，其五为中轴（图 2-2）。骶髂关节面不规则，轴向多变且复杂，骶髂关节运动也没有单一的模型或固定的轴向，而是多变的瞬间轴向并同时伴有位移、中央面运动及旋转的混合体。

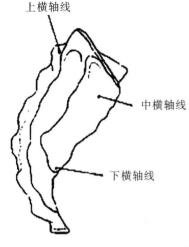
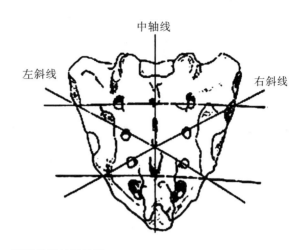

图 2-2 骶髂关节的运动轴

1. 上横轴（Superior transverse axis）。横行经过第 2 骶棘，通常说的呼吸轴，吸气时骶骨抬头，呼气时骶骨低头。此轴实际上是骶髂关节后韧带和胸腰筋膜附着形成的支点，临床上常见的腰扭伤后此轴紊乱，病人表现为翻身困难，身体不能灵活运动，称之为 L5 关节滑膜嵌顿。

2. 中横轴（Middle transverse axis）。横向通过第 2 骶骨体及髂骨耳状关节的中枢点，是骶骨正常前屈和后仰的主轴，骶骨与髂骨的旋转也在此轴。临床上常见的脊柱侧弯、骨盆旋转多为该轴紊乱。脊柱骨在此轴错动可出现代偿，这种代偿表现为 L4 椎体旋转。L4 旋转可以引起髂腰韧带张力失衡，使椎管、椎间盘的正常生理活动受到限制，椎管狭窄、椎管内的神经容易发生无菌性炎症，一般称之为椎间盘突出及坐骨神经痛。

3. 下横轴（Inferior transverse axis）。横行通过骶髂关节的下端，是髂骨正常旋前或旋后的主轴。主要存在于动力型脊柱的横行骶髂关节中，横向水平通过骶髂副关节，与髂后下棘相近，髂骨沿此轴前后旋转，导致骶髂关节下部旋转错位。长期坐位工作者，尤其喜欢弯腰弓背姿势者，因坐骨在坐位时有两侧分离倾向而造成骶髂关节下部韧带松弛，容易造成骶髂关节下部的平移错位。

4. 左右斜轴（Left oblique axisand Right oblique axis）。斜向通过一侧骶骨关节面上角，止于对侧骶骨关节面下角。髂骨的旋前旋后伴有耻骨沿对侧斜轴旋转，主要由臀大肌和梨状肌组成并维持其稳定，在步行生理活动中，上述肌肉可使骶骨沿两斜轴产生扭力并保持其稳定，一旦失去平衡即可发生两侧骶髂关节交锁，引起骶骨错位与 L3 横突综合征。发生一侧骶髂关节下横轴的旋转通常合并耻骨在对侧斜轴的扭转。

5. 中轴（Middle axis）。通过骶骨嵴的垂直轴，骶骨沿此轴作逆时针或顺时针方向及前后旋转运动。此轴旋转的动力是臀中肌、臀小肌及梨状肌，骶骨沿中轴旋转，L4、L2 必然反方向旋转移位。

第三节　骶髂关节是微动关节

骶髂关节是一个微动关节，可做上下、前后运动，前后运动时伴有关节的旋转运动，但是运动范围和运动轴仍然有争议。骶髂关节的运动不是单一的、简单的轴向运动，而是在六个自由度上的耦合运动，主要旋转轴伴有其他两个轴的旋转。骶髂关节的旋转和位移幅度非常小，只有几度的旋转和几个毫米的位移，因而很难测量。

在体运动研究，将怀疑有骶髂关节病变的病人体内植入金属标志物，用立体放射线照相术观察其位置变化，研究表明骶髂关节在各个平面的运动都是很小的。最大的运动发生在当病人从直立位转到俯卧位并单腿过伸时，骶骨相对髂骨向后旋转约 2°，髂峙向内旋转约 0.2°，骶骨与髂骨之间的平移运动达 0.5~0.7mm，在矢状面多数旋转是对称的。男性运动较女性小 30%~40%，随年龄增加而轻度增高，但未发现在性别、年龄和分娩上存在显著差异。

有报告称在反复发生骶髂关节问题的对象中发现骶髂骨间存在 6°~8°角的旋转和 2.5mm 的平移。健康个体和体操运动员进行的皮肤表面测量显示，骶髂关节的旋转可以达到 18°，虽然也包括了皮肤运动的假象。推拿治疗存在骶髂关节病变的病人，即使临床症状得到改善，不能引起可以在立体 X 光摄像技术下监测到的关节角度旋转和平移运动。

离体运动观察到较大的骶髂关节运动，将标本置于极度跨步的位置，两条腿伸直，一个伸向前，一个向后。应用 CT 在 1.3mm 或 1.0°的准确度下测量包埋在骶髂关节里的铅珠来测量关节运动，研究表明骶髂关节在矢状面总的活动度：左侧平均 5°，右侧平均 8°，极值从 3°到 17°。其他面的运动是 4°或更少，髂后上棘相对于骶骨的最大的线性移位是 5~8mm。在活体上，在剧烈运动中如跑或跳中，也可以观察到类似的运动。

骶髂关节的运动存在性别差异。女性骶髂关节的活动度较男性有增加的趋势，女性主要以旋转为主，而男性主要是以位移为主。髂骨位移绝对不超过 2mm，骶骨底旋转不超过 1°；男性最大旋转幅度是 1.2°，女性是 2.8°。在骶骨前屈过程中，两侧髂骨的相对最大位移是 1.0~1.5mm；当身体向前屈和向后仰，骶椎和髂骨之间会发生旋转，但最大极限为 0.25mm。不同性别骶髂关节运动上的差异是由于关节面的解剖形态所决定的，不同个体间的旋转轴也存在较大差异。许多基础和临床研究都指出，在卧床时骶髂关节的活动性增加。

由于肌肉的作用，特别是站立的结果，使骶髂关节的活动朝两个方向，即骶骨和髂骨的关系是垂直滑动动作及左右摆动动作。通过分析骶髂关节半脱位病人的影像资料，以及研究骨盆骨性标志，发现髂骨的位移有绕 X 轴的旋前和旋后，绕 Y 轴的内旋和外旋位移。骶骨的位移有绕 X 轴的前倾和后仰，绕 Y 轴的前后旋转位移，绕 Z 轴的左右偏移位移。而且骶髂骨的位移不是简单的单一位移而是复杂的耦合旋转位移。

一、髂骨的运动

一般认为髂骨能前后旋转运动，髂骨的旋转轴不在冠状面上而是斜行于后外侧方向，而且在旋转过程中，此轴在头尾方向发生变化。髂骨也能内外旋转运动，Fryette指出，髂翼沿耻骨联合做轴心旋转活动，并使两侧耻骨间呈相反方向做上下、前后滑移（图 2–3）。髂骨的运动不是简单的单一运动而是复杂的耦合旋转运动，两侧髂骨在重力的作用下做联动运动。

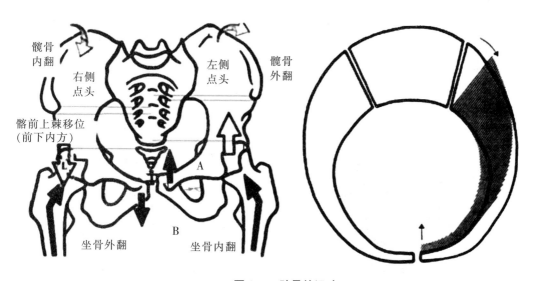

图 2–3　髂骨的运动

（一）髂骨的旋转运动

髂骨与下肢相连及受下肢的影响，当下肢运动，髂骨也随之运动。下肢的功能主要是抬腿行走，髂骨的活动一般为内外旋转运动，前后旋转活动很少。在骨盆平片上，髂骨前后旋转引起髂嵴高低不平，髂骨内外旋转引起两侧髋骨宽度不等。研究表明髂骨旋转移位的频率较高（92.3%~76.7%），而且内外旋转位移的频率显著大于前后旋转（92.3% VS 76.7%）；但髂骨旋转移位的幅度较小，前后旋转幅度的均数为 9.40±1.19mm，内外旋转幅度的均数 6.94±0.38mm，而且前后旋转位移的幅度明显大于内外旋转（9.40±1.19 VS 6.94±0.38mm，见表 2–1）。

表 2-1　髂骨旋转移位的计量资料（$\bar{X}\pm S$，mm）

名称	n	前后旋转	n	内外旋转	t	P	95%CI
髂骨	79	9.40±1.19	96	6.94±0.38	19.26	0.00	2.21~2.71

1. 髂骨前后旋转移位

大多数人的行走习惯是右利步态，右下肢的功能主要是运动行走，左下肢的功能主要是承受重力。髂骨的位移受下肢运动功能的影响，所以右侧髂骨的病变多见位移，左侧髂骨的病变多见劳损。

关于髂骨绕 X 轴旋前（Ant rotation innominate）和旋后（Post rotation innominate）位移（图 2-4），通过分析有髂骨前后旋转移位患者的骨盆平片，结果提示右侧髂骨的位移以旋前为主（89.9% VS 10.1%），髂骨上部相对于骶骨向前下移动，而坐骨、耻骨下部向后上移动，髋骨沿着骶髂关节面向下向后滑移；左侧髂骨的位移旋后为主（89.9% VS 10.1%），髂骨上部相对于骶骨向后上移动，而坐骨、耻骨下部向前下移动，髋骨沿着骶髂关节面向前向上滑移。

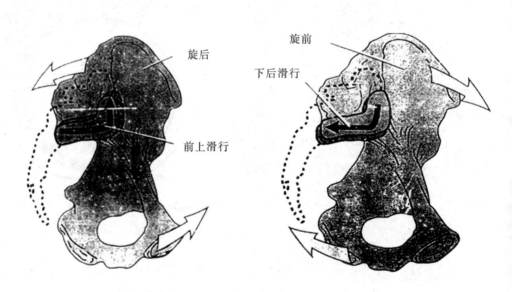

旋后
前上滑行

旋前
下后滑行

图 2-4　髂骨旋前、旋后

两侧髂骨旋前和旋后的幅度均较小，右侧髂骨旋前移位幅度的均数为 10.45±6.83mm，旋后移位幅度的均数为 8.06±3.03mm，左侧髂旋前移位幅度的均数为 8.06±3.03mm，左髂旋后幅度的均数为 10.45±6.83mm，而且两侧髂骨旋前和旋后的幅度均无明显差异（见表 2-2）。

表 2-2　两侧髂骨旋转移位的计量资料($\overline{X}\pm S$，mm)

位移	n	右髂	n	左髂	t	P
旋前	71	10.45±6.83	8	8.06±3.03	1.79	0.09
旋后	8	8.06±3.03	71	10.45±6.83	1.79	0.09

两独立样本 t 检验：两侧髂骨前后、内外旋转的幅度均无统计学意义 $P>0.05$。

在不同姿势下髂骨前后旋转位移幅度与频率也不同，通过分析骨盆的骨性标志，人体在卧位和站位姿势下，两侧髂骨主要处于旋前状态，而且在站位下，两侧髂骨旋前的幅度也较大，可见卧位和站位姿势下骨盆以前倾为主，而且站位下骨盆前倾尤为严重；坐位姿势下，两侧髂骨旋前和旋后的概率均等，但左侧髂骨旋前的幅度较大，骨盆呈左前右后位的扭曲状态，这可能与人类右利手的习惯有关（见表 2-3）。

表 2-3　不同姿势下髂骨旋转移位的计量资料（$\overline{X}\pm S$，mm）

姿势	髂骨	n	髂骨旋后	n	髂骨旋前	t	P	95%CI
卧位	左髂	8	1.75±1.39	18	1.64±0.87	−0.20	0.85	−0.89~1.02
	右髂	4	5.00±2.31	18	2.68±1.20	−2.06	0.12	−6.00~1.12
坐位	左髂	14	2.20±1.32	8	3.75±1.58	2.23	0.03	0.15~2.28
	右髂	16	2.62±1.71	12	2.67±1.87	−0.20	0.84	−1.36~1.44
站位	左髂	6	1.00±0.00	20	4.10±3.22	5.21	0.00	1.25~2.94
	右髂	6	2.00±0.89	22	5.09±3.48	3.57	0.00	1.16~4.35

One-WayANOVA 分析：与卧位左髂旋前比较，代表 $P=0.04<0.05$；与卧位右髂旋前比较，代表 $P=0.03<0.05$。髂骨的旋前移位，左侧坐位较卧位幅度大 3.75±1.58mm VS 1.64±0.87mm；右侧站位较卧位大 5.09±3.48mm VS 2.68±1.20mm。说明骶髂关节左侧紊乱不能久坐，右侧紊乱不能久立。

两侧髂骨旋前紊乱的位移在不同姿势下移位的幅度也不同，左侧髂骨的旋前位移，坐位幅度较大；右侧髂骨的旋前位移，站位幅度较大。坐位工作，右利手引起右髂旋后移位，左髂代偿性旋前；站立行走，右利步态加重右髂旋前移位，这可能是左侧髂骨紊乱引起的腰腿痛能坐不能久站，右侧髂骨紊乱引起的腰腿痛能站不能久坐的根本原因所在。

两独立样本 t 检验：卧位姿势下，左右两侧髂骨旋前与旋后移位的幅度之间比较均无明显显著性。

坐位姿势下，左侧髂骨旋前与旋后紊乱的幅度之间比较有显著性差异 $t=2.23$，$P=0.03<0.05$，旋前的幅度大于旋后 3.75±1.58mm VS 2.20±1.32mm（见表 2-3）。

站位姿势下，左右两侧髂骨旋前与旋后移位的幅度之间比较均有明显显著性差异 $P=0.00<0.01$，左髂旋前的幅度明显大于旋后 4.10±3.22mm VS 1.00±0.00mm；右髂旋前的幅度也明显大于旋后 5.09±3.48mm VS 2.00±0.89mm）。

2. 髂骨的内外旋转移位

关于髂骨绕 y 轴的内旋和外旋位移，通过研究有髂骨内外旋转移位患者的骨盆平片，右侧髂骨的位移以内旋为主（59.3% VS 40.7%），左侧髂骨的位移以外旋为主（59.3% VS 40.7%）。

两侧髂骨内旋和外旋的幅度均较小，右侧髂骨内旋移位幅度的均数为 6.51±4.50mm，外旋移位幅度的均数为 7.28±2.79mm，左髂内旋移位幅度的均数为 7.28±2.79mm，左髂外旋幅度的均数为 6.51±4.50mm，而且两侧髂骨内旋和外旋的幅度均无明显差异，这可能与右髂旋前左髂旋后移位有关（见表 2-4）。

表 2-4　两侧髂骨旋转移位的计量资料（$\bar{X}\pm S$，mm）

位移	n	右髂	n	左髂	t	P
内旋	54	6.51±4.50	39	7.28±2.79	−0.36	0.72
外旋	39	7.28±2.79	54	6.51±4.50	−0.36	0.72

（二）髂骨的耦合运动

骶髂关节是一个微动关节，髂骨可做上下、前后运动，前后运动时伴有关节的内外旋转运动。两侧髂骨前后旋转和内外旋转是耦合位移，通过研究有髂骨前后内外旋转移位患者的骨盆平片，右侧髂骨的耦合位移以旋前内旋为主（60.0%），旋后兼有内、外旋转的频率均等；左侧髂骨的耦合位移以代偿的旋后外旋为主（60.0%），旋前兼有内、外旋转的频率均等。髂骨的紊乱以右侧髂骨旋前内旋多见，左侧髂骨代偿性旋后外旋，这可能与人类的右利步态习惯有关。

（三）髂骨的联动运动

骶髂关节不但是微动关节，而且是联动关节，髂骨以骶骨为中心旋转运动，当一侧髂骨旋转运动时，对侧髂骨必须反向旋转运动，来保持上半身的稳定和平衡（图 2-5）。病理状态下，当一侧髂骨相对骶骨向前旋转移位时，为了保持躯干在冠状面上的平衡，对侧髂骨就有可能向后旋转移位，如右髂向前旋转移位，左髂必然代偿性的向后旋转移位，从而导致骨盆在矢状位上呈扭转位移，两侧髂骨前后旋转位移引起两侧髂嵴差是8.06~10.4mm；当一侧呈髂骨内旋紊乱，为了保持躯干在矢状面上的平衡，对侧髂骨就可能向外旋转位移，如右髂向内旋转移位，左髂必然代偿性的向外旋转移位，从而使骨盆在冠状位上向右侧偏移，两侧内外旋转位移引起两侧髋骨差是6.51~7.28mm。

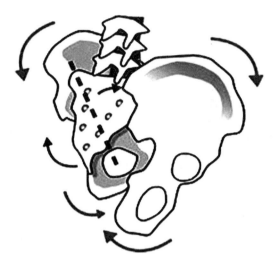

图 2-5 髂骨联动

二、骶骨的运动

在骨盆带的解剖位置中，髂骨以骶骨为中心位于两翼，骶骨位于矢状面内，主要作用是承受体重，保持躯干的直立状态。骶骨的微动以前后屈伸为主（图2-6），维持

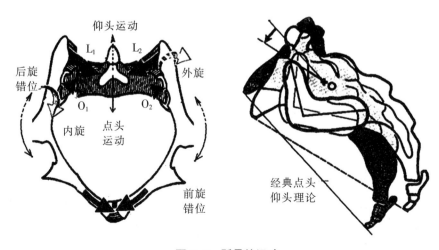

图 2-6 骶骨的运动

脊柱的曲度和弹性，骶骨也可以随骨盆的左右倾斜而发生左右倾斜运动，以及前后旋转运动。

(一) 骶骨的倾斜运动

人类的骶骨由4块或5块骶椎融合而成，骶椎的融合增加了其稳定性，但降低了其运动功能。坐位或直立时由于重力作用于骶骨底，骶骨有以骶2为支点向前旋转的倾向（图2-7），行走时地面对两脚的支持力不均等，使骨盆左右倾斜，骶骨也随之倾斜。

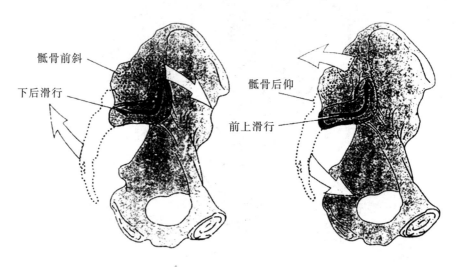

图 2-7　骶骨前斜、后仰

通过分析有骶骨前后倾斜移位患者的骨盆平片和腰椎侧位片，骶骨左右倾斜的频率显著大于前后倾斜（83.6% VS 61.9%），骶骨倾斜的幅度较小，前后倾斜幅度的均数是 $7.29°\pm1.86°$，左右倾斜幅度的均数是 $3.18°\pm0.47°$，而且前后倾斜的幅度明显大于左右倾斜（$7.29°\pm1.86°$ VS $3.18°\pm0.47°$）（表2-5）。

表 2-5　骶骨倾斜移位的计量资料 $(\overline{X}\pm S, °)$

名称	n	前后倾斜	n	左右倾斜	t	P	95%CI
骶骨	60	7.29±1.86	83	3.18±0.47	-7.62	0.00	-4.68~-1.09

1. 骶骨前后倾斜移位

骨盆与脊柱在结构上是一个复合体，骶骨的力学机制与脊柱密切相关，当腰椎失稳，骶骨也相应位移。当身体向前弯和向后仰，骶骨在两髂骨之间会发生前后旋转。由于骨盆的特殊构造形态，骶骨存在下移和前移的可能，又因脊柱重力的杠杆作用，有使骶骨发生前旋的潜在趋势。下肢的旋转运动与骨盆的倾斜和腰骶角有关，外旋髋关节能够使骨盆后仰和减小腰骶角。

骶骨的运动主要有低头（Sacral Nutation）和抬头（Sacral Counter Nutation），骶骨岬在髂骨之间前屈和后仰。骶骨低头或前屈是指骶骨岬相对于髂骨旋前向下而尾骨旋后，骶骨沿着骶髂关节面向下向后滑移；骶骨抬头或后仰是指骶骨岬相对于髂骨后旋向上而尾骨旋前，骶骨沿着骶髂关节面向前向上滑移。

关于骶骨绕 X 轴的前后倾斜位移，通过分析有骶骨前后倾斜移位患者的腰椎侧位片，骶骨以后仰位移的频率较高（80% VS 20%）；骶骨前后倾斜的幅度较小，骶骨前倾幅度均数是 4.92°±3.65°，后仰的幅度的均数是 8.63°±6.12°。而且后仰的幅度较大（4.92°±3.65° VS 8.63°±6.12°）（表 2-6）。

表 2-6 骶骨前后左右倾斜紊乱的计量资料（$\bar{X}\pm S$，°）

倾斜类型	n	$\bar{X}\pm S$	95%CI
前倾	12	4.92 ± 3.65	4.10 ~ 9.39
后仰	48	8.63 ± 6.12	2.58 ~ 7.24

2. 骶骨左右倾斜移位

骶骨也可以随骨盆的左右倾斜而发生左右偏移运动，以及前后旋转运动。关于骶骨绕 z 轴的左右偏移位移，通过分析有骶骨左右倾斜移位患者的骨盆平片，骶骨向左偏移的频率显著高于右侧（62.7% VS 31.3%），骶骨底向左倾斜尾骨向右偏移，骶骨左右倾斜的幅度较小，左倾幅度的均数是 3.56°±1.80°，右倾幅度的均数是 2.69°±1.40°，而且左偏位移的度数明显大于向右偏（3.56°±1.80° VS 2.69°±1.40°）（表 2-7），这可能与人的右腿运动左腿承重密切关联。

表 2-7 骶骨前后左右倾斜紊乱的计量资料（$\bar{X}\pm S$，°）

倾斜类型	n	$\bar{X}\pm S$	95%CI
左倾	52	3.56±1.80	2.25~3.92
右倾	31	2.69 ±1.40	1.72~2.63

（二）骶骨的耦合运动

骶骨的运动是耦合运动，前后倾斜往往伴随左右倾斜。骶骨前后倾斜和左右倾斜是耦合位移，通过分析有骶骨前后倾斜和左右倾斜移位患者的骨盆平片和腰椎侧位片。骶骨处于后仰左斜的频率较高（87.9%）。这可能与人类的脊柱有一个自然退变过程有关。

三、骶髂关节的运动

（一）骶髂关节传统的点头－仰头运动

当骶骨相对髂骨作点头运动，髂翼相对骶骨后旋，髂嵴最高点上升，髂前上棘旋向中线侧及头端，髂后上棘旋向中线侧及尾端，两侧髂翼内翻，而两侧坐骨出现外侧位移。当骶骨相对髂骨作仰头运动时，髂骨及其重要骨性标志的运动方向相反（图2-8）。一般临床上常见的脊柱侧弯、骨盆旋转，多为该轴紊乱。骶骨上端屈伸运动幅度在不同的研究报告中存在明显的差异，Bonaaire 等认为前后有 3mm 的位移，Walcher 则报道为 8~13mm。

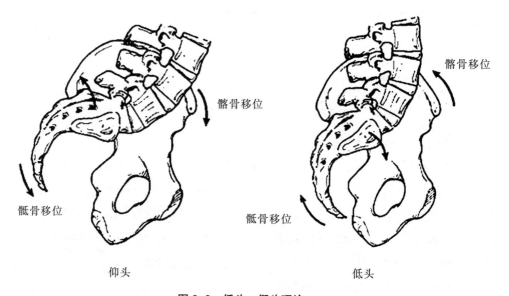

图2-8 低头—仰头理论

当外力作用迫使一侧髂骨相对骶骨及对侧髂骨出现旋转移位并超过允许位移量时，即为骶髂关节屈曲性紊乱。由于两侧髂嵴前后分离，附着在髂嵴上的髂腰韧带牵拉第4、5腰椎旋转，脊柱在此轴移动之后可以出现代偿性反向侧弯运动，这种代偿运动为L4椎体旋转倾斜（图2-9），使椎管、椎间盘的正常生理功能受到限制，纤维基中某一方向胶原纤维处于过度抑制状态，继而发生蠕变、疲劳、断裂，并继发椎管内神经根炎症反应、椎管狭窄等慢性病理变化。如果这种变化得不到有效纠正，由于一侧髂骨的后旋，同侧椎间盘后外缘受到异常剪切力，日久必然引起腰椎间盘的退变与突出。

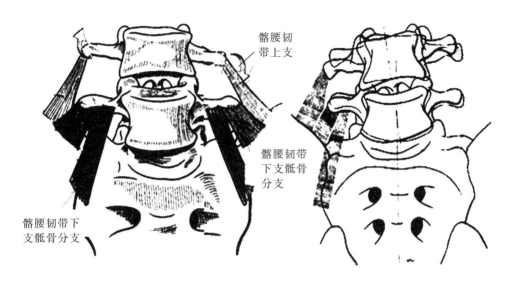

髂腰韧带上支

髂腰韧带下支骶骨分支

髂腰韧带下支骶骨分支

图 2-9　L4 旋转、前斜

（二）髂骨翻转运动

由于骶骨呈前宽后窄的特点，当骶骨点头时，其较宽的上部前半部分进入两侧髂骨前方，相对较窄的后半部分进入髂骨间，而强大的骶髂韧带势必牵拉髂骨上部向中线移动，因而髂骨上部出现内移动作；与此相反的是，骶骨下部较宽的前半部向后挤入髋骨间，挤压两侧髋骨向两外侧移动，出现髋骨下部的外移动作。上述关节两部分的不同方向位移称为髋骨的内翻运动（图 2-10A）。反之，当骶骨仰头时，髋骨会出现外翻运动（图 2-10B）。

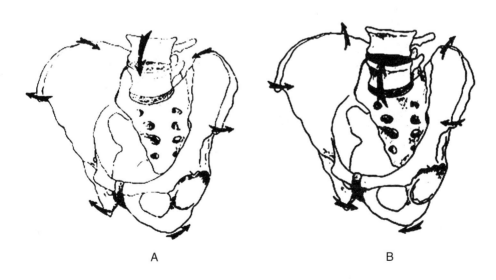

A

B

图 2-10　髂骨内外翻

骶骨的关节面可随骨盆前倾后仰，并沿横轴做轻度旋转运动。研究表明在骶骨前屈过程中，两侧髂骨的相对最大位移是 1.0~1.5mm；当身体向前弯和向后仰，骶骨在髂骨之间会发生旋转，但最大极限为 0.25mm。许多基础和临床研究都指出，在卧床时骶髂关节的活动性增加。中间的骶椎与两侧的髂骨是一个整体，不管两侧髂骨发生内旋或外旋，两髂骨之间的距离是保持不变的。

（三）髂骨位移理论

在骶骨点头运动时，髋骨出现内翻运动。这一运动是一种复杂的空间螺旋运动，髋骨的前部结构在内翻运动中整体下移，下部结构在内翻运动中整体外翻而髋骨的后部结构中整体上移。这样，随着一侧骶髂关节发生前旋错位，髋骨各点的空间坐标随之固定，并在临床检查时发现其两侧髋骨的骨性标志出现不对称。以骶髂关节前旋错位为例，该病例的髂前上棘向前、下、内移位，腹部视诊时，脐与两侧髂前上棘的关系失去等腰三角形的特点。髋臼向下移位，耻骨向下，闭孔横径增大。而在骶骨进行仰头运动时，髂翼外翻、上移；髂前上棘向后、上、外移位，髋臼向上移位，耻骨向上，闭孔横径减小。图 2-11 是一两侧骶髂关节错位病人的骨盆正位片，更能准确演示上述髋骨移位理论。

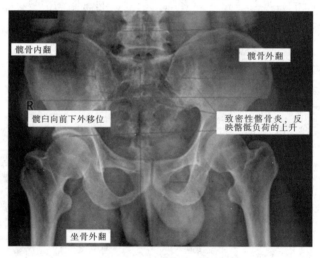

图 2-11　髂骨位移理论

（四）腰—盆—髋共轭系统

腰—盆—髋共轭系统学说由 Sr. Fred Mitchell 首先提出，并通过骶髂紊乱病理性旋移规律的观察，对该共轭系统做出了较完整的阐释。可用于周密的临床诊查及运动试验，以判断各种病理性体位。腰—盆—髋整体学说在西方社会非常风行，有深厚的理论和实践基础，是整脊学的基本诊治手段，已成为骨盆学正统教材的内容（图 2-12）。

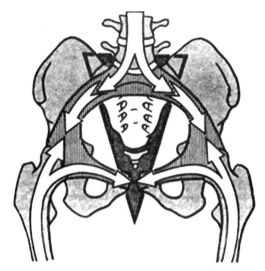

图 2-12　腰—盆—髋共轭系统

腰—盆—髋共轭系统学说认为，在步行周期中，骨盆是身体重力的核心，它通过髂骨的旋转扭动以协调身体的多轴平衡，特别是髋关节与腰椎的平衡，使身体在运动中更加省力和灵活。研究发现，正常步行时，两侧骶髂关节面做周期性的"8"字形环旋扭转运动。髂翼沿着耻骨联合做轴心旋转，产生两侧耻骨间相反的上下、前后有规律的滑动。

　　站立相时，由于身体重力线通过髋臼的后方，导致髂骨以髋臼为轴心向后旋转；而足跟与地面的冲击也造成对髂骨的旋后应力。步态的摆动相早期当下肢蹬地并超过重力线时，髂骨沿水平轴向后旋转。多数专家认为，这一旋转的轴线位于骶髂关节面的中点，但 Lavignolle 通过计算得出这一旋转轴心恰巧位于耻骨联合的后面。

　　骨盆诸关节参与了腰椎与双下肢的步行连环动作，骶骨与负荷的反应性轴旋转动作紧密联系。在步行中，左脚支持体重，右脚离地前迈，右髋关节由后伸转为前屈，左髋关节由中立转为后伸；骨盆右高左低地倾斜，躯体重力转为全部由左侧股骶弓支撑，右侧髂骨相对骶骨后旋，髂嵴抬高，骶骨在左侧骶髂关节面斜轴上向后方旋转；腰椎段左侧弯，腰椎向右旋；胸段脊柱出现右侧弯的代偿，椎体向左旋（图 2-13）。右脚支持体重时，左脚离地前迈，髋骶髂关节在步态周期摆动与着地相同的运动，骶髂与腰椎的活动情况与上述相反。

　　脊柱在轴向平面上发生旋转，绝对旋转在顶椎达到最大（寰椎），而相对旋转最大在端椎（骶1）。在矢状面观察腰骶轴交角与寰颈交

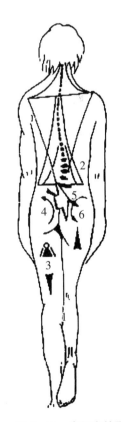

图 2-13　步行中的腰
—盆—髋复合运动

角必须相等，如此二角度平衡失调，则产生病理改变，而出现后枕痛或腰骶痛等症状。

（五）骶髂—寰枕共轭系统

呼吸运动中骶髂—寰枕共轭系统，为呼吸运动过程中的骶髂和寰枕关节的共轭被动屈伸摆动。呼吸节律中的骶髂关节运动主要发生在上横轴，寰枕运动发生在屈伸轴。呼吸运动是人体的重要生理功能，骶髂—寰枕共轭系统的协调摆动是人体的一种重要省能机制，以维持呼吸生理节奏和身体内环境的稳定，如果发生紊乱会在一定程度上影响人体健康（图2-14）。

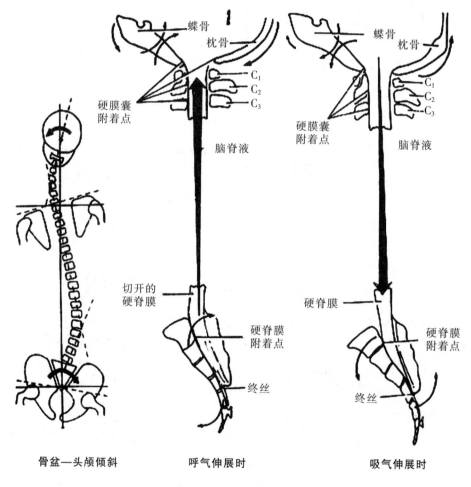

骨盆—头颅倾斜　　　　呼气伸展时　　　　吸气伸展时

图2-14　骶髂—寰枕共轭系统

1. 骶髂呼吸运动节律

骶骨在呼吸运动时屈伸协调运动，即骶骨在呼气与吸气时出现有节律的"点头、仰头"摆动。吸气时诸肋骨间隙扩大，胸椎伸展，脊柱生理弧度增大，骶骨出现轻微的"点头"动作，骶骨底部向前下方移动而骶骨尾部向后上方移动。呼气时诸肋骨间隙缩小，胸椎前屈，脊柱生理弧度减小，骶骨出现轻微的"仰头"动作，骶骨底部向后上方移动而骶骨尾部向前下方移动。

2. 寰枕呼吸运动节律

由于脊柱在呼吸运动过程中的这一曲度变化，在颅颈交界的寰枕关节也出现相应的"点头、仰昂"摆动。吸气时斜角肌紧张，颈胸椎生理弧度增大，寰枕关节出现轻微的"仰昂"动作，枕骨向后下方移动而蝶骨后上方摆动。呼气时斜角肌松弛，颈胸椎生理弧度减小，寰枕关节出现轻微的"点头"动作，枕骨向前上方移动而蝶骨前下方摆动。

骶髂—寰枕共轭系统在呼吸运动中的摇摆，属机体的省力装置，是呼吸生理节奏的重要一环。由于人体结构和机能的整体性，此装置中的任何部分出现错动，必然导致身体生理机制失稳，并产生复杂的生理病变综合征。因该节律特别是寰枕屈伸运动节律具有促进脑脊液循环的作用，一旦该运动丧失，脑脊液流动和代谢紊乱，脑部生理亦受干扰，可致身体的神经—内分泌—免疫机制紊乱，但其有关的生理解剖及病理生理理论等问题，有待进一步研究。如能结合中医理论加以探讨，则会加快该方面研究的进展。

四、骶髂关节运动的因素

（一）性别因素

骶髂关节的运动存在性别差异。妊娠期妇女由于黄体分泌的松弛素作用，胶原纤维的内在力量和坚硬度减少，骶髂关节的韧带等组织变松，影响骶髂关节闭合运动功能，使得骶髂关节的活动度增加，稳定性减弱，所以女性骶髂关节的活动度较男性有增加的趋势，女性主要以旋转为主，而男性主要是以位移为主。髂骨位移绝对不超过2mm，骶骨底旋转不超过1°；男性最大旋转幅度是1.2°，女性是2.8°。不同性别骶髂关节运动上的差异是由于关节面的解剖形态所决定的，不同个体间的旋转轴也存在较大差异。

（二）年龄因素

随着年龄的增加，骶髂关节内凸起与凹陷增加并发生相互交锁，到30岁后关节开始僵硬并限制骶髂关节活动。研究表明：60岁以上人的骶髂关节骨间韧带中央区骨化，骶骨和髂骨相对的关节面普遍存在凸起及凹陷，关节逐渐发生纤维性或骨性强直，活动度逐渐减少甚至消失。虽然一些研究发现老年人骶髂关节有软骨存在，但是增生的纤维组织形成所谓的"纤维性关节强直"，可影响骶髂关节运动。"骨性关节强直"的骶髂关节边缘含有纤维软骨样组织，这提示完全的纤维性关节强直是骨性关节强直的第一步，骨性关节强直的骶髂关节运动完全丧失。

（三）体位姿势

在脊柱屈曲或由卧位到站立过程中，骶骨的头端向腹侧移动而尾端向背侧移动，骶骨岬垂直运动使骨盆带的前后内径减少，相当于骶髂关节的点头运动。同时，髂骨的髂后上棘和髂嵴向体表凸起且靠近，而髂前上棘和坐骨结节出现向外分离的倾向（图2-15）。上述骨性结构的运动引起髂腰韧带、骶髂后韧带短支、骨间韧带和骶结节韧带的紧张，后者则进一步在人体站立完成后牵拉骶髂骨回到中立位。

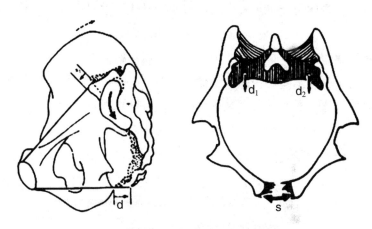

图 2-15　骶骨低头、髂骨旋后

当人体由站立位躺下或长时间站立位坐下时，骶髂骨发生反向的移动，骶骨的头端向背侧移动而尾端向腹侧移动，增加了骨盆带的前后内径，相当于骶髂关节的仰头运动。同时，髂骨的髂后上棘和髂嵴出现向外分离的倾向，而髂前上棘和坐骨结节向体表凸起且靠近（图2-16）。

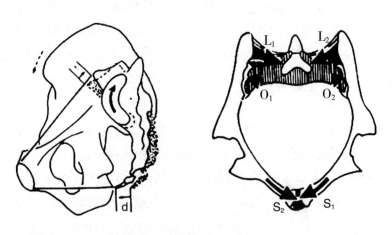

图 2-16　骶骨仰头、髂骨旋前

研究表明，骶骨在由卧位到站立和坐位将运动至最高点。当人体站立时，重力线移到髋臼后，引起髋骨绕髋臼旋后，脚跟着地时对髋骨有一旋后的作用力。当下肢离开地面行走中，骶骨绕水平轴旋前运动。

第四节　骨盆的运动

腰—盆—髋复合体是身体运动、承重和平衡的中心，骨盆的位置是身体平衡的关键，两侧的骶髂关节重力传导的枢纽，骨盆的状态是决定人体姿势是否正直的关键。

骨盆是连接上半身和下半身的重要部位，处在身体的中心位置，承受上半身的重量，以及控制下半身的受力方式。身体的重力由脊柱通过骨盆骶髂关节而传递给两侧下肢，并保障两侧下肢的重力负荷基本一致，而地面对足底的重力反冲也通过骨盆而传递至脊柱。当脊柱的基础部分——骨盆及下肢的任何部分失去长度、角度及空间位置的对称性，就会影响脊柱的承重力学，进而造成脊柱结构和功能的变化及适应。

一、骨盆的运动轴

骨盆的运动在水平面上绕垂直轴转动，即出现骨盆顺时针、逆时针旋转；骨盆在矢状面绕额状轴转动，骨盆出现前倾、后仰；骨盆在额状面绕矢状轴左右转动，骨盆出现左右侧倾。亦即骨盆的运动为三维运动（前倾、后仰、左右倾斜、前后旋转）。研究表明在外力作用下，骨盆的运动都是三维运动。

二、骨盆前后倾斜

骨盆两侧的髂前上棘和髂后上棘应前后在同一水平线上，否则即表示骨盆前后倾斜。骨盆前后倾斜时，左右两侧的髂前上棘和髂后上棘均高低不平。骨盆前倾状态时，两侧的髂后上棘都高于髂前上棘，腰椎曲度变大；骨盆后仰状态时，两侧的髂前上棘都高于髂后上棘，腰椎曲度变小（图2-17）。

骨盆的前倾使腰骶角增大，腰椎曲度相应增大，脊柱的承重力线后移，作用于腰椎体后部的剪力增加，当剪力作用于椎间盘组织时，力点小而较集中，易导致髓核后缘破裂（图2-18A）。腰部肌肉变得僵硬不适，酸困疼痛，尤其晨僵明显。习惯穿高跟鞋的女性骨盆有前倾倾向。

骨盆的后仰使腰骶角减小，腰椎曲度相应也减小，脊柱的承重力线前移。当剪力作用于腰椎前部时，处于椎间盘中的相对偏后的髓核后移，纤维环后缘承受负荷加大

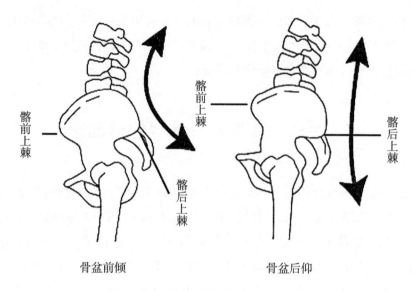

骨盆前倾　　　　　　　　骨盆后仰

图 2-17　骨盆前后倾斜

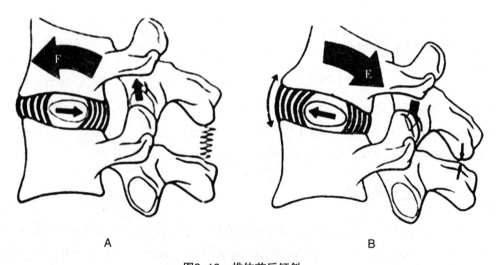

A　　　　　　　　　　　　　B

图2-18　椎体前后倾斜

易破裂（图 2-18B）。

三、骨盆左右倾斜

　　骨盆的两侧髂嵴、髂前上棘和髂后上棘应左右对称，否则即表示骨盆左右倾斜。骨盆处于左右倾斜状态时，左右两侧的髂嵴高低不平。骨盆左倾时右侧髂嵴高于左侧，腰椎向右侧弯曲，右臀高翘（图 2-19A）；骨盆右倾时左侧髂嵴高于右侧，腰椎向左侧弯曲，左臀高翘（图 2-19B）。

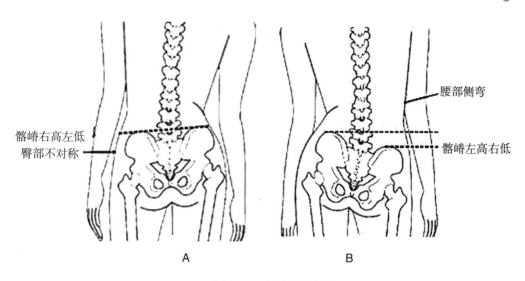

图 2-19 骨盆左右倾斜

骨盆的左右倾斜使骶骨左右偏移，引起脊柱承重力线左右偏移，重心会习惯性的向一侧倾斜，导致腰 5~骶 1 椎间隙左右不等高，变窄一侧的椎间盘承受更大的压应力（图 2-20A），椎体倾斜常伴有旋转移位（图 2-20B），椎间盘更容易发生退变和突出。

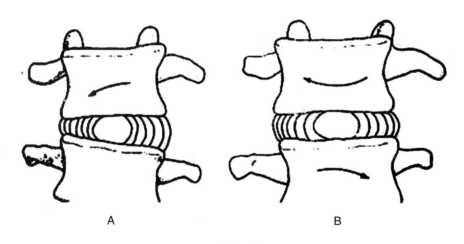

图 2-20 椎体旋转倾斜

通过测量不同姿势下，有左右倾斜病变骨盆的骨性标志，研究分析表明：卧位姿势下，骨盆以右倾为主（80.0% VS 20.0%）；坐位姿势下，骨盆左倾与右倾的概率均等；站位姿势下，骨盆却以左倾为主（81.8% VS 18.2%）。在不同姿势下，骨盆左倾与右倾的幅度无明显差异；以及左倾和右倾的幅度在不同姿势下也无明显差异。

人在站立位下，骶骨承受躯干的重力作用，骨盆左倾使骶骨左偏移，腰 5~骶 1 椎间隙左窄右宽，同时脊柱的承重力线向左偏移，腰 5~骶 1 椎间盘左侧承受更大的压应力，右侧承受更大的拉张力，容易引起椎间盘左侧退行性病变。这可能是长期站立工作容易引起腰 5~骶 1 椎间盘向左侧突出的主要原因。

第三章 骶髂关节的生物力学

骨盆环是一个骨性结构环，由后方正中的骶、尾骨与两侧各一块的髋骨组成，髋骨由髂骨、耻骨和坐骨三部分组成，三骨交汇处形成髋关节的髋臼。骨盆环的后方有骶髂关节，前方有耻骨联合，相互之间还有许多坚强的韧带，周围众多的肌肉组织提供动力性稳定，构成了一个"自锁系统"的闭合性骨环。必须深刻理解骨盆各部位间结构的整体性和相互依赖性，骨盆任何部位的损伤都会破坏结构的完整性而影响负载功能。

骨盆是脊柱稳定、运动和平衡的基础，骶髂关节复合体的功能是人体躯干向下肢传递重量与支撑的关节，将人体行走和跑跳时上身重量传导并分散至下肢，双足或两侧坐骨结节所受的外力，也必须通过骶髂关节才能传到躯干（图3-1）。骶髂关节复合体承受较大的剪切力，不同体位下的骶髂关节生物力学稳定模型表明剪切应力特别容易造成的骶髂关节损伤。

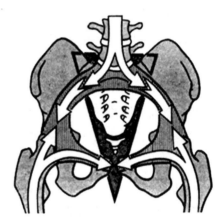

图 3-1 骨盆环

第一节 骨盆的生物力学

骨盆的生物力学作用是将脊柱所承受的载荷传递到下肢，第5腰椎承受的重力经骶骨几乎平均地传递到髂骨的左右两翼，再经骶股弓或骶坐弓传递到股骨头或坐骨结节。骨盆是躯干重力传导的核心部位，其平衡是整个人体姿势的基础。骶髂关节为骨盆承重的重要组成部分，站立时重力传导通过骶髂关节到下肢；在坐位时，重力则经骶髂关节分传至两侧髂骨、耻骨和坐骨部。人体活动时，腰骶关节和骶髂关节成为脊柱与下肢联系的枢纽，是重力分配的主要环节。

一、骶股弓和骶坐弓

骶股弓在站立时参与承重，重力线经骶髂关节、髂耻线至两侧髋臼，而副弓线则经耻骨体及耻骨上支到髋臼（图3-2A、B），形成一闭合的应力环，对骨盆的稳定起

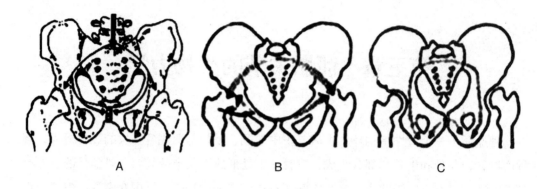

图 3-2 股骶弓

着重要的作用；坐骶弓在坐时参与承重，重力线经骶髂关节、髂骨体、坐骨支至两侧坐骨结节，副弓线经耻骨体、耻骨下支至坐骨结节（图 3-2A、C），也形成一闭合的应力环，支持坐骶弓。

骨盆顶承躯干、底连下肢、中藏生殖器官及其邻近器官组织，起着重力传递、均衡和保护盆腔脏器的作用。作用于骨盆的力除了盆腔的内压力外，还有躯干重力，下肢向上向内的支撑力，及耻骨联合的合聚力。当人体站立时，双侧股骨头的反作用力向骨盆挤压，使骶髂关节上部骨缝开大、韧带松弛，在身体扭动时易造成扭伤与错动；当人体坐位时，双侧坐骨结节距离拉大，其反作用通过坐骨结节上传，骨盆出口变阔，骶髂关节下部韧带松弛，易使骶髂关节的单侧或双侧与下部扭动错动。此外，当关节因扭力的作用而成角时，关节软骨被压变形，关节囊和韧带被拉紧，骨盆移位潜在的危险就提高。

二、骶骨的力学特性

骶髂关节是以骶骨为中轴，髂骨为骶骨的两翼，中间的骶骨具有承受和传导重量的作用，两侧的髂骨有维持躯体平衡和稳定的功能（图 3-3A）。人体在坐位时，身体的重量传达至坐骨结节，站立时其重量传达至股骨头，这种姿势的改变使骶骨向前向下，形成骶骨后凸。

从冠状面观察，骶骨上面宽而下面窄，呈楔形，垂直地插入两髂骨间，由强大的骶髂韧带所悬吊。这种排列与拱桥上拱心石的作用相似，施加的压力越大，其抵抗力就越大。骶骨的承载越大，骶髂韧带的张力也越大，骶骨与髂骨关节面的连接也越紧密，对骶髂关节起着稳定的作用。

身体重量向下传达时，重力至骶骨底和骶髂关节时，由于曲折力和剪切力的作用，骶骨有一自然向前下倾斜的力。体重增加关节突关节的应力就高，使骶骨向下，骶岬向前下，骶骨有以 S2 为支点向前旋转的倾向，形成骶骨后凸（图 3-3B），可能

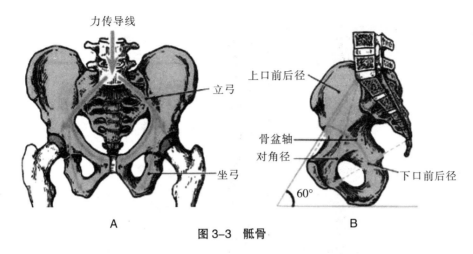

图 3-3 骶骨

是下腰痛和放射痛的重要原因。为了维持正常的生理功能，借助于腰骶部强大的肌肉、韧带的作用得以维持平衡。

人体处于直立位时，人体上部躯体的负载主要有骶骨承受，并经其双侧骶髂关节迅速分散至双下肢。骶骨除承受躯干的重量外，在活动中还是传达重力的枢纽，所受的曲折力和剪力的大小除与躯干的重量有关外，与腰骶角的大小成正比。腰骶部位于人体的中点部，腰骶角越大腰椎的曲度就越大，作用在腰骶关节的剪切力就越大。

荷兰学者 Bedzinski 和 Wall 曾以模型研究为基础，试图测定腰部脊柱的运动。根据等色绘制作用于腰脊柱轮廓上主要应力分布图，发现腰脊柱轮廓应力取决于脊柱前凸指数和骶椎的倾斜性，并观察到伴尾骨倾角增加，腰 5 椎较高应力值，而腰椎前凸指数较大时腰 4 椎的应力值增加。Henrypollard 等提出骶髂关节与髋关节、下腰椎在结构和功能上相互影响，调整骶骨的位置可对整个结构产生影响，使得关节组织应力重新分布，恢复脊柱整体力学平衡。

（一）骶骨倾斜移位对脊柱的影响

1. 脊柱弧度

目前学术界越来越重视脊柱弧度对人体生理病理的影响作用，这是全面认识和重视脊柱生态的一个重要标志。

（1）脊柱结构

脊柱是人体的中轴，由脊椎骨、椎间盘、椎间关节和椎旁各关节、肌肉、肌腱及韧带紧密连结而成。椎管是相邻椎体的椎孔连贯而成，内容脊髓、脑脊液和神经、血管。从正面看，脊柱是直立的、对称的。从侧面看，脊柱有四个生理曲度，颈椎和腰椎向前凸起，而胸椎和骶椎向后凸起（图 3-4）。这些弯曲是适应人体直立行走姿势的需要，在人生长发育的过程中逐步形成。

整个脊柱可以看成是一根能调节的弹性曲杆，其矢状面的生理曲度有利于维持椎

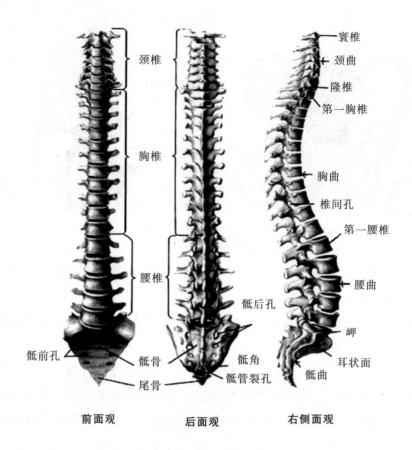

| 前面观 | 后面观 | 右侧面观 |

图 3-4 脊柱

间关节的强度和稳定，同时又可增加脊柱的柔顺性和吸收冲击的能力。脊柱生理曲度扩大了躯干重心在基底部的面积，从而加强了直立姿势的稳定性。其生理作用在于将各种应力降低到最小，各种负荷均匀地分配到整个脊柱，并平均分配到运动节段的前后柱，同时提高脊柱运动时肌肉收缩的效率，从而减轻走路、跳跃时从下方传来的震动，缓和脑与脊髓受到的冲击。

脊柱生理曲度决定了椎管的大小、神经根管的大小和方位以及椎动脉的走向，从而决定了其所内含的脊髓、神经根、动脉的正常排列序列，以及椎间隙内椎间盘的正常定位。脊柱曲度的变化对椎管的长度和宽度、椎间孔与脊神经的毗邻关系，以及椎间盘内髓核的运动和内应力都有着很大的影响。

（2）脊柱弧度的形成

脊柱的生理曲度并不是与生俱来的，而是随着人体脊柱生理功能的发展而出现的，是身体重力负荷、功能发展和脊柱运动肌群共同作用的结果。初生婴儿脊柱是向后凸起呈弧形，随着抬头及起卧活动，颈部前凸逐步出现，胸部后凸也显得明显，等到学会行走后，颈部和腰部的向前弯曲才明显发展形成（图 3-5）。

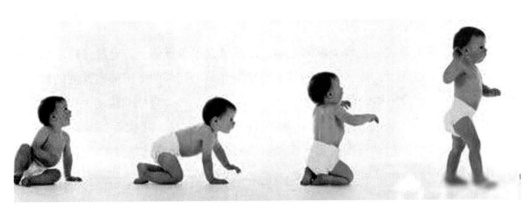

图 3-5 脊柱弧度的形成

人体脊柱矢状面曲度的稳定是通过脊椎骨后方的肌肉和韧带来维持的，由前后左右相对主动或相对拮抗的肌群保持其动态平衡，脊柱骨的形状、韧带的粗细及方向、椎间盘的坚固性等对维持脊柱曲度也起一定作用。脊柱的椎体起着支持和对抗压缩的作用，脊椎附件及周围的肌肉和韧带，起着对抗脊柱过度屈曲的作用。颈曲和腰曲主要由椎间盘的前宽后窄决定，在下腰段椎体的前宽后窄也参与前凸的形成。

（3）脊柱弧度类型

从生物力学上来说，脊柱的弧度可以用 Delnms 指数来表示。Delmas 指数是指从骶 1 到寰椎的实际长度除以从骶 1 到寰椎的充分伸屈的长度，然后再乘以 100。正常的脊柱 Delnms 指数为 94~96 之间。当脊柱弧度加深，其 Delmas 指数将小于 94 时，脊柱的弹性增加，活动度加大，脊柱周围的肌肉等动力性装置劳损的机会也加大，腰椎发生病变的机会也加大，这种脊柱称之为动力型脊柱（图 3-6）。

当脊柱弧度变浅，其 Delnms 指数将大于 96，脊柱的弹性降低，活动度变小，脊柱处于静止状态，脊柱周围的肌肉等动力装置发生病变的机会也变小。为了代偿脊柱弹性的降低，脊柱周围的肌肉、骨骼等组织会加大承重负荷，以保持其正常应有的活动和功能，长时间的承重及负荷的增加，腰椎发生病变的概率也就加大，这种脊柱称之为静力型脊柱（图 3-6）。

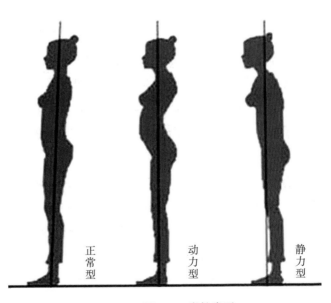

正常型　　动力型　　静力型

图 3-6 脊柱类型

（4）脊柱的运动

脊柱的生理运动发生在整个椎体之间，而不是在单个椎体上。脊柱是由刚性的椎体和其间易曲的椎间盘构成，脊柱的基本运动单元是由相邻两个椎体，其间的椎间盘和关节突关节，以及周围的肌肉、韧带组织形成（图 3-7）。脊柱的运动大小在于椎间盘，但运动的幅度和方向取决于关节突关节的形状与方向。腰椎后关节面在矢状面上，椎体可以作屈伸运动；胸椎关节面在冠状面上，椎体可以作左右侧屈运动；颈椎关节面是水平面的，椎体可作旋转运动。

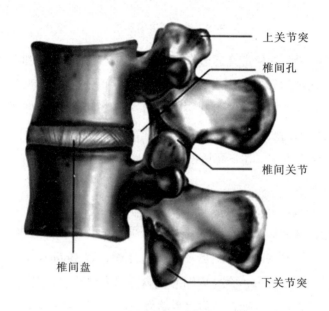

上关节突

椎间孔

椎间关节

椎间盘

下关节突

图 3-7　脊柱的基本运动单元

颈、腰曲之间不仅有着内在的力量可以相互影响，而且还可以相互转化。其中腰椎是颈椎的基础，腰曲改变是导致颈曲改变且并发颈椎病的重要病因。腰部屈曲，颈部也随之屈曲；腰部后伸，颈部也自然同样后伸；腰椎侧弯，颈椎也随之侧弯。脊柱系统内各生理曲度之间的相互影响与相互作用不仅客观存在，而且对手法干预的完成至关重要，是中医上病下治在脊柱推拿中应用的基础。

（5）脊柱曲度的病理改变

脊柱的曲度并非固定不变。许多人在胸段都有很轻微的侧凸，可能与使用左、右手的习惯有关。脊柱曲度随年龄变化而有差异，老年人普遍有骨关节退行性改变，随着年龄的增长，椎间隙逐渐变窄，胸椎后凸也越来越明显，脊柱曲度有趋向胚胎形状的表现，形成圆背综合征（图 3-8）。长期卧床患病的幼儿和青年，由于脊柱骨发育过快，脊柱的肌肉不能相应地配合生长，因此韧带的牵引增加，亦可引起脊柱曲度的改变。

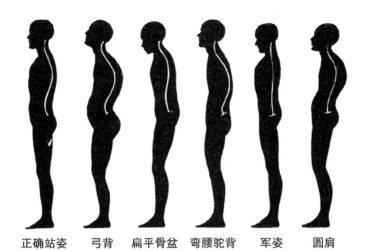

| 正确站姿 | 弓背 | 扁平骨盆 | 弯腰驼背 | 军姿 | 圆肩 |

图 3-8 脊柱曲度的退行性改变

引起脊柱曲度变化的原因很多，总体来说不外骨性与软组织性两大类。就脊柱本身来说，先天性椎骨畸形以及脊柱骨折、脱位后遗留的畸形占主要部分。脊柱任何一部分的结构遭到破坏，均有可能发生脊柱畸形。椎旁伸肌力量不足、椎板切除术后或创伤性棘上韧带断裂、棘间韧带断裂、棘突及椎板骨折等原因均可使脊柱后部的稳定装置遭到破坏，造成脊柱后凸畸形。骨盆倾斜是导致脊柱曲度改变的另一重要因素，骨盆前倾角对于脊柱曲度的稳定甚为重要。

人体组织的结构决定了其功能，而功能反过来又影响其结构。生理曲度既是生理的表现，也是病理的基础。当脊柱曲度发生异常改变后，脊柱的内在平衡丧失，载荷力线与异常弧度顶点间的垂直距离随时间延长而加大，这是由于畸形逐渐加重引起的，其畸形程度与致畸载荷之间呈正反馈。脊柱的生理曲度改变，椎体及关节突关节必然产生位移（图3-9），如此带动椎间盘纤维环的扭曲或撕裂、椎间盘突出、神经根及椎动脉受损，严重的导致椎间盘突入椎管，引起椎管狭窄压迫脊髓。

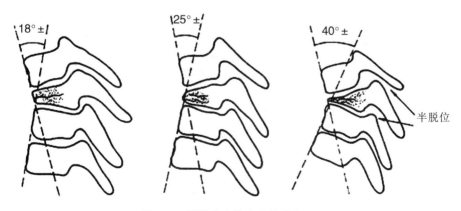

图 3-9 脊柱曲度的病理性改变

　　椎体结构的病变所致的椎体破坏或变形等原因均可使脊椎前部持力减弱，产生脊柱后凸畸形。脊柱后凸畸形是指脊柱在矢状面上向后凸的曲度超出正常范围，此种畸形不但外观难看，还可伴有疼痛，加重了脊柱前部结构的负荷，加速了椎间盘退变，棘间韧带、棘上韧带及后关节囊出现应力性劳损，竖脊肌收缩效率降低。严重者可有心功能障碍、肺功能障碍及消化系统功能障碍，甚至椎间盘突出产生脊髓压迫症状。

　　（6）脊柱曲度的临床意义

　　脊柱的任何活动均受到生物力学关系的制约和协调，脊柱生理曲线变化与脊柱损伤性疾病有关。由于人体个体的差异性和脊柱结构的复杂性，现有 X 线阈值大于临床症状阈值，出现脊柱生理曲线变化与症状表现不平行，但是脊柱生理曲度在一定程度上反映出脊柱内部与周围组织之间错综复杂的整体力学关系，可作为评价、观察、分析脊柱力学平衡的一个指标。颈、腰椎生理曲度的研究，对阐述颈、腰椎急慢性损伤的病因病机，提高临床诊治水平显示出重大的意义。

　　据 McKenzie 的临床观察，屈曲位是造成椎间盘病变最常见的原因。反复的屈曲易引起髓核向后移动，导致纤维环内层裂隙、椎间盘膨出、纤维环撕裂等一系列病理改变。在这一过程中人体会动用一切力量恢复脊柱的稳定和平衡，如肌肉的代偿性增粗和骨骼的退变性增生等。调动人的自愈力（生命力）来恢复体内的平衡，来提高人体自然的抗病潜力。理想的情况是畸形发展的速度减慢并终止在某一位置，从而达到新的平衡（图 3-10），为此必要时可借助支架和手术稳定，但手法调整脊柱空间序列是最佳选择。

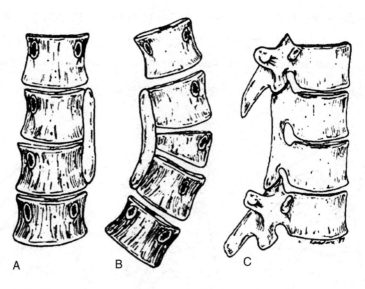

图 3-10　骨桥形成

脊柱曲度的病理状态是多节段，甚至是全脊椎整体紊乱的具体表现。如果仅仅只是针对局部椎体的紊乱进行治疗，症状的缓解是肯定的，但治疗是不够彻底的。因此要彻底地改善脊柱的曲度，除了局部的问题需要纠正外，还必须重视影响曲度的几个关键部位的软硬状态，以及脊柱曲度之间内在的相互影响。要恢复良好与稳定的曲度，需要脊柱局部与整体、系统内部与外部软硬结构之间客观关系的相应观念及手法技术的配合。所以脊柱曲度的恢复是一个复杂的、系统的、整体的工程。

颈、腰曲构成了人体脊柱力学的形态基础，同时也是运动力学的基础，以及脊柱内及相邻组织相互关系的生理基础。颈、腰曲的形成，也决定了躯体与脊柱相关组织的形态结构及脊柱的相互关系，是正常生理功能所必须依赖的形态结构。此结构一旦紊乱，必然影响到脊柱的运动功能，影响到脊柱所内含之脊髓、脊神经及椎动脉和与脊柱、脊神经相关联组织的功能。可以说颈、腰曲是脊柱的生理基础、病理基础、疾病诊断的依据及治疗的目的。

2. 腰椎曲度

正常情况下，腰段脊柱有一生理前凸，称为腰椎弧度或曲度，前凸顶端在腰3和腰4椎体前面（图3-11）。腰椎曲度决定了脊柱的八大活动度，特别是旋转度受腰曲影响最明显，对负重及维持腰部稳定甚为重要。

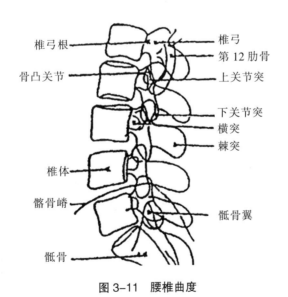

图 3-11 腰椎曲度

（1）腰椎曲度的形成

腰椎生理曲度是人类从婴幼儿爬行时开始到站立后逐渐形成的。在婴儿爬行时，由于腹部的重量牵拉，腰部自然凹陷，使腰椎生理曲度初步形成；站立后，由于负重使椎体及椎间隙前宽后窄，椎间盘前厚后薄来代偿胸、骶段脊柱先天的后凸，使腰段脊柱保持并完善了自身生理前凸构架。腰椎生理曲度在性别上也有一定的差异，女性一般较男性为大。

腰段脊柱的生理前凸的维系，很大程度上依赖于躯干屈、伸肌肌力比值的相对稳定，尤其依赖于背伸肌肌力的维持。青壮年后，屈、伸肌肌力降低，尤其是背伸肌肌力降低过快，使腰段脊柱的肌源性稳定力逐渐减退。生理前凸减少加速了脊柱不稳。脊柱不稳也反作用于肌肉产生非正常应力刺激，导致肌肉损伤和腰椎旋转、侧弯，进而影响脊旁两侧受力不平衡而加速肌肉的退变。韦以宗认为腰椎生理曲度的存在是脊柱自身稳定和平衡的需要，而腰大肌的伸缩是腰曲形成和改变的主要运动力（图3-12）。

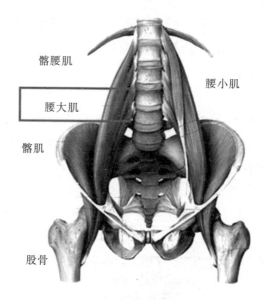

髂腰肌

腰小肌

腰大肌

髂肌

股骨

图3-12　腰大肌

（2）腰椎曲度的改变

脊柱的动、静力平衡失调可影响其曲度。如肥胖腹壁脂肪较多，脊柱的屈肌可因长期重力牵扯而受损，日久势必造成一定程度减损，从而破坏屈、伸肌的力平衡，导致腰背部的伸肌力量相对增强，腰椎生理前凸增大。长期挺直端坐，可使腰段脊柱的载荷降低，使骨盆前倾也会导致腰椎前凸增加。长期负重弯腰，或者经常伏案工作，就会造成脊柱伸肌的劳损，使屈肌力量增强，腰椎生理前凸减小甚至消失。

腰椎间盘和后方的小关节构成三关节复合体，是构成和维持腰曲的重要因素。但骶髂关节紊乱可造成腰椎生理曲度改变，骨盆前倾时腰骶骨角增大，腰椎前凸亦随之增加；骨盆后仰时腰骶角减少，腰椎前凸变得扁平（图3-13），进而使腰背肌活动加强易劳损。腹肌软弱和肥胖腹隆会使骨盆前倾，引起腰椎前曲过度；阔筋膜张肌紧张使骨盆向前倾斜，腰椎必须过度前凸才能维持脊柱的直立。

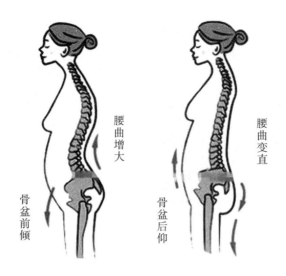

图 3-13 骨盆倾斜与腰椎曲度

（3）腰椎曲度的病理变化

腰椎生理曲度的变化是脊柱源性疾病在影像学的一个重要指征，一旦正常的腰曲发生紊乱，椎间隙和椎间盘前宽后窄的形状就会改变，椎间孔的大小及方位就会改变，脊神经根与脊髓的夹角关系就会改变，腰椎管的大小和容积就可能改变，椎旁的有关软组织的张力和形态及相互之间的平衡关系就可能改变，脊柱的运动功能就会受到影响，就可能出现脊源性疼痛和脊柱相关性疾病等问题。

腰椎生理曲度的改变，说明腰椎的稳定性和平衡受到了影响，某些组织就处于非正常受力状态，易发生相应部位的劳损性疼痛。当躯干保持前屈位时，骶棘肌收缩以固定脊柱。如果某个运动单位出现腰椎间盘退变，骶棘肌就像弓弦一样处于紧张状态，腰椎曲度就会增大，身体前屈就会感到疼痛。坐在柔软的沙发上会使腰椎呈琴弦状，发生脊柱前曲过度，长时间坐位会感到腰部酸困不适。双膝向外伸直的坐姿以及屈膝曲髋都会给脊柱造成一定的伸展作用，慢性腰痛患者站久时腰椎就会过伸，不自主地屈曲髋关节和膝关节。

①腰椎曲度增大

腰椎前凸增加，通常没有任何脊椎姿势异常，表现为腰椎过度前屈，伴有椎旁肌紧张，通过屈膝曲髋来稳定骨盆，从而使身体直立起来，腰部后伸常受限而出现酸痛。因为小关节最易因腰椎过伸发生扭曲，一个或多个椎间盘发生退变会导致脊椎节段性牵伸腰椎过度或者频发腰椎小关节半脱位，紊乱的椎间关节面处于最大牵伸状态，不能自如活动。在自然位置时，中等强度的过伸力不会很痛，但是如果腰椎处于过伸状态，因没有任何缓冲余地，即使日常的后伸动作也会造成疼痛和关节囊的损伤（图 3-14）。

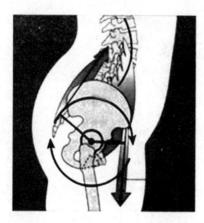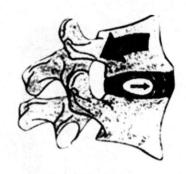

后关节压力增大，后关节损伤、粘连，甚至错位刺激神经根；椎间盘、韧带损伤

图 3-14　腰椎曲度增大

　　腰椎曲度不正常将导致躯干重力的传导失去平衡。当腰椎过度前凸时，重力线将后移，椎间关节将过度负重，从而导致小关节退行性变，甚至关节突关节半脱位，发生假性滑脱，由此引起的腰痛称为小关节综合征。脊柱小关节退行性变失去稳定性后，椎间盘负重增加，也会继发退行性变，产生椎间不稳定，椎间孔和神经根孔宽窄改变，椎管长度和宽度改变。Adams 等在实验中证实腰椎活动节段过度前屈易造成纤维环的破裂与髓核的突出。

　　当腰椎前凸增加时，棘突即趋接近，甚至发生接触及假关节形成。严重时可发生椎体间的位移，这种移位的特点不是局部相邻椎体的对位异常，而是多种原因造成的多节段椎体的俯仰角度异常并伴随关节突关节的上下移位，进而叠加累积形成整体的曲度变化。也就是说，椎体位置与序列的紊乱不仅有相对的错位移位，也有绝对的错位移位。常见的并发症是椎弓根部峡裂、断裂、椎体滑脱，长期的腰曲异常、侧弯是老年椎管狭窄的主要原因。

　　②腰椎曲度减小

　　由于腰椎有生理退变的趋势，随年龄增大其曲度逐渐减小。从力学角度来看，腰曲变直是腰椎自身增加稳定而出现的代偿性姿势，也是腰椎间盘突出而出现的保护性姿势，但它也加重了小关节负担。由于关节面压力增高，继而引起关节软骨损伤，腰神经后支嵌顿等，形成腰腿痛；同时腰腿痛因避痛反应使患者处于被动体位，腰椎防卫性反射以保护局部肌肉免受应力继续作用，促使腰椎前凸消失。由于失去腰曲对压力负荷的缓冲，腰椎曲度变直可能使脊柱腰段的整体刚度增强，腰椎各椎体承受压力负荷的比例相同或相似且处于较高的水平。

　　腰椎曲度的改变能较准确地反映腰椎整体功能的变化，腰腿痛或腰椎退行性疾病的患者往往出现腰椎生理曲度的改变，如生理弧度变直，或后凸畸形等。腰椎屈曲时，椎间盘的前缘变窄，而后缘增宽，髓核被迫向后方滚动，纤维环后部的张力和压力均显著增加；腰椎后伸时，椎间隙的前缘增宽而后缘变窄，髓核被迫向前方滚动，纤维环前部的压力和张力增高，而纤维环后部的压力及张力均呈降低的趋势（图3-15）。由于人体腰部前屈运动的频度远远超过后伸运动的频度，纤维环后部纤维在这种生理应力的反复作用下容易出现断裂，是腰椎间盘突出症发生的病理基础。

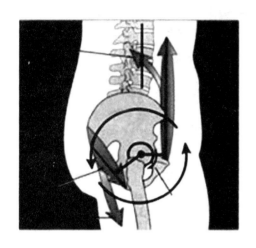
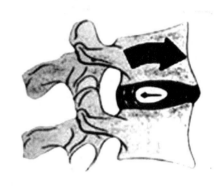

椎间盘压力增大，损伤甚至突出刺激神经根；韧带、后关节损伤，关节失稳

图 3-15 腰椎曲减小

腰椎生理曲度的改变是脊柱退变所致腰椎力学结构失衡的结果，它直接介入腰椎间盘突出症的发生，腰椎间盘突出后腰椎力学结构将进一步紊乱，则加重了腰椎生理曲度的减小或变直，甚至出现后凸或侧弯，形成恶性循环。有人认为腰曲紊乱主要原因是椎间盘突出或椎间盘退化引起的。腰椎屈曲旋转时，腰椎间盘同时受到张力、压力、剪力和扭转力作用，最易导致椎间盘损伤。Roaf 观察到纤维环的膨出总是发生在弯曲脊柱的凹侧，前屈时膨出在前，后伸时膨出在后。腰椎生理曲度的改变参与了腰腿痛的病理过程，是腰椎间盘突出症发生的内在因素和生物力学基础。

③腰椎曲度改变是椎间盘退变的表现

腰椎间盘突出症与腰椎矢状曲度的改变有直接相关性，并可在病理上相互影响。腰椎间盘突出症患者腰椎矢状曲度变大或减小的 X 线表现是其常见征象，而且腰椎曲度的改变介入腰椎间盘突出症的产生和发展，对腰椎间盘突出症的疗效也有重要意义（图3-16）。腰椎曲度不恢复正常或接近正常的腰突症病人不能算治愈。脊柱的正常生理弧度在预防腰椎间盘突出症中也有重要的意义，维持整个脊柱的正常生理弧度，避免和排除影响整个脊柱正常生理弧度的因素是预防复发的首要任务和关键。

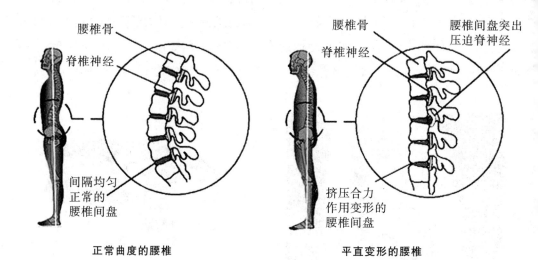

图 3-16　腰椎曲度与椎间盘退变

　　身体的适应性与体质对腰腿痛有明显的预防效应，躯干肌力的减弱与耐受力的降低是腰腿痛发生的重要危险因子，肌力增强是预防腰腿痛的重要因素。在腰椎间盘突出症患者中，腹肌和脊柱背伸肌力降低，躯干运动减少，脊柱的背伸肌较屈曲肌影响更大，但背伸肌力仍然较强。在腰椎间盘突出症发作期躯干屈曲肌力明显减弱，尤其是腹直肌无力牵拉耻骨联合的情况下，在竖脊肌的作用下使骨盆前倾引起骶髂关节紊乱。

　　3. 腰骶角

　　腰椎正常的生理前凸结构，使骶骨在正常情况下有一定的倾斜度，骶骨底稍向前向下倾斜，其底面与地平面形成一个夹角叫腰骶角（图 3-17）。正常直立时，骨盆应在水平位置，髂前、后上棘连线应与地面平行。腰骶角的大小基本可以反映骶骨和骨盆的前后倾斜状况及空间位置。

　　（1）正常的腰骶角

　　腰骶角反映了腰 5 与骶椎之间的力学关系，腹肌、腰背肌以及髋关节的屈、伸肌群共同作用，将骨盆前倾及腰骶角维持在 30°左右。竖脊肌和腹直肌是两组重要的抗重力肌肉，四肢运动时这两组肌肉均

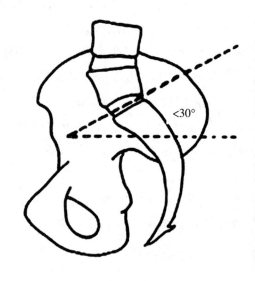

图 3-17　腰骶角

会发生反射性收缩，维持骨盆的前倾和正常的腰骶角，从而保持躯干稳定。屈髋时人体重心前倾，引起骨盆后仰，腰骶角减小，竖脊肌由于本体觉兴奋，发生反射性收缩，使骨盆前倾而腰骶角增大；伸髋时重心后移，骨盆前倾，腰骶角增大，腹直肌由于本体觉兴奋，发生反射性收缩，使骨盆后仰而腰骶角减小腰骶部力学结构的平衡是维持正常腰骶角的前提，而腰骶角的正常保持又是腰骶部力学结构稳定的基础。

腰骶角的大小随骨盆的位置而变化，骨盆前倾腰骶角增大，骨盆后仰腰骶角减小。腰骶角同时影响腰椎的弧度，如果腰骶角发生变化，那么腰椎的生理前凸也会随之改变，代之而来的便是脊柱的平衡和稳定性被破坏。脊椎前屈后伸运动时，骶骨底关节面可随骨盆前倾后仰，并沿关节横轴作轻度的旋转活动（图3-18）。

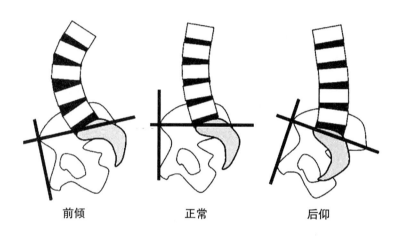

前倾　　　　　　　正常　　　　　　　后仰

图3-18　骨盆与腰骶角的关系

（2）腰骶角异常

正常时腰椎有一定的生理前凸，腰5椎体纵向排列在倾斜的骶骨上，腰椎所承受的重力在骶骨的斜面上存在一个沿斜面向前下方的分力。根据力学原理，分力的大小除与重力本身的大小相关外，还与斜面的腰骶角呈正相关。腰骶角越大腰椎的曲度就越大，作用在腰骶关节的剪切力就越大，腰椎沿斜面向前下滑的分力也就越大。身体越重腰骶角越大作用在骶骨上的剪切力越大，体重增加关节突关节的应力就高，这可能是下腰痛和放射痛的重要原因。

无论是动力型脊柱还是静力型脊柱，腰骶角将处于一个不正常的状态。这就是说，腰骶角的变化以及腰椎生理前凸的改变是影响下腰痛的一个重要因素。腰段脊柱的承重线随着腰骶角的变化而前后偏移，造成脊柱周围的肌肉、韧带、关节等所承受的压载负荷也随代偿性加大而慢性劳损，脊柱的稳定性下降及退变加速。腰骶角的改变，可使腰骶关节上下关节突相对滑动5~7mm，正是关节突固有生理位置的改变，有可能导致侧隐窝变窄合并突出物对神经根压迫，产生腰腿痛（图3-19）。

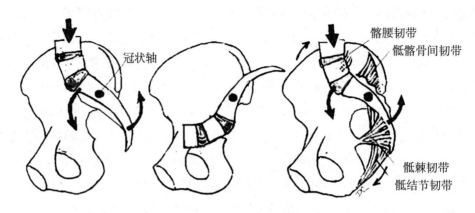

图 3-19 骶骨受力倾斜移位

脊柱骨盆有一个自然退变的过程，骶椎的融合降低了其运动功能但增加了其稳定性，使腰椎与骶骨的退变不协调。荷兰学者 Bedzinski 和 Wall 研究发现腰部脊柱轮廓应力分布取决于脊柱前凸指数和骶骨的倾斜度，并观察到骶骨倾斜角增加，第 5 腰椎应力值增高，而腰椎前凸指标较大时第 4 腰椎应力值增加。由于腰椎生理曲度的变化、腰骶角的改变，必然会导致脊柱生物力学发生变化以及下腰椎周围组织发生病变。

①腰骶角增大

腰骶角偏大，身体的承重力线后移，作用于腰 5 椎体后部的剪力增加，当剪力作用于椎间盘组织时，力点小而较集中，易导致 L5~S1 髓核破裂，多合并有椎弓根峡部裂，突出多为单节段（图 3-20）。破裂的髓核游离至后纵韧带下，刺激分布其上的神经纤维，引起腰部剧烈疼痛，且腰部活动严重受限，但腰痛很少伴有下肢坐骨神经痛症状，由于其主要是压迫窦椎神经，而不是坐

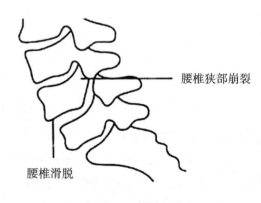

图 3-20 腰骶角增大

骨神经。治疗上应以改变脊柱外源性稳定为主，在手法治疗时应多用理筋手法，重点放松脊旁动力肌。下肢的旋转运动可通过影响骨盆的倾斜度而改变腰骶角，如髋关节内旋运动引起骨盆后仰而降低腰骶角。

②腰骶角减小

腰骶角偏小，身体的承重力线前移，当剪力作用于腰椎前部时，处于椎间盘中的相对偏后的髓核后移，纤维环承受负荷加大易破裂，突出以多节段为多。椎间盘突出

刺激或压迫位于其侧后方神经根管内的神经根，产生剧烈腰腿疼痛，但活动受限不明显。骶椎后凸的增加以骶骨向后移位的方式实现，使骶髂关节负荷急剧增大，往往造成骶髂关节的骨关节炎和顽固性的尾骶部疼痛（图3-21）。治疗上应以改变脊柱的内源性稳定为主，在手法治疗时应多用调整手法，以改变突出物与受压神经根之间的位置关系，从而减轻神经根的张力，缓解症状。Henrypollard等提出骶髂关节与髋关节、下腰椎在结构和功能上相互影响，调整骶骨的位置可对整个结构产生影响，使得关节组织应力重新分布，恢复脊柱整体力学平衡。

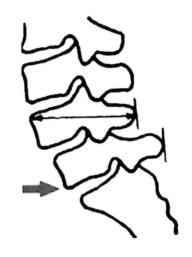

图 3-21　腰骶角减小

（二）骶骨倾斜移位与腰5~骶1椎间盘退变之间的相关性生物力学分析

脊柱与骨盆在结构和功能上是一个复杂的生物复合体，共同作用构成人体承重的中轴，解剖和生物力学关系密切（图3-22）；腰椎间盘和骶髂关节在生理上相互联系，相互为用，协调运动以维系骨盆和脊柱的平衡和稳定；腰椎间盘突出症和骶髂关节紊乱在病理上相互影响且有因果关系，共同存在于慢性顽固性腰腿痛疾病中。腰椎间盘突出症患者常常合并有骶髂关节紊乱，其中60.3%的腰5~骶1椎间盘突出症患者常合并有骶髂关节紊乱，骶髂关节紊乱是腰5~骶1椎间盘突出症的危险因素之一，而且骶骨倾斜移位引起的腰骶角异常是腰5~骶1椎间盘突出症的高危险因素（OR=

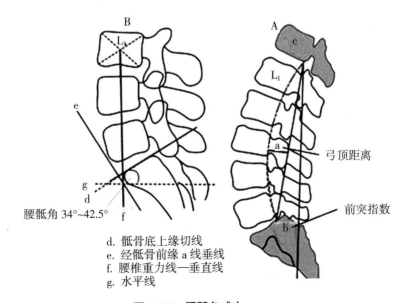

d. 骶骨底上缘切线
e. 经骶骨前缘a线垂线
f. 腰椎重力线—垂直线
g. 水平线

图 3-22　腰骶角减小

14.23)，骶骨倾斜移位与腰 5~骶 1 椎间盘突出症在生物力学上关系密切，临床实践证明推拿手法调整骶骨倾斜移位是防治腰 5~骶 1 椎间盘退变、突出的有效方法之一。

1. 资料与方法

（1）临床资料

2011 年 7 月~2013 年 7 月期间，选取符合腰椎间盘突出症合并骶髂关节紊乱临床研究标准的 81 例，其中男性 45 例、女性 36 例。根据突出部位不同分为腰 4~5 椎间盘突出症和腰 5~骶 1 椎间盘突出症两组，腰 4~5 椎间盘突出症 46 例，男性 27 例、女性 19 例；腰 5~骶 1 椎间盘突出症 35 例，男性 18 例、女性 19 例，患者均有腰骶部疼痛和程度不同的腰椎曲度的改变。两组患者的一般资料比较差异无显著意义，具有可比性（表 3-1）。

表 3-1　LDH 患者的一般情况

部位	年龄（年）	性别（例）		病程（月）
		男	女	
L4~5DH	46.98 ± 11.83	27	19	6.68 ± 11.31
L5~S1DH	47.74 ± 15.65	18	17	11.34 ± 15.75
检验统计量	$t=0.24$	$x^2=0.43$		$t=1.45$
P 值	0.81	0.51		0.16

（2）诊断、纳入及排除标准

①诊断标准

A. 腰椎间盘突出症的诊断标准

采用《中医病证诊断疗效标准》中腰椎间盘突出症的诊断标准。

a. 有腰部外伤、劳损或受寒湿史，大部分患者在发病前有慢性痛史，常发生于青壮年。

b. 腰痛向臀部及下肢放射，腹压增加如咳嗽、喷嚏时疼痛加重。

c. 脊柱侧弯，腰椎生理孤度减小，病变部位椎旁有压痛，并向下肢放射，活动受限。

d. 下肢受累神经支配区有感觉过敏或迟钝，病程长者可出现肌肉萎缩。

e. 直腿抬高或加强试验阳性，膝、跟键反射减弱或消失，踇趾背伸或屈曲肌力减弱。

f. X 线检查脊柱侧弯，腰椎生理前凸减小，病变椎间隙变窄，相邻边缘有骨赘增生。CT 或 MRI 检查可显示椎间盘突出的部位及程度。

B. 骶髂关节紊乱的诊断标准

采用《骨盆带疼痛的欧洲诊疗标准》中有关骶髂关节紊乱的诊断标准。

a. 多有外伤史或孕产史。

b. 单侧或双侧骶髂关节及臀外上方疼痛，且有压痛，翻身疼痛加重。

c. 骶髂关节周围肌肉痉挛，下肢活动受限，不能久坐久行，歪臀跛行。

d. 检查可见患侧骶髂关节肿胀，较健侧凸起或凹陷。

e. 患侧髂后下棘的内下角有压痛、叩击痛，有时可触及痛性结节。

f. 双下肢量比检查以观察双下肢足跟量比差，0.5cm 以上有诊断价值，1cm 以上有确诊意义，通常不超过 2cm。

g. 两侧髂前、后上棘不对称，髂嵴不平，骶嵴不居中或骶沟不对称。

h. 骨盆分离、挤压试验阳性，骶髂关节"4"字试验阳性，下肢后伸试验阳性，单足站立试验阳性。

i. X 线摄骨盆平片示，患侧骶髂关节间隙略为增宽，关节面排列紊乱，

耻骨联合略有上下移动，晚期患者可见关节边缘增生或骨密度增高。两侧髂嵴左右不等高，髋骨左右不等宽，闭孔左右不对称，骶骨不居中。CT 诊断可见明显关节间隙不对称。

②纳入标准

A. 符合腰椎间盘突出症与骶髂关节紊乱诊断标准者；

B. 年龄在 18~65 岁之间，性别不限；

C. 髂骨旋转移位或骶骨倾斜移位；

D. 病变部位在 L5~S1 或 L4~5 椎间盘；

E. 知情同意，志愿受试。

③排除标准

A. 有其他原因造成的腰腿痛患者；

B. 妊娠期、哺乳期妇女；

C. 骶髂关节扭伤（患者下肢无量比差出现，骨性标志对称，X 线摄片无改变）；

D. 巨大型腰椎间盘突出症者及腰椎间盘突出症术后；

E. 脊柱和骶髂关节结核（无外伤史，有全身症状，如低热、盗汗、消瘦，以及 X 线摄片显示有骨骺破坏），以及肿瘤、骨折和强直性脊柱炎。

（3）观测指标与方法

采用飞利浦 500mA DR 数字摄影机摄片，拍摄条件为 200mA 80V 0.3s，腰椎侧

位摄片聚焦在挤下 1cm 处，骨盆摄片平卧聚焦在耻骨联合处，拍摄距离为 100cm，滤过线(+)。拍摄 81 张腰椎侧位片。

选用 NeusoftPACS/RISVer3.1 影像分析软件测量数据，在腰椎侧弯片上测量了 81 例腰骶角即骶骨的水平角测量法，81 例腰椎曲度即腰椎轴夹角测量法，78 例 L4~L5 或 L5~S1 椎间隙中点之间的距离，3 例因退变严重无法测量椎间隙的距离(图 3-22)。

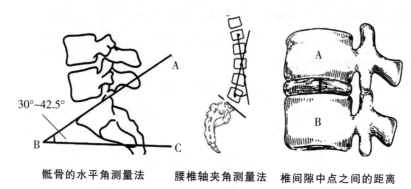

骶骨的水平角测量法　　腰椎轴夹角测量法　　椎间隙中点之间的距离

图 3-23　测量方法

(4) 统计学处理

采用 Microsoft Visual FoxPro 6.0 软件建立数据库及自由表。数据的分析与处理采用 SPSS18.0 软件进行统计，计量资料以 $\overline{X}\pm S$ 表示，计数资料用率或百分比表示。分类变量资料组间应用四格表资料的 X^2 检验，计量资料组内应用直线回归与相关性检验及回归方程方差分析，检验水准 $\alpha=0.05$ 作为显著性检验的标准。

2. 结果

(1) 腰椎曲度与腰骶角之间的相关性

LDH 中无论是按突出部位还是男女性别来分类，腰骶角均无差异，而腰椎曲度在 L5~S1 椎间盘突出症中男女之间有差异，女性患者的腰椎曲度明显大于男性患者的 22.18°±8.62° VS 16.17°±4.97°，$P<0.05$。

LDH 中腰椎曲度与腰骶角呈正相关 $R=0.48$，$P<0.01$，腰骶角每增加 1°腰椎曲度就相应增加 0.38°，$y=7.25+0.38x$，$P<0.01$。男性患者 Pearson 相关系数 $R=0.46$，$P<0.01$，腰骶角每增加 1°腰椎曲度就相应增加 0.35°，$y=7.37+0.35x$，$P<0.01$；女性患者 Pearson 相关系数 $R=0.52$，$P<0.01$，腰骶角每增加 1°腰椎曲度就相应增加 0.44°，$y=6.80+0.44x$，$P<0.01$。

L4~5 椎间盘突出症中腰椎曲度与腰骶角呈正相关 $R=0.52$，$P<0.01$；腰骶角每增加 1°腰椎曲度就相应增加 0.37°，$y=7.51+0.37x$，$P<0.01$。男性患者腰椎曲度与腰骶角呈正相关 $R=0.55$，$P<0.05$，腰骶角每增加 1°腰椎曲度就相应增加 0.43°，$y=5.80+0.43x$，$P<0.01$。

L5~S1 DH 中腰椎曲度与腰骶角呈正相关 $R=0.43$，$P<0.05$，腰骶角每增加 1°腰椎曲度就相应增加 0.42°，$y=6.42+0.42x$，$P<0.05$。女性患者腰椎曲度与腰骶角呈正相关 $R=0.74$，$P<0.01$，腰骶角每增加 1°腰椎曲度就增相应加 0.91°，$y=0.91x-5.30$，$P<0.01$（表 3-2）。

表 3-2　LDH 中腰椎曲度与腰骶角之间的相关性（$\overline{X}\pm S$，°）

部位	性别	n	腰骶角 y	腰椎曲度 y	R	P	y	P
LDH		81	30.25±9.39	18.89±7.54	0.48	0.00	7.25±0.38x	0.00
	男	45	29.71±10.39	17.64±7.89	0.46	0.00	7.37±0.35x	0.00
	女	36	30.92±8.07	20.44±6.89	0.52	0.00	6.80±0.44x	0.00
L4~5DH		46	30.24±10.60	18.74±7.63	0.52	0.00	7.51±0.37x	0.00
	男	27	29.37±11.64	18.63±9.31	0.55	0.01	5.80±0.43x	0.00
	女	19	31.47±9.09	18.89±4.51	0.45	0.26		
L5~S1DH		35	30.26±7.66	19.09±7.52	0.43	0.01	6.42±0.42x	0.00
	男	18	30.22±8.62	16.17±4.97	0.17	0.25		0.00
	女	17	30.29±6.98	22.18±8.62*	0.74	0.00	0.91x-5.30x	0.00

注：* 表示与组内男比较 $t=-2.55$，$P<0.05$

（2）腰骶角与椎间隙之间的关系

LDH 中腰骶角与椎间隙呈正相关 $R=0.21$，$P<0.05$，椎间隙随腰骶角的增大而增大。L4~5 椎间盘突出症中腰骶角与椎间隙之间呈正相关 $R=0.27$，$P<0.05$，L4~L5 椎间隙随腰骶角的增大而增大，而者腰椎曲度与腰骶角呈正相关性，而 L5~S1 椎间盘突出症中 L5~S1 椎间隙与腰骶角无相关性 $P>0.05$（表 3-3）。

表 3-3　LDH 中腰骶角与椎间隙之间的关系（$\overline{X}\pm S$，°，mm）

部位	n	腰骶角 x	椎间隙 y	R	P
LDH	78	29.99±9.97	10.48±2.244	021	0.04
L4~5 DH	47	29.94±11.34	10.64±2.38	0.27	0.04
L5~S1 DH	29	30.31±6.79	10.39±2.56	0.13	0.25

3. 讨论

骶髂关节可能是人体中最具有争议的一个关节，争议的焦点主要是骶髂关节运动的范围与程度以及运动轴的位置问题。基础医学和临床医学形成了两种完全相反的看法，基础医学研究表明骶髂关节是不动关节，而临床医学认为骶髂关节是可动关节。其实骶髂关节在结构上是可动关节，但在功能上是微动关节，在病理上是可以紊乱的。骶髂关节紊乱指骶骨和髂骨的空间位置发生改变，引起骶骨倾斜与髂骨旋转移位，本质上是骶髂关节周围的肌肉、韧带和筋膜等软组织的损伤（图 3-24）。

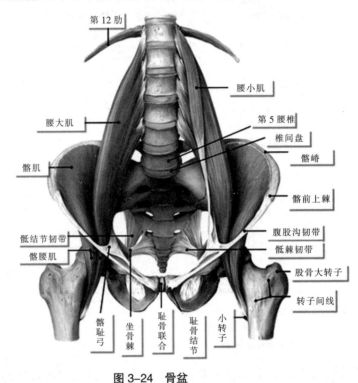

第12肋
腰小肌
腰大肌
第5腰椎
椎间盘
髂肌
髂嵴
髂前上棘
骶结节韧带
腹股沟韧带
髂腰肌
骶棘韧带
股骨大转子
转子间线
髂耻弓
坐骨棘
耻骨联合
耻骨结节
小转子

图 3-24 骨盆

祖国医学认为骶髂关节紊乱的防治是传统中医推拿正骨、骨伤的核心理论与技术，目前西方医学已经客观肯定骶髂关节的运动，并且逐渐重视骶髂关节紊乱在腰腿痛中的病理机制和临床治疗的重要作用。长期的临床实践也发现，骶骨倾斜移位与L5~S1 椎间盘退变密切相关，推拿手法调整骶骨倾斜移位是治疗慢性顽固性腰 5~骶 1 椎间盘突出症最有效的方法之一。

（1）腰骶角与腰椎曲度呈正相关

脊柱、骨盆与下肢在结构上同为人体承重的中轴，解剖和生物力学关系密切相关，腰椎退行性疾病往往隐藏着骨盆与下肢生物力学的失衡。骨盆紊乱是当今欧美整脊学说的理论核心，指骨盆"自锁系统"因机体损伤或代偿而出现的相应力学变化，揭示了临床中某些顽固性腰腿痛的原因是骨盆紊乱所致。躯干的重力由脊柱通过骶骨及骶髂关节而传递给下肢，并保障两侧下肢的重力负荷基本一致，而地面对足底重力的反作用也要通过骶髂关节及骶骨而传递至脊柱。骨盆是脊柱的结构基础，骶骨是脊柱稳定和平衡的基础，当脊柱的基础部分——骶骨及下肢的任何部分失去长度、角度及空间位置的对称性，就会影响脊柱的承重力学，进而造成脊柱结构和功能的变化及其适应。

当腰椎做前屈或后伸运动时，骶骨可随骨盆相应前倾后仰，并沿骶髂关节纵轴做轻度的旋转活动。骨盆与脊柱在解剖结构上是一个复合体，骶骨的力学机制与腰椎密切相关，当腰椎失稳，骶骨也相应发生位移。腰椎曲度增大或减小，骶骨在两髂骨之间会发生相应的前后倾斜移位（图3-25）。腰骶角与腰椎曲度有相关性，如果骶骨倾斜腰骶角发生变化，那么腰椎的生理前凸也会随之改变，腰骶角增大腰椎曲度随之变大，腰骶角减小腰椎曲度就变小，代之而来的便是脊柱的平衡和稳定性被破坏。由于腰椎生理曲度的变化和腰骶角的改变，必然会导致脊柱生物力学发生变化以及下腰椎周围组织发生病变。

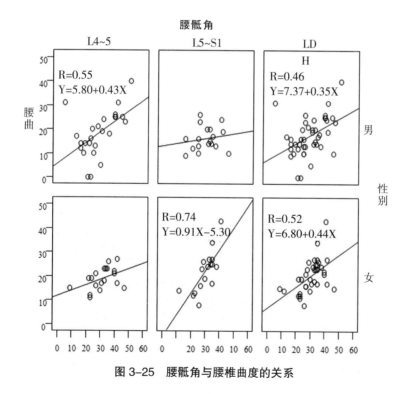

图3-25　腰骶角与腰椎曲度的关系

（2）腰骶角的大小与L5~S1椎间隙的改变相关

从生物力学观点来看，腰—盆—髋是人体直立行走和平衡运动的生物力学基础，而骨盆是躯干生物力学平衡基础中的基础，向上联接脊椎，向下通过骶髂关节承载脊椎和人体大部分的重量，起着"承上启下"的作用。脊柱是一个充满复杂力学特性的生物系统，尤其是力的平衡与稳定，而骨盆是脊柱稳定和平衡的力学基础（图3-26）。若骶髂关节紊乱、骨盆倾斜、腰骶椎位置的改变可造成整个脊柱力学结构的不稳定和腰背部肌肉应力不平衡，而继发腰背软组织劳损，也可加速腰椎间盘退行性改变或椎间盘膨出、突出，甚至脱垂。

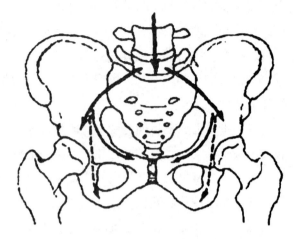

图3-26 腰—盆—髋

骶骨在力学机制与脊柱密切相关，荷兰学者 Bedzin 和 Wall 研究发现腰部脊柱轮廓应力分布取决于脊柱前凸指数和骶骨的倾斜度，并观察到骶骨倾斜角增加，第5腰椎应力值增高，而腰椎前凸指标较大时第4腰椎应力值增加。身体重量向下传达，重力至骶骨底和骶髂关节时，由于曲折力和剪切力的作用，骶骨有一自然向前向下倾斜的力。骶骨的前倾使腰骶角增大，腰5~骶1椎间隙的前缘增大后缘减小，同时脊柱的承重力线后移，腰5~骶1椎间盘后缘承受更大的压应力，前缘承受更大的拉张力，容易引发椎间盘后缘退行性病变。腰骶角偏小使骶骨后仰，L5~S1椎间隙前缘明显变窄，身体的承重力线前移，腰椎前部必然受到一个异常的剪切力，处于椎间盘中相对偏后的髓核挤压后移，纤维环后部承受负荷加大极易破裂（图3-27）。

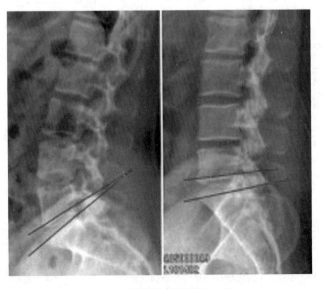

图3-27 腰骶角与椎间隙的关系

（3）骶骨倾斜移位与 L5~S1 椎间盘退变有相关性

从临床实践情况来看，骶髂关节紊乱和腰椎间盘突出症之间存在密切相关性，二者相互影响且有因果关系，共同存在于腰腿痛中。多数骶髂关节紊乱的患者常合并有腰椎间盘突出症、腰 3 横突综合征等重症腰部疾患，即骶髂关节紊乱是引起腰椎间盘突出症的重要发病因素。腰椎间盘突出症也常合并有骶髂关节紊乱，部分腰椎间盘突出症患者尤其是女性，在神经根性压迫症状出现缓解以后会出现典型的骶髂关节紊乱的症状和体征，其中骶骨倾斜移位与 L5~S1 椎间盘退变密切相关（图 3-28）。

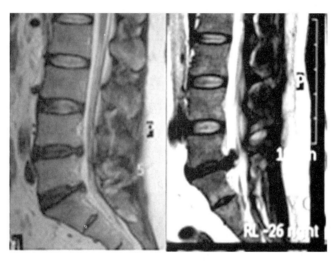

图 3-28　腰骶角与椎间盘突出

脊柱与骨盆、下肢整体观，要求医师不仅要调整产生症状的病变部位，还要注重整个脊柱与骨盆、下肢的承重力线和应力平衡。腰 5~骶 1 椎间盘突出症患者，常合并骶骨倾斜移位。这时若单纯采用腰椎调整手法来实现腰骶神经根减压，疗效不甚显著，如果在应用腰椎调整手法的同时配合骶骨矫正手法，改善腰椎的整体曲线和承重力线，改变腰椎不同节段的应力分布，有效改善腰椎曲度的异常体征，达到脊柱两侧的应力平衡，临床疗效会更加显著。而且骶骨倾斜移位的正确治疗，是难治性腰 5~骶 1 椎间盘突出症取得疗效的关键。

三、髂骨的力学特性

从横状面观察，每侧髂骨可以看作是一杠杆臂，支点位于骶髂关节，后面的骶髂韧带和前面的耻骨联合这一闭环结构的强大约束力使髂骨紧密地固定于两侧髂骨间。骶髂关节面有三个不同的运动轴，其一为前曲轴，其二为后伸轴，其三为中性轴。

一侧或两侧骶髂关节均可发生轻微的滑动，产生旋前或旋后运动。两侧骶髂关节同时旋前时，骶骨岬向前下方运动，髂后上棘较正常显露；两侧骶髂关节同时后旋时，骶骨岬向后下方运动，髂后上棘较正常凹陷。一侧骶髂关节旋转时，由于骶骨位置保持不变，两侧髂后上棘的空间位置出现不对称，旋前引起同侧髂后上棘凹陷且向下移位，旋后则造成同侧髂后上棘后凸且向上移位。

骶髂关节不但是微动关节，而且是联动关节，髂骨以骶骨为中心运动，当一侧髂骨运动时，对侧髂骨必须反向运动，来保持上半身的稳定和平衡。病理状态下，当一侧髂骨相对骶骨向前旋转错位时，对侧髂骨就有可能向后旋转位移，导致骨盆在矢状位上呈扭转位移；当一侧呈髂骨内旋错位，对侧髂骨就可能向外旋转位移，从而使骨盆在冠状位上向一侧偏移。

（一）髂骨旋转移位对脊柱的影响

1. 脊柱侧凸

脊柱侧凸（Spine scoliosis，SS）是指脊柱的一个或数个节段在冠状面上偏离脊柱中心轴线向侧方弯曲，形成带有向侧方弧度的脊柱畸形，通常还伴有脊柱轴状位旋转和矢状面后凸或前凸的增加或减少，同时可有肋骨、骨盆的旋转倾斜畸形和椎旁韧带、肌肉异常，它是脊柱病及许多非脊柱病的一种临床表现，故可称为脊柱侧凸综合征。国际脊柱侧凸研究学会建议将脊柱侧弯分为结构性弯曲和非结构性弯曲。

（1）结构性脊柱侧弯

结构性弯曲的特点是脊柱侧凸较重，脊椎变形、骨的结构被破坏或发生变形，弯曲的韧带失去弹性，曲度比较固定，为不可逆性。外力纠正姿势时，其曲度只会有轻度变小但不能消失。当作前屈活动时，一侧椎旁组织隆起，这是因为脊柱椎体向隆起的一侧旋转的缘故。为了保持头部的直立位及其与骨盆的正常关系，在结构性弯曲的上方、下方往往出现代偿性弯曲（图3-29）。代偿性弯曲一般为非结构性，各代偿性弯曲曲度的总和与结构性弯曲的曲度相等。

（2）非结构性脊柱侧弯

非结构性弯曲的特点是侧凸及侧弯程度轻微，为可逆性。脊椎骨本身无旋转性或其

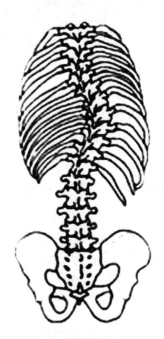

图3-29　结构性脊柱侧弯

他结构性改变，是由于重力作用于松弛的韧带与肌肉之上引起的轴向功能性弯曲，非结构性侧凸不需要治疗，病因消除以后可通过肌肉锻炼来矫正。非结构性弯曲的原因有以下几种：①习惯性姿势不良；②腰部疼痛所引起的肌肉痉挛；③两侧下肢不等

长。儿童患者长期得不到矫正者，可发展成为
结构性弯曲。

非结构性脊柱侧凸可分为由儿童期姿势不
良引起的特发性脊柱侧凸症或原发性脊柱侧凸
症，以及成年后因椎间盘退变左右不对称引发
的成年性脊柱侧凸症或退变性脊柱侧凸。一般
认为特发性脊柱侧凸与生长有关，脊柱侧凸完
全由椎间隙左右宽窄不均匀引起，向凸侧弯曲
时可以减轻侧凸或使侧凸消失，多能自行纠正，
发育终止后肌肉不平衡也停止，极少或不再产
生曲度改变（图3-30）。退变性脊柱侧凸是成年
以后新出现的侧凸，是由椎间盘和关节突关节

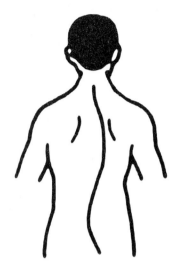

图3-30　青少年脊柱侧弯

退行性病变引起的，常伴有多节段严重椎管狭窄、椎间盘突出、椎体侧方滑脱和旋转
半脱位。

（3）脊柱侧弯的原因

脊柱侧凸仅代表某一些疾病的体征，其原因很多。如先天性脊椎骨发育不全、肌
肉瘫痪、瘢痕组织挛缩、营养不良等。躯干及肩带、骨盆各肌肉对脊柱侧凸的形成具
有不同的作用，骨盆左右倾斜，一侧背伸肌或腹肌瘫痪，使两侧肌肉力量不平衡时，
必将发生脊柱侧凸。浅层纵行脊柱肌可伸展脊柱并协助侧屈，两侧的肌肉常协同动
作；深层斜行脊柱肌的主要功能为旋转，其两侧的不平衡、筋膜挛缩，为引起麻痹性
脊柱侧凸最重要原因，可使脊柱凸向健侧。

非结构性脊柱侧凸的发病机理主要有两种，即不对称的生长和不对称的肌肉作
用。在脊柱生长发育期间，椎体上下的环状骨骺因受到的压力不一致，受压力大的一
侧生长缓慢，而未受压力侧生长正常，因而影响到骨内结构，使椎体变成楔形，称为
Huter-Vokmann原理。一旦脊柱侧凸，躯干肌肉将偏离中线，可促使畸形加重，再加
上体重负荷，按H-V原理，可使畸形进一步加重。按照Wolf定律，时间一长，骨、
韧带等都会逐渐发生结构性改变，而导致结构性脊柱侧凸。

脊柱侧弯是相对于脊柱正常中心线明显的侧向弯曲，脊椎骨之间或之内不正常的
变形，既在正面有过多的弯曲，又在不当的方向上绕竖直轴的转动太大。影像表现为
椎骨之间的相对位置不正常、椎骨变形、额面过度弯曲、绕轴转动方向不正常、一侧
椎弓宽而另一侧椎弓窄、中间的横突不对称、棘突发生弯曲且不在中线上、椎板及椎
体不对称。弯距的凸起侧张力增高，使凸起侧的韧带组织和肌肉组织处于持续的拉伸
状态，有劳损结节；而弯距的凹陷侧压力增高，使凹陷侧的骨组织处于持续的压缩状

态，肌肉萎缩。侧凸对冠状面平衡造成的影响是头部偏离骨盆中心、视线不平衡、双肩不等高、骨盆倾斜和胸廓侧移等（图 3-31）。

脊椎运动的主要原因可能是在于连接关节的形状和位置，正是由于这些关节面的位置和定向作用影响着脊椎的力学性能。脊柱后关节结构的移动增大了绕脊柱的转动，限制脊柱的绕轴转动，调整脊柱的空间排列序列是治疗侧弯的最有效手段。对于侧弯的脊柱，后关节

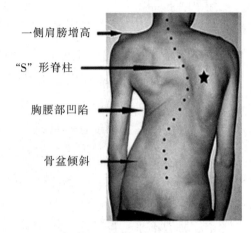

一侧肩膀增高

"S"形脊柱

胸腰部凹陷

骨盆倾斜

图 3-31　脊柱侧弯

囊的松解很可能便于校正不正常的轴向转动。黄韧带与脊柱侧弯也有关，黄韧带及关节面限制着正常胸椎绕轴间的旋转。因此黄韧带横断面及关节囊的松弛，有益于阻止侧弯导致的脊柱转动。

2. 腰椎侧弯

退变性腰椎侧弯（Degenerative lumbar scoliosis，DLS）的发生率仅次于退变性椎间盘疾病和椎间关节疾病，是因为椎间关节较其他部位更容易发生磨损和半脱位，引起单侧椎间关节半脱位，出现不对称的椎间隙狭窄，使脊柱向一侧弯曲。

（1）退变性腰椎侧弯

成人脊柱侧弯的主弯大都发生在腰椎，患者有长期的腰痛史，并随侧弯的程度加重而加重。我们研究发现腰椎间盘突出症中，腰椎侧弯的顶椎主要位于第 4 腰椎（69.2%~78.9% VS 21.1%~30.8%，$P<0.05$）（表 3-4），并且向左侧弯曲的幅度较右侧大，尤其是腰 4~5 椎间盘突出症中（$10.00°±4.52°$ VS $6.20°±2.01°$，$P<0.01$）（表 3-5）。这可能是腰椎间盘突出向左后外侧发病率较高的原因之一。

表 3-4　LDH 中腰椎侧弯与顶椎之间的关系

部位	n	L4	L3	X^2	P
L4~5 DH	26	18（69.2%）	18（30.8%）	7.69	0.01
L5~S1 DH	19	15（78.9%）	18（21.1%）	12.74	0.00
LDH	45	33（73.3%）	18（26.7%）	19.60	0.00

表 3-5　LDH 中腰椎左右侧弯度之间的比较（$\bar{X} \pm S$, °）

部位	n	右弯	n	左弯	t	P	95%CI
L4~5 DH	19	6.20±2.01	13	10.00±4.52	−3.25	0.00	−6.19~−1.41
L5~S1 DH	20	6.58±2.78	14	9.36±5.75	−1.50	0.15	−6.64~1.08
LDH	39	6.34±2.29	27	9.68±5.06	−2.90	0.01	−5.70~−0.98

（2）退变性腰椎侧弯的原因

退行性腰椎侧凸的发病机制多为椎间盘和关节突的退变引起椎间复合体出现不对称性负荷，进而塌陷，导致腰椎侧凸。退变性侧凸发生后，由于应力发生改变，进一步加剧了椎间盘和关节突的退变，继发引起椎管狭窄、椎体旋转、侧方滑移、矢状面不稳。冠状面和矢状面的不平衡进一步加重侧凸的进展，形成恶性循环，而骨质疏松患者由于不对称性负荷可导致椎体凹侧的压缩骨折，可加重此循环的发生。

退变性腰椎侧凸的始动因素为椎间盘退变，进而椎间盘发生磨损、撕裂、椎间隙高度降低，导致脊柱前、后纵韧带支持作用消失，关节突关节面严重磨损。当发生椎间盘塌陷或两侧关节突关节朝向不对称时，椎间盘和关节突关节失去维持脊柱正常排列的能力，椎体发生倾斜和不正常活动，产生脊柱不稳和不对称，引起腰椎侧凸（图 3-32）。Schwab 等认为椎间盘退变的速度较脊柱通过关节突关节肥大或椎体前缘骨赘形成自身稳定的发生更快，从而引起脊柱侧弯。Taylor 认为椎间盘中胶原和糖胺多糖的异常在侧凸的进展中起了重要作用。

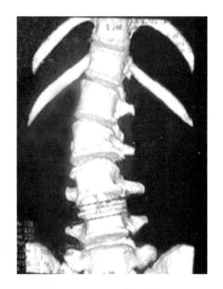

图3-32　腰椎侧弯

（3）腰椎侧弯与腰椎间盘退变相互影响

脊柱侧弯既可是椎间盘突出的原因，也可是椎间盘突出的结果。我们研究表明在腰椎间盘突出症中，患者有轻重不等的腰椎侧弯（5.57°±4.54°~7.00°±5.00°），而且在腰 4~5 椎间盘突出症中，男性患者椎间隙与腰椎侧弯呈中度负相关（R=−0.50，P<0.05）（表 3-6），腰椎侧弯每增加 1°椎间隙中间就减小 0.27mm（y=13.09−0.27y，P<0.05）。在腰 5~骶 1 椎间盘突出症中，男性患者椎间隙与腰椎侧弯呈中度正相关（R=0.46，P<0.05）（表 3-6），这可能是男性腰 4~5 椎间盘突出的病理机制之一。

表 3-6　不同性别中腰椎侧弯与椎间隙之间的相关性($\bar{X} \pm S$，mm，°)

部位	性别	n	椎间隙	腰椎侧弯	R	P
L4~5DH	男	20	10.98±2.26	7.75±4.18	−0.50	0.01
	女	16	10.62±2.24	7.13±2.76	0.16	0.28
L5~S1DH	男	13	10.69±2.73	7.74±2.99	0.46	0.04
	女	14	10.07±2.73	7.96±5.40	−0.31	0.14
LDH	男	33	10.87±2.41	7.67±3.71	−0.15	0.18
	女	30	10.36±2.45	7.47±4.14	−0.16	0.20

（4）腰椎侧弯与腰椎退变相互影响

脊柱是轴对称性结构，左右两侧的骨性和软组织结构基本相同，节段左右两侧的应力分布也大致平衡。节段的侧屈紊乱，显然会打破应力的左右平衡，侧屈侧关节突关节和一半椎间盘的压缩载荷增高而对侧相应结构的压缩载荷减小，对侧关节囊韧带、横突间韧带及外侧纤维环纤维的拉伸载荷增高而屈侧相应组织的拉伸载荷减小，可加速椎间盘和关节突的退变（图 3-33）。Pedrini 的研究提示髓核的生化变化是由侧凸脊柱的不正常压力所致。脊柱凹侧有程度不等的骨质增生，甚至有骨桥形成，小关节肥大，椎板间隙变窄。

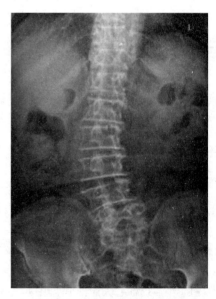

图 3-33　腰椎侧弯与椎体退变

退行性腰椎侧弯是继发于腰椎间盘及腰椎骨关节退变的成人脊柱侧弯，长期的节段应力分布失衡可进一步造成应力集中效应。这一过程是一种高耗能力学平衡机制，并会引起一系列的继发性生物学问题和健康问题。关节突的应力集中可加速关节软骨磨损，并在高应力点刺激成骨细胞分裂，骨赘增生。小关节上方及下方的骨性结构使椎管空间减少而引起马尾神经综合征；上方小关节囊肥大，能突出到侧隐窝或椎间孔，产生神经根根性症状。椎间盘组织的应力集中可加速其退变，并在高应力点形成纤维环破裂，髓核组织突出。Jackson 等提出脊柱侧弯患者有多节段严重的椎间盘退行性变。

（5）腰椎侧弯引起腰椎滑脱与椎管狭窄

退变性腰椎侧凸的病变较复杂，集椎管狭窄、椎间盘突出、腰椎滑脱等多种病变于一体，往往伴有多节段严重的椎管狭窄及椎间盘突出，且既有常见的矢状面腰椎滑脱，又有冠状面上的腰椎侧方滑脱和旋转性半脱位（图 3-34），治疗上强调以缓解症状为主，在保证患者一定生活质量的前提下，尽可能选择简单、方便、创伤小的治疗方法。在脊柱及相应肌群上施行推拿手法操作，以达到调整脊柱排列序列、缓解肌肉张力，改善脊柱的生物力学平衡，从而矫正脊柱侧凸。骨盆是脊柱平衡和稳定的基础，调整骨盆是矫正脊柱侧弯行之有效的方法之一。

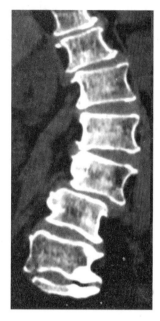

图 3-34　腰椎侧弯与滑脱

3. 椎体旋转

脊柱是由许多功能单位通过椎间盘、韧带及关节囊相连构成的多关节复合体，具有三维空间的活动功能。当脊柱内在结构发生异常，或有肌力不平衡时，脊柱的稳定性遭到破坏，出现侧方弯曲，同时在弯曲弧顶区必然出现椎体的旋转。脊椎侧凸的生物力学核心是脊柱的旋转应力作用，由此而产生椎体、附件一系列的病理形态学变化，这些改变构成了本症的病理解剖学的主要特征。

（1）椎体耦合运动

Loveet 和 Kapandji 均具体描述过脊柱侧弯、旋转复合运动间的关系，即椎体向左侧弯，必然会同时右旋，反之亦然，故没有纯粹的侧弯运动，也没有纯粹的旋转运动（图 3-35）。目前越来越多的学者认为脊柱侧弯不只是冠状面上脊柱的侧方偏离，而是在冠状面的侧凸、矢状面的前凸和横断面的旋转均有改变的复杂畸形。

脊柱的运动是耦合运动，侧弯运动常伴有旋转运动。当椎体旋转时，旋转侧的纤维环变得紧张，而对侧纤维环张力下降。三维有限元分析表明，椎体旋转产生的应力集中在纤维环的后外侧，椎间盘易突出的位置。体外承载旋转椎体，同侧后外侧纤维环易撕裂，髓核突出是腰痛产生的主要原因之一。日常生活中，椎间盘承受着压力、屈伸和旋转复合运动，屈伸

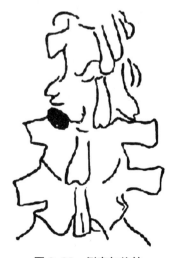

图 3-35　侧弯与旋转

和侧屈对椎间盘产生张力和应力，而旋转产生剪切力，而作用在腰椎纤维环后部的应力是轴向载荷的 4~5 倍。

腰椎间盘突出症患者脊柱侧弯是减轻疼痛的保护性代偿，为疼痛及肌痉挛引起的非结构性脊柱侧弯。骨盆构成人体脊柱的基础，一旦骶髂关节紊乱而造成骨盆左右倾斜，由于腰方肌、髂肋肌痉挛和髂腰韧带高张力的作用，必然引起腰椎的左右失衡。髂骨伸展性半脱位者的躯体沿垂线移向患侧，腰椎可向对侧侧凸；髂骨屈曲性半脱位者的躯体沿垂线移向对侧，腰椎可向患侧侧凸（图 3-36）。Bwrwell 等提出

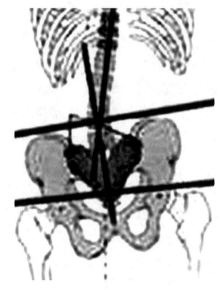

图 3-36　骨盆倾斜与脊柱侧弯

了脊柱旋转失败理论，认为由于步行时骨盆—脊柱旋转不协调，所致脊柱侧弯。

（2）椎体旋转与椎间盘退变之间的相互影响

椎间盘是承受多轴应力的结构，躯干及负载构成椎间盘的压应力，有一侧转向另一侧的旋转运动，可引起椎间盘水平的剪切力。椎间盘这种承受正常应力的反复作用和超越承受一定范围的应力，就会发生椎间盘结构劳损和应变。一个椎体对另一个椎体的旋转运动，可使纤维环承受不同的张力和剪力，应力主要集中在纤维环的后外

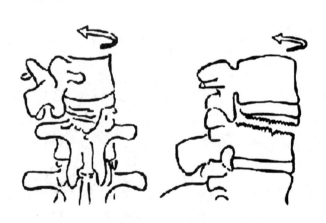

图 3-37　椎体旋转与椎间盘退变的关系

侧，剪力发生在旋转轴的附近平面上，方向与纤维环方向垂直。退变的椎间盘承受应力时，髓核成为实体，可直接将力传递纤维环和软骨板，内层纤维环承受高压应力，外层纤维环承受更大的张力，易使纤维环发生撕裂髓核位移（图 3-37）。

当椎间盘退变后，节段的三轴旋转和平移幅度明显增大，并可出现反常运动，即当脊柱整体上进行向左旋转运动时，退变的节段却出现了右旋运动。如 L4~5 椎间盘出现严重的退行性变，当腰椎向左旋转时，在 L4、5 和 L3、4 节段分别出现反常的右旋和正常的左旋，而其相邻脊椎骨性结构的绝对位移和绝对转角则明显增加，所造成的应力分布失衡也更为严

重。研究发现成人退变性脊柱侧凸的顶点通常位于 L3~4 或 L2~3 椎间隙，常有 L3、4 椎体的旋转半脱位和与 L4、5 椎体倾斜（图 3-38）。腰椎前凸减小、冠状面上腰椎椎体的倾斜和冠状面上椎体的滑移是引起椎间盘退变，产生严重腰背痛和功能障碍的主要原因。

4. 骨盆旋移

正常骨盆的两侧髂嵴、髂前上棘和髂后上棘应左右对称，两侧的髂前上棘和髂后上棘应前后在同一水平线上（图 3-39），否则即表示骨盆左右倾斜。

脊柱、骨盆与下肢同为人体承重的中轴，解剖和生物力学关系密切。人体的骨架由脊柱所承托，骶骨连接着第 5 腰椎成为整个脊柱的底层平台，把整条脊柱平稳地支撑。骨盆的状态决定着人体姿势是否正直的关键，是脊柱稳定和平衡的基础。步行时骶髂关节能缓解地面支持反作用力的冲击，减少剪切力，以保护椎间盘和股骨头；在坐姿时，重力则经骶髂关节分传至两侧髂骨、耻骨和坐骨部。人体活动时，腰骶关节和骶髂关节成为脊柱与下肢联系的枢纽，是重力分配的主要环节。

（1）骨盆与脊柱的关系

一些学者从形态解剖和生物力学的

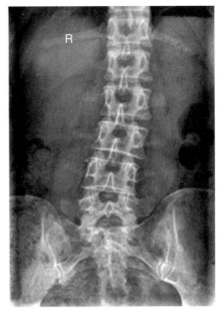

图 3-38 椎间盘退变与椎体旋转

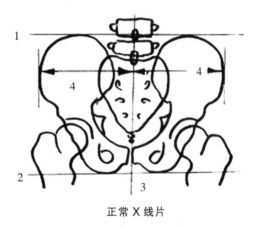

正常 X 线片

1. 双侧髂嵴最高点连线
2. 坐骨结节连线
3. 经腰 5 中点、骶骨中轴和耻骨联合面的连线
4. 骶骨中轴到髂骨外侧缘连线

图 3-39 正常骨盆

观点来描述脊柱与骨盆之间的关系，Lindsayl 将脊柱比喻为四根线拉紧的塔，塔基就是骨盆；郭世缚则认为脊柱可以比喻为一根插在骨盆上的旗杆；有学者认为整个脊柱犹如船的桅樯竖立在骨盆上，骨盆是脊柱承重的基础（图 3-40）。脊柱的许多肌肉、韧带和筋膜都是对称性地止于骨盆或者起于骨盆，骨盆位置如果有额状面的不正或矢状面的倾斜，均可导致脊柱诸肌肉、韧带和筋膜失衡和不稳，继而出现脊柱偏歪，以适应骨盆倾斜的变化。

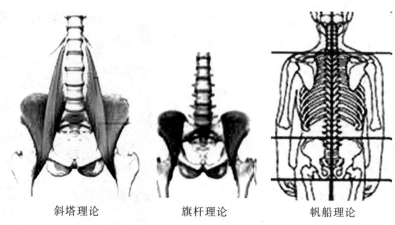

斜塔理论　　　　　旗杆理论　　　　　帆船理论

图 3-40　脊柱与骨盆的关系

（2）骨盆倾斜对椎间盘退变的影响

　　脊柱与骨盆在结构和功能上是一个复合体，共同构成人体承重的中轴；腰椎间盘和骶髂关节在生理上相互联系，协调运动以维系骨盆和脊柱的平衡和稳定；腰椎间盘突出症和骶髂骨紊乱在病理上相互影响。腰椎间盘突出，脊柱常呈保护性侧弯、生理弧度改变，从而影响脊柱的整体曲线和承重力线，骨盆随之可产生代偿性倾斜，一侧或两侧髂骨可能出现旋转紊乱；骶髂关节紊乱，骨盆会发生相应的倾斜或旋转，引起脊柱产生保护性侧弯、生理弧度改变，两侧髂腰韧带张力失衡，带动腰 4、5 椎骨旋转、倾斜，腰椎间盘由于解剖结构的缘故必然突出。

　　脊柱疾患往往隐藏着骨盆生物力学的失衡，骨盆紊乱是当今欧美整脊学说的理论核心，指骨盆"自锁系统"因机体损伤或代偿而出现的相应力学变化，揭示了临床中某些顽固性腰腿痛的原因是骨盆紊乱所致。我们研究表明腰椎间盘突出症中髂嵴高低不平（7.67±7.10mm），腰 4~5 椎间盘突出症中较在腰 5~骶 1 椎间盘突出症中更加明显（9.28±7.69mm VS 4.64±4.60mm，$P<0.05$）（表 3-7），而且男性患者骨盆倾斜度较大（12.00±8.95mm VS 6.32±4.16mm，$P<0.01$）（表 3-8）。这可能是男性腰 4~5 椎间盘突出症患者反复发作久治不愈的根本缘由。

表 3-7　LDH 中髂嵴差之间的相互比较（$\bar{X} \pm S$，mm）

部位	n	$\bar{X} \pm S$	95%CI
LDH	69	7.67±7.10	5.97~9.37
L4-5DH	45	9.28±7.69	6.97~11.60
L5~S1DH	24	4.64±4.60*	2.70~6.57

　　One-Way ANOVA 方差分析：F=3.50，$P<0.05$，存在显著差异。LSD 多重比较：与 L4~5 DH 比较　* 表示 $P=0.01<0.05$，说明腰 4~5 椎间盘突出症两侧的髂嵴高低变化明显大于腰 5~骶 1 椎间盘突出症 9.28±7.69mm VS 4.64±4.60mm。

表 3-8 髂嵴差在性别之间的相互比较 ($\bar{X} \pm S$, mm)

部位	n	男	n	女	t	P	95%CI
L4~5 DH	26	12.00±8.95	20	6.32±4.16	2.86	0.00	1.65~9.70
L5~S1 DH	11	1.78 ±3.23	13	7.05±4.23	-3.34	0.00	-0.85~-2.04
LDH	37	8.98±9.00	33	6.60±4.13	1.43	0.16	-9.49~5.65

两独立样本 t 检验：腰 4~5 椎间盘突出症中，男女患者的髂嵴差有显著性意义 $t=2.86$，$P=0.00<0.01$，男性患者骨盆倾斜度较大 12.00 ± 8.95mm VS 6.32 ± 4.16mm；腰 5~ 骶 1 椎间盘突出症，男女患者的髂嵴差有显著性意义 $t=-3.34$，$P=0.00<0.01$，女性患者骨盆倾斜度较大 7.05 ± 4.23mm VS 1.78 ± 3.23mm。

　　一旦髂骨的旋转运动失衡，髂嵴左右高低不平，骨盆向一侧倾斜，为了维持视角和头面的平衡，身体的重心就会转移，腰椎轴线侧弯，椎间盘通过自身纠正姿势失衡无效而突出。在腰 4~5 椎间盘突出症中，腰椎侧弯与骨盆倾斜度之间呈正相关性，而且男性患者腰椎侧弯与骨盆倾斜度之间的相关性更加显著。随着年龄的增长，腰椎侧弯随着骨盆倾斜变化而变化，而且腰 4~5 椎间盘突出症中男性患者较明显（图 3-41）。

　　（3）骨盆倾斜对腰肌劳损的影响

　　腰方肌、腰大肌、髂腰肌、髂肋肌和多裂肌与骶骨、髂骨解剖关系密切，并附着于腰 3 横突。由于腰 3 横突较长，所受的杠杆作用较大。骶髂关节紊乱可引起上述肌肉拉力不平衡并产生对应性代偿反应，可使附着于腰 3 横突的肌肉、筋膜发生无菌性炎症，炎症刺激腰椎周围神经，形成腰肌劳损和顽固性腰痛，腰 3 横突尖端有明显的局部压痛（图 3-42）。通过纠正上述力学不平衡之后，肌张力对称，疼痛也即迅速消失。因此髂骨旋转紊乱与腰 3 横突综合征有时合并存在，腰 4~5 椎间盘突出症和髂骨紊乱二联征常合并有腰 3 横突综合征，称之为三联征。

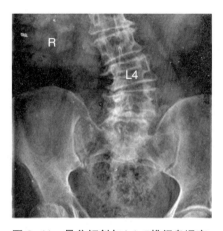

图 3-41 骨盆倾斜与 L4~5 椎间盘退变

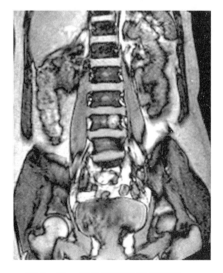

图 3-42 骨盆倾斜与腰肌劳损

（4）骨盆倾斜对腰 2 错位的影响

骨盆的移位可使脊柱弯曲压迫神经，结果使肌肉、关节和脏器发生功能障碍，出现肌肉筋膜、结缔组织紧张和僵硬，临床上就出现酸痛感。两侧髂骨反向旋转移位，髂腰韧带和腰方肌牵拉 L4 椎体旋转倾斜，L2 椎体反向倾斜旋转（图 3-43），刺激 L2、3 神经引起股外侧皮神经痛、髂腹下神经痛、髂腹沟神经痛、闭孔神经痛、股神经痛、坐骨神经痛等。右侧骨盆移位的人，最初感到右半身有轻微的疼痛，右下肢的血液循环不畅，肌肉紧张产生酸痛感，有时疼痛可自然消失。有时会出现左侧代偿性疼痛，这时比右侧疼痛较重，不久会波及到整个腰部，形成慢性腰痛。右侧骨盆移位是右利步态的缘由，而左侧移位是对右侧移位的代偿反应。

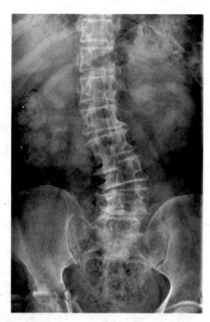
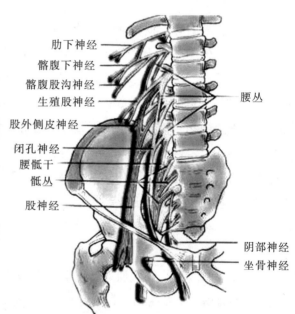

肋下神经
髂腹下神经
髂腹股沟神经
生殖股神经
股外侧皮神经
闭孔神经
腰骶干
骶丛
股神经
腰丛
阴部神经
坐骨神经

图 3-43　骨盆倾斜与 L2 错位

（5）骨盆倾斜与脊柱侧弯之间的关系

骨盆左右倾斜，身体重力线移位，脊柱腰段弧度改变和侧弯，胸段后突增加，颈胸交界出现水平倾斜并与骨盆水平相反，以求达到躯干稳定，此种颈胸段的代偿由于肌力较弱，容易使颈、胸椎体发生错动，从而产生一系列相对复杂的临床病症。从神经传导路径及人体反射角度来看，当骨盆不平衡（不处于水平状态）时，脊柱随着骨盆的扭转而成比例地弯曲，造成上半身歪斜及姿势不良。与脊髓连接的脊神经包含自律神经和躯体神经，当其因脊椎紊乱而引起神经压迫，将会造成疾病及反射痛。

骨盆偏移后引起脊柱侧弯和曲度改变，椎体发生旋转紊乱，椎肋关节发生错动后导致胸廓发生改变，变形长时间得不到矫正，五脏六腑位置发生改变，产生气滞血瘀，出现血压的异常、心脑血管的缺血性病变、肠胃功能的紊乱、肝肾功能的不全、子宫和卵巢功能的低下等。骨盆倾斜及脊柱侧弯对青少年的影响一开始主要是外貌的，表现在肩膀不对称，弯腰时背部一高一低，俗称剃刀背。随着病情的发展，严重者可有胸廓畸形，肺活量降低，引起气促、心悸、消化不良、食欲不振等内脏功能障碍，对于女性骨盆倾斜还有可能带来孕育的影响。

(6) 调整髂骨旋转移位治疗腰 4~5 椎间盘突出

脊柱与骨盆、下肢整体观，要求医师不仅要调整产生症状的病变部位，还要注重整个脊柱与骨盆、下肢的承重力线和应力平衡。腰 4~5 椎间盘突出症患者，常合并一侧或两侧髂骨可能出现旋转紊乱（图 3-44）。这时若单纯采用腰椎调整手法来实现腰骶神经根减压，疗效不甚显著，如果在应用腰椎调整手法的同时配合髂骨矫正手法，改善腰椎的整体曲线和承重力线，改变腰椎不同节段的应力分布，有效改善脊柱侧弯的体征，达到脊柱两侧的应力平衡，临床疗效会更加显著。而且髂骨旋转紊乱的正确治疗，是腰 4~5 椎间盘突出症与髂骨旋转紊乱二联征取得疗效的关键。

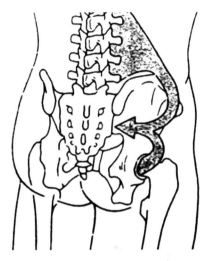

图 3-44 髂骨旋转移位与 L4~5 DH 相关

骨盆紊乱以髂骨旋前、旋后紊乱引起的腰椎侧弯旋转较为明显，因此对于由于腰 4~5 椎间盘突出症引起的坐骨神经痛，应先纠正髂骨旋转紊乱，改善腰椎侧弯，以减轻骨盆紊乱对椎间孔的影响，恢复骨盆生理力学平衡关系，使体重平均负荷在骨盆自锁系统上，消除骨盆的失代偿状态。通过纠正骨盆不平衡，腰椎间盘突出引起的坐骨神经痛多能痊愈，或者获得不同程度的症状缓解。

纠正紊乱是治疗和预防骶髂关节损伤和紊乱的关键。临床所见骶髂关节疼痛的患者，多数会出现关节的畸形和解剖位置的改变。对这些病理现象用常规的推拿手法和一般取穴原则治疗是不能取得理想效果的。其原因是只着眼于软组织的修复，而忽视了矫正骶髂关节的异常位置。我们借鉴了脊柱生物力学、解剖学、影像学等现代科学知识，采用改良的骶髂关节斜扳法结合推拿手法治疗此紊乱收到了满意疗效。从而达到骨正筋自松，筋松骨自正。

5. 长短腿、阴阳脚

身体的重力由脊柱通过骨盆的骶髂关节而传递给两侧下肢，两腿应该是等长的，骨盆必须保持在水平位置上，如此脊柱呈笔直状态时，上半身也不会弯曲。

骨盆旋转倾斜，髂骨旋前旋后，引起股骨头上移和下降，会出现长短腿；髂骨内旋外旋，带动股骨头内旋和外旋，出现阴阳脚（图3-45）。髂骨紊乱是耦合紊乱，阴阳腿和长短腿常同时出现，使下肢髋、膝、踝关节的病痛更加复杂多变。美国脊椎矫正术临床研究表明所有脊椎病变都会表现在骨盆病变和脚的长短上。日本髋关节矫正术认为股骨头转位会挤压骨盆，挤压的骨盆会造成腰椎，甚至因此往上造成胸椎及颈椎的问题。

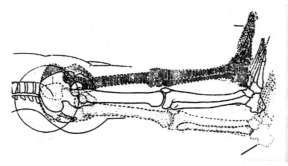 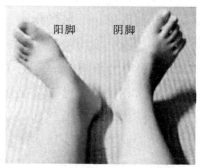

图 3-45　长短腿、阴阳脚

人体的疾病皆由骨盆偏移引起左右两脚的长短不一所致，而依长短不同的情形将引起不同疾病。左脚较长时，必然引起消化系统、妇科系统以及泌尿系统的疾病；右脚较长时，胸椎会向左侧弯曲，所以一定会引起呼吸系统、循环系统的疾病；不管左脚或右脚长，由于脊柱会向前后左右扭曲的缘由，身体会变得非常容易疲劳。由于力线不平衡，通常腿脚较长一侧会引起坐骨神经痛、膝关节炎、痛风等，同时腰部会因肌肉劳损而引起腰痛，肩膀向前拉紧而引起肩膀酸痛、头痛，也就是所谓的项背酸痛。

（1）髋关节损伤

解剖学和生物力学研究表明，骨盆和髋关节共享相同的肌肉，因而骨盆的功能与髋关节活动密切相关，骨盆的问题有时以髋关节功能障碍为表现，反之亦然。髂骨旋转紊乱，髋臼的空间位置改变，两侧的股骨头受力不均匀，引起髋关节疼痛或股骨头缺血性坏死。

髂骨旋转移位是联动运动，一侧髂骨旋前移位髋臼上移而下肢相应变短，对侧髂骨旋后移位髋臼下移而下肢相应变长。髂骨内旋移位，若股骨头代偿性外旋，股骨头外缘就应力集中；髂骨外旋移位，若股骨头代偿性内旋，股骨头内缘就应力集中。髂骨旋转移位是耦合运动，右侧髂骨常旋前合并内旋，右侧腿短且股骨头外缘应力集中，行走时压应力大易损伤、坏死；左侧髂骨常旋后合外旋，左侧腿长且股骨头内缘应力集中，长期站立时负重大易损伤、退变（图3-46）。

（2）膝关节损伤

髂骨前后旋转移位，髋臼的位置必然随之改变，髂骨旋前移位，股骨头向上向后位移，下肢变短向后移位；髂骨旋后移位，股骨头向下向前位移，下肢变长向前移位。

髂骨内外旋转移位，若股骨头代偿性反向旋转移位，髋关节必然发生损伤。如果股骨头不发生反向代偿性旋转，即髂骨内旋移位，股骨头也随之内旋，髂骨外旋移位，股骨头也随之外旋。这时为了保持行走的正，胫骨必然发生反向代偿性旋转，即股骨内旋胫骨就外旋，膝关节 Q 角就增大，髌骨外移；股骨外旋胫骨就内旋，膝关节 Q 角就减小，髌骨内移。股骨与胫骨反向旋转移位，膝关节呈绞锁的状态，易损伤关节囊、滑膜韧带，甚至内外侧半月板和骨性关节炎（图 3-47）。

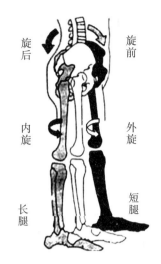

图 3-46　髋关节损伤机制

（3）踝关节损伤

髂骨内外旋转移位，股骨与胫骨随之内外旋转，不发生代偿性反向旋转移位。为了改善行走步态的正直状态，踝关节必然发生反向旋转移位。下肢外旋踝关节就呈内翻状态，下肢内旋踝关节就呈外翻状态。日久损伤踝关节、胫腓下关节，甚至跟距舟关节、跟股关节，出现脚疼痛行走困难。

踝关节扭伤，脚呈内翻状态，为了保持躯干的直立状态，胫骨与股骨可以发生反向代偿性旋转运动，胫骨发生反向旋转运动，膝关节呈绞锁状态，股骨发生反向旋转运动，股骨头应力集中。髂骨甚至腰椎、胸椎、颈椎均可倾斜旋转移位，为了保持视觉的平衡，枕寰枢椎也可发生位移，出现头疼头晕（图 3-48）。

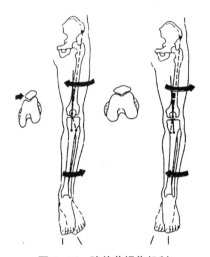

图 3-47　膝关节损伤机制

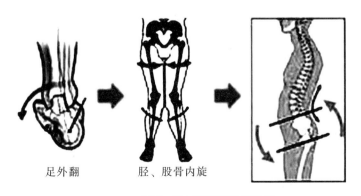

足外翻　　　　胫、股骨内旋

图 3-48　踝关节损伤机制

（4）骨盆与姿势

人类是站立在地平面上的，当双下肢发生长
短不等时，上半身和下半身肌肉就会呈现紧张、
拉扯的现象。当一只腿较长时，该侧的骨盆就会
因推挤而被抬高，骨盆会呈现向一侧倾斜的状态，
称为"骨盆偏移综合征"；因为骨盆和脊柱呈垂直
关系，所以当左侧骨盆抬高时，脊柱自然会从腰
部开始向右倾斜，而上半身脊柱却会向左弯曲来
保持平衡，使脊柱呈现为"S"形状，现代医学称
之为"脊柱侧弯征"；由于较长侧腿的髂前上棘内
旋会向前隆起，而较短一侧的髂后上棘外旋向后
倾倒，使骨盆有向前后分离的趋势，结果向前旋

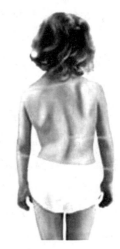

双肩不等高

脊柱侧弯

骨盆倾斜

图 3-49　骨盆与姿势

转的髂骨和对侧的肩膀之间肌肉就会产生拉扯、紧张现象，引起肩膀往前倾，脊柱必
然向后弯曲，因而产生"脊椎后凸症"（图 3-49）。

（5）微调手法调整骶髂关节治疗下肢髋、膝、踝关节痛

中医讲究整体观念和辨证论治，注重从整体去辨证，从各个角度，从自然界所能
导致脊柱位移的因素都会去考虑，而且会考虑到脊柱的下部——骨盆和下肢。因为临
床表现为单一部位发病，其实是整个脊柱骨盆疾病在腰、骶、腿局部的表现。如颈椎
病除寰枢椎错动外大部分皆由胸椎紊乱造成，肩周炎大部分是由颈椎紊乱造成，腰痛
主要来源骨盆不正及骶髂关节错缝和下肢的疾患。这就要求在治疗腰、骶、腿的过程
中不能只着眼于局部，要从整个脊柱出发考虑问题。

脊柱与骨盆、下肢构成一个复合体，骨盆和下肢是脊柱承重的基础。微调手法认
为脊柱疾患往往隐藏着骨盆和下肢生物力学的失衡，调整脊柱和骨盆的承重力线为髋、
膝、踝关节病痛提供新的临床治疗途径。Laura Cookson 等报道骶髂关节的功能障碍可
引起不典型的膝关节钝痛，而膝关节无明显的结构性损伤，可能与骶髂—髋—膝运动链
各关节间应力传递的异常以及紊乱的本体、伤害感受器的神经冲动传导有关。

微调手法最主要的特色是在矫正之前，先利用多种方法进行精确的长短脚和阴阳
腿判定，再以两脚长度变化做出是否给予进行矫治及如何矫治的决定。最终目的在于
追求人体在三个平面的平衡，此三个平面即是水平面、矢状面、冠状面。当因为各种
不同的症状来诊疗时，均可依循精确触诊、视诊和影像学检查方法确实找出紊乱的部
位和方向，施以精准、安全、有效的调整。当人体骨骼都在正确位置上，则神经不受
压迫，肌肉、韧带也不会过度伸张或挤压，如此内分泌疾病与酸、麻、疼、痛即可获
得改善。

（二）髂骨旋转移位与腰4~5椎间盘退变之间的相关性生物力学分析

近年来，腰椎间盘退行性疾病严重影响着中青年患者的身心健康。由于腰椎间盘退变的病理因素比较复杂，而临床医生又缺乏中医的整体观念，仅重视对椎间盘本身的局部分析和认识，对椎间盘周围组织与结构没有充分观察与足够思考，大部分腰 4~5 椎间盘突出症（L4~5 DH）患者经传统手法或外科手术局部治疗后临床疗效不显著，且病情常反复发作久治不愈，最终发展成为慢性顽固性腰腿痛。其实临床上腰椎间突出症常合并有骶髂关节紊乱，髂骨旋转移位是腰 4~5 椎间盘退变的危险因素，而且髂骨旋转移位与腰 4~5 椎间盘退变之间的生物力学关系密切，长期临床实践也证明推拿手法调整髂骨旋转移位是防治 L4~5 椎间盘退变、突出的有效方法。

1. 资料与方法

（1）诊断、纳入及排除标准

①诊断标准

A. 腰椎间盘突出症的诊断标准

采用《中医病证诊断疗效标准》中腰椎间盘突出症的诊断标准。

a. 有腰部外伤、劳损或受寒湿史，大部分患者在发病前有慢性腰痛史，常发生于青壮年。

b. 腰痛向臀部及下肢放射，腹压增加如咳嗽、喷嚏时疼痛加重。

c. 脊柱侧弯，腰椎生理弧度减小，病变部位椎旁有压痛，并向下肢放射，活动受限。

d. 下肢受累神经支配区有感觉过敏或迟钝，病程长者可出现肌肉萎缩。

e. 直腿抬高或加强试验阳性，膝、跟键反射减弱或消失，踇趾趾背伸或屈曲肌力减弱。

f. X 线检查脊柱侧弯，腰椎生理前凸减小，病变椎间隙变窄，相邻边缘有骨赘增生。CT 或 MRI 检查可显示椎间盘突出的部位及程度。

B. 髂关节紊乱的诊断标准

采用《骨盆带疼痛的欧洲诊疗标准》中有关骶髂关节紊乱的诊断标准。

a. 多有外伤史或孕产史。

b. 单侧或双侧骶髂关节及臀外上方疼痛，且有压痛，翻身疼痛加重。

c. 骶髂关节周围肌肉痉挛，下肢活动受限，不能久坐久行，歪臀跛行。

d. 检查可见患侧骶髂关节肿胀，较健侧凸起或凹陷。

e. 患侧髂后下棘的内下角有压痛、叩击痛，有时可触及痛性结节。

f. 双下肢量比检查以观察双下肢足跟量比差，0.5cm 以上有诊断价值，1cm 以上有确诊意义，通常不超过 2cm。

g. 两侧髂前、后上棘不对称，髂嵴不平，骶嵴不居中或骶沟不对称。

h. 骨盆分离、挤压试验阳性，骶髂关节"4"字试验阳性，下肢后伸试验阳性，单足站立试验阳性。

i. X线摄骨盆平片示，患侧骶髂关节间隙略为增宽，关节面排列紊乱，耻骨联合略有上下移动，晚期患者可见关节边缘增生或骨密度增高。两侧髂嵴左右不等高，髋骨左右不等宽，闭孔左右不对称，骶骨不居中。CT诊断可见明显关节间隙不对称。

②纳入标准

A. 符合上述腰椎间盘突出症和骶髂关节紊乱的诊断标准。

B. 年龄18~65岁。

C. 病变部位在L4~5或L5~S1。

D. 椎间盘向后外侧突出。

E. 髂骨旋转移位或骶骨倾斜移位。

F. 同意参与本项研究，签署知情同意书。

③排除标准

A. 其他原因造成的腰腿痛患者。

B. 合并严重的原发性心、肝、肺、肾、血液疾病或其他影响其生存的严重疾病者。

C. 骶髂关节扭伤者；合并脊柱和骶髂关节结核、肿瘤、骨折及强直性脊柱炎者。

D. 入院前已接受过手术、牵引或推拿等治疗者；妊娠期、哺乳期妇女及精神病患者。

E. 有酒精或药物滥用史者。

（2）临床资料

2012年3月~2014年2月期间，在甘肃省中医院针灸推拿科住院部选取腰椎间盘突出症合并骶髂关节紊乱患者68例，男性38例，女性30例；年龄最小的18岁，最大的65岁，平均年龄为44.95±13.27岁；病程最短的0.5月，最长的144月，平均病程是13.19±20.93月。所有患者均为单节段腰椎间盘突出，L4~5椎间盘突出合并骶髂关节紊乱42例，L5~S1椎间盘突出合并骶髂关节紊乱26例。两组患者的一般资料比较差异无显著意义，具有可比性（表3-9）。

表3-9　两组患者一般情况比较

组别	年龄（岁）	性别（例）		病程（月）
		男	女	
L5~S1 DH 组	45.53±27.23	11	15	11.99±12.56
L4~5 DH 组	51.78±20.18	22	20	11.18±9.23
检验统计量	$t=-1.45$	$X^2=1.42$		$t=-0.46$
P 值	0.19	0.23		0.68

2. 观察项目与方法

（1）研究方法

①影像资料拍摄

采用飞利浦 500mA DR 数字摄影机，拍摄条件为 200MA 80A 0.3S，卧位腰椎正侧摄片聚焦在挤下 1cm 处，骨盆摄片聚焦在耻骨联合处，拍摄距离为 100cm，滤过线(+)。

②影像指标测量

选用 NeusoftPACS/RISVer3.1 影像分析软件测量数据，测量 DR 腰椎平片 68 张，腰椎侧位片 63 张，骨盆平片 68 张，5 位患者腰椎侧位片退变严重无法测量椎间隙。测量方法：a.腰椎侧弯：脊柱侧凸 Cobb 角测量法；b.椎间盘厚度：突出节段相邻椎体间隙中间的距离；c.骨盆倾斜度：两侧髂嵴最高点连线与水平线的夹角（图 3-50）。

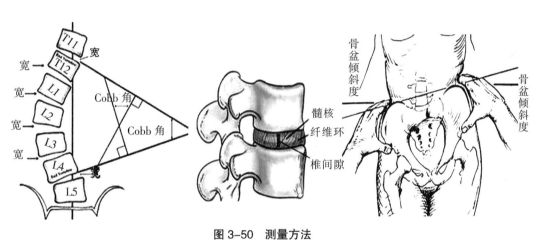

图 3-50　测量方法

（2）统计方法

采用 Microsoft Visual FoxPro6.0 软件建立数据库及自由表。数据的分析与处理采用SPSS18.0 for Windows 软件，计量资料以 $\overline{X}\pm S$ 表示，计数资料用%表示，2 组患者性别组间比较采用 X^2 检验，年龄与病程的组间比较采用 t 检验，相关性检验采用直线与回归分析，检验水准 $\alpha=0.05$ 有显著性差异。

3. 结果

（1）骨盆倾斜与腰椎侧弯之间的关系

直线回归与相关性分析：LDH 患者骨盆倾斜度与腰椎侧弯呈正相关性，Pearson 相关系数 $R=0.25$，有显著性差异 $P<0.05$；L4~5 DH 患者骨盆倾斜度与腰椎侧弯呈正相关性，Pearson 相关系数 $R=0.49$，有显著性差异 $P<0.01$。可见 LDH 患者骨盆倾斜度与腰椎侧弯有关相关性，L4~5 DH 患者尤为明显（表 3-10）。

表3-10 骨盆倾斜与腰椎侧弯之间的关系

部位	n	骨盆倾斜度 x	腰椎侧弯 y	R	P
L4~5 DH	42	2.35±2.08	5.57±4.54△	0.49	0.00
L5~S1DH	26	1.23±1.14	7.00±5.00	−0.11	0.29
LDH	68	1.93±1.85	6.12±4.74☆	0.25	0.02

☆表示：回归方程方差分析 LDH 患者骨盆倾斜度与腰椎侧弯之间 f=4.48，有显著性意义 P<0.05。直线回归方程 y=4.88+0.64x，回归系数检验 t=2.12，P<0.05，对回归系数的显著性检验均发现，建立的回归方程有显著性意义，两变量之间有因果直线关系与良好的比例关系，骨盆每倾斜1° 腰椎侧弯 0.64°。

△表示：回归方程方差分析 L4~5 DH患者骨盆倾斜度与腰椎侧弯之间 f=12.72，有显著性意义 P<0.01。直线回归方程 y=3.05+1.07x，回归系数检验 t=3.57，P<0.01，回归系数的显著性检验发现，建立的回归方程有显著性意义，两变量之间有因果直线关系与良好的比例关系，骨盆每倾斜1°腰椎侧弯1.07°。

（2）腰椎侧弯与椎间隙之间的关系

直线回归与相关性分析：L4~5 DH 中男性患者腰椎侧弯与腰 4~5 椎间隙呈负相关，Pearson 相关系数 R=−0.50，有显著性差异 P<0.05；而 L5~S1 DH 中男性患者腰椎侧弯与腰 5~骶 1 椎间隙呈正相关，Pearson 相关系数 R=0.46，有显著性差异 P<0.05。可见，男性LDH 患者腰椎侧弯与腰椎间隙之间有相关性，L4~5 DH 中呈负相关而 L5~S1 DH 中则呈正相关（表3-11）。

表3-11 腰椎侧弯与椎间隙之间的关系（$\overline{X}±S$，°，mm）

部位	性别	n	腰椎侧弯	椎间隙	R	P
L4~5 DH	男	20	7.75±4.18	10.98±2.26☆	−0.50	0.01
	女	16	7.13±2.76	10.62±2.24	0.16	0.28
L5~S1DH	男	13	7.54±2.99	10.69±2.73	0.46	0.04
	女	14	7.86±5.40	10.07±2.73	−0.31	0.14
LDH	男	33	7.67±3.71	10.87±2.41	−0.15	0.18
	女	30	7.47±4.14	10.36±2.45	−0.16	0.20

☆表示：回归方程方差分析，男性 L4~5 DH患者腰椎侧弯与 L4~L5 椎间隙之间 f=6.07，P<0.05，有显著性意义。直线回归方程：y=13.09−0.27x，回归系数检验 t=−2.46，P<0.05，对回归系数的显著性检验发现，建立的回归方程显著性意义，两变量之间有因果直线关系与良好的比例关系，腰椎侧弯每增加 1°L4~5 椎间隙就减小 0.27mm。

4. 讨论

脊柱、骨盆与下肢同为人体承重的中轴，解剖和生物力学关系密切。身体的重力由脊柱通过骨盆及骶髂关节而传递给两侧下肢，并保障两侧下肢的重力负荷基本一致，而地面对足底重力的反作用也通过骨盆及骶髂关节而传递至脊柱（图3-51）。骨盆是脊柱稳定和平衡的基础，当脊柱的基础部分——骨盆及下肢的任何部分失去长度、角度及空间位置的对称性，就会影响脊

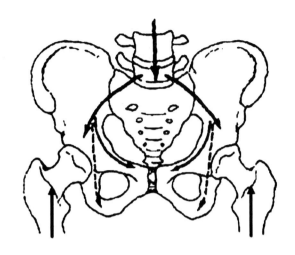

图 3-51　骨盆倾斜与腰椎侧弯呈正相关

柱的承重力学，进而造成脊柱结构和功能的变化及其适应。其实自古以来，骨盆紊乱及其调整是中医骨伤、推拿的核心理论与技术。

（1）骨盆倾斜与腰椎侧弯呈正相关

正常骨盆的两侧髂嵴、髂前上棘和髂后上棘应左右、上下对称，两侧的髂前上棘和髂后上棘应前后在同一水平线上。骨盆的状态是决定人体姿势是否正直的关键，是脊柱稳定和平衡的基础。步行时骶髂关节能缓解地面支持反作用力的冲击，减少剪切力，以保护椎间盘和股骨头。骨盆紊乱是当今欧美整脊学说的理论核心，指骨盆"自锁系统"因机体损伤或代偿而出现的相应力学变化，揭示了临床中某些顽固性腰腿痛的原因是骨盆紊乱所致。

骶髂关节由髂骨与骶骨的耳状关节面组成却呈螺旋状，是人体重力上下传导的枢纽，在功能上属于微动关节。骶髂关节紊乱可分为髂骨紊乱和骶骨紊乱。髂骨的运动方式为旋转移位，髂骨的紊乱包括前后旋转移位和内外旋转移位；骶骨的运动方式为倾斜移位，骶骨紊乱包括前后倾斜移位和左右倾斜移位。髂骨旋转移位引起髂嵴的空间位置发生变化，两侧髂骨前后旋转移位引起髂嵴不平及骨盆倾斜，骶骨倾斜移位引起骶骨底的空间位置发生变化，骶骨前后倾斜移位引起腰底角异常。

一旦髂骨的旋转运动失衡，髂嵴左右高低不平，骨盆向一侧倾斜，为了维持视角和头面的平衡，身体的重心就会转移，腰椎轴线侧弯，椎间盘通过自身纠正姿势失衡无效就会退变、突出。腰4~5椎间盘突出症中髂嵴常高低不平，骨盆呈倾斜状态。腰椎随骨盆的倾斜而侧弯，且呈正相关，两者之间有因果直线关系与良好的比例关系（图3-52）。这可能是腰4~5椎间盘突出症患者腰椎侧弯的力学机制之一，脊柱的侧弯是由于骨盆的倾斜引起的，腰椎侧弯必然导致相应椎间隙的改变。

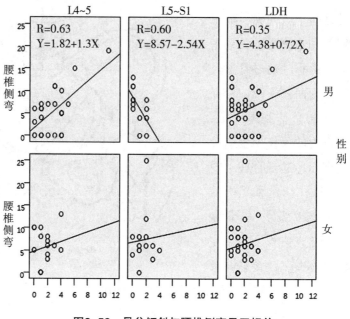

图3-52　骨盆倾斜与腰椎侧弯呈正相关

（2）腰椎侧弯与腰 4~5 椎间隙呈负相关

腰椎侧弯是由于椎间关节发生磨损和半脱位，引起单侧椎间关节半脱位，出现不对称的椎间隙狭窄，使脊柱向一侧弯曲。腰椎侧弯患者有长期的腰痛史，并随侧弯的程度加重而加重。腰椎侧弯的顶椎主要位于第 4 腰椎，向左侧弯曲的幅度较右侧大，这可能是腰椎间盘突出向左后外侧发病率较高的原因之一。

腰椎侧弯的始动因素为椎间盘退变，进而椎间盘发生磨损、撕裂、椎间隙高度降低，导致脊柱前、后纵韧带支持作用消失，关节突关节面严重磨损。当发生椎间盘塌陷或两侧关节突关节朝向不对称时，椎间盘和关节突关节失去维持脊柱正常排列的能力，椎体发生倾斜和不正常活动，产生脊柱不稳和不对称，引起腰椎侧凸。Schwab 等认为椎间盘退变的速度较脊柱通过关节突关节肥大或椎体前缘骨赘形成自身稳定的发生更快，从而引起脊柱侧弯。

脊柱侧弯既可是椎间盘突出的原因，也可是椎间盘突出的结果。腰椎间盘突出症中，患者有轻重不等的腰椎侧弯。由于男女骨盆形状有别，男性窄而长，女性宽而短。腰 4~5 椎间盘突出症中，男性患者 L4~5 椎间隙随腰椎侧弯增大而减小，且呈负相关，两者之间有因果直线关系与良好的比例关系（图 3-53）；而腰 5~骶 1 椎间盘突出症中，男性患者 L5~S1 椎间隙随腰椎侧弯增大而增大，且呈正相关。女性腰椎间盘突出症患者，腰椎侧弯与椎间隙之间无明显关联，这可能是男性腰 4~5 椎间盘突出症患者反复发作久治不愈的根本缘由。

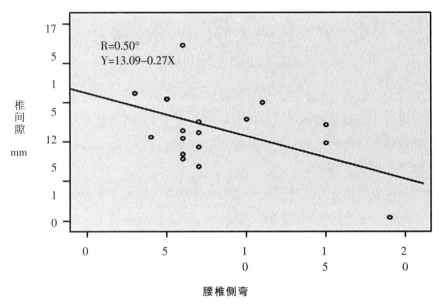

图 3-53　腰椎侧弯与椎间隙呈负相关

（3）髂骨旋转移位与腰 4~5 椎间盘退变有相关性

脊柱与骨盆在结构和功能上是一个复合体，共同构成人体承重的中轴，解剖和生物力学关系密切；腰椎间盘和骶髂关节在生理上相互联系，相互为用，协调运动以维系骨盆和脊柱的平衡和稳定；腰椎间盘突出症和骶髂关节紊乱在病理上相互影响且有因果关系，共同存在于慢性顽固性腰腿痛疾病中。

骶髂关节紊乱骨盆就会发生相应的倾斜或旋转，身体的重心就转移位置，引起腰椎发生保护性侧弯、生理弧度改变，两侧髂腰韧带张力失衡，带动腰 4、5 椎骨旋转、倾斜，椎间孔和侧隐窝的骨性通道因侧弯而变窄，椎间盘通过自身纠正姿势失衡无效而膨出或突出，即可出现坐骨神经痛。腰 4~5 椎间盘突出症患者的腰椎生理曲度减小，有轻重不等的功能性侧弯，导致脊柱力学失衡，骨盆发生代偿性姿势调整而出现倾斜，作用于骶骨的力均衡失调，骶髂关节容易发生上下、前后滑移或纵轴、横轴的扭转，产生紊乱或半脱位。

脊柱与骨盆、下肢整体观，要求医师不仅要调整产生症状的病变部位，还要注重整个脊柱与骨盆、下肢的承重力线和应力平衡。腰 4~5 椎间盘突出症患者，常合并一侧或两侧髂骨可能出现紊乱。这时若单纯采用腰椎调整手法来实现腰骶神经根减压，疗效不甚显著，如果在应用腰椎调整手法的同时配合髂骨矫正手法，改善腰椎的整体曲线和承重力线，改变腰椎不同节段的应力分布，有效改善脊柱侧弯的体征，达到脊柱两侧的应力平衡，临床疗效会更加显著，而且髂骨旋转紊乱的正确治疗，是腰 4~5 椎间盘突出症取得疗效的关键。

第二节　骶髂关节韧带的生物力学

　　骨盆生物力学最重要的决定因素是骨盆的环状结构。骨盆环稳定性不仅依赖于骨结构，而且更依赖于坚强的韧带，其将两块髂骨和一块骶骨连接在一起。骨盆环的稳定依赖于骶髂后复合体的完整，主要是骶髂后韧带复合体、骶结节韧带和髂棘韧带的完整性。

　　有研究发现双腿站立时，骨盆前环结构耻骨联合、耻骨支在骨盆环稳定的功能中只占40%，骶髂后复合体结构占60%。单腿站立时，骨盆前环为压应力，骨盆后环为

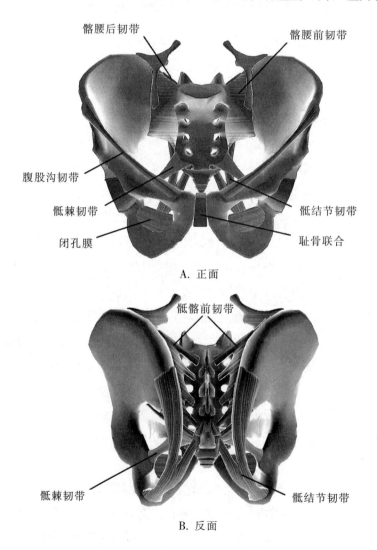

A. 正面

B. 反面

图 3-54　骶髂关节周围的韧带

张应力。切断耻骨联合后骨盆环移位甚少；相反切断骶髂关节后方韧带后，骶髂关节可明显移位。相对腰椎相较而言，骶髂关节能承载平均 6 倍的直接负荷，但扭力和轴向压力分别只为 1/2 和 1/20，后两者容易导致相对薄弱的前部关节囊的损伤。

骶髂后韧带（Posterior sacroiliac ligament）和骨间韧带（Sacroiliac ligament）构成骶髂后韧带复合体（图 3-54B），它如同一座吊桥的绳索稳定骶髂关节，防止负重时髂骨向后移位或骶骨向前移位。髂腰韧带（Iliolumbar ligam-ent）连接腰 4、5 椎体的横突至髂嵴和骶髂骨间韧带的纤维横行交织在一起，并进一步加强悬吊机制（图 3-54A）。而骶棘韧带（Sacrospinous ligament）和骶结节韧带（Sacroluberous ligament）间互成直角（图 3-54B），此结构较好地控制了作用于骨盆上的两种主要外力，即外旋和垂直外力。骶髂前韧带扁平、较薄，一定程度上可对抗骨盆外旋力和剪力。

解剖学和生物力学研究表明，骨盆和髋关节共享相同的肌肉，因而骨盆的功能与髋关节密切相关，骨盆的问题有时以髋关节为表现，反之亦然；骨盆周围的韧带和肌肉对维持骨盆的稳定起着非常重要的作用，这其中包括诸如髂腰韧带、骶结节韧带及骶棘韧带等非常强大的骨间韧带。如髋关节内旋时，梨状肌限制骶髂关节的运动或产生局部痛和梨状肌综合征，梨状肌的长度和力量不等显著影响骶骨在髂骨之间的位置。

姿势变化影响骶髂关节及其周围韧带中本体感受器，韧带的疼痛是有受损的韧带引起，其伸长产生疼痛激发肌肉紧张。姿势综合征是正常的韧带组织遭受不正常的机械压力，如重力线改变、坐姿不良和长期弯腰。其特征是腰痛和强迫体位，疼痛可以放射到臀部，后伸明显受限，姿势维持越长疼痛越重，疼痛可以因活动加重而休息减轻。姿势综合征可通过正确的姿势矫正和适当的肌肉运动可减轻韧带的压力来治疗。韧带的损伤需要时间来修复，如果关节囊和韧带组织撕裂和过度拉长，骶髂关节的稳定性下降。

第三节　骶髂关节周围肌肉的生物力学

骶髂关节和耻骨联合没有肌肉直接控制它们的运动，然而许多运动腰椎和骨盆的肌肉有骶骨和骨盆联系，它们给骶髂关节提供稳定性。

由于骶髂关节的稳定性，使它与其他活动关节的不同之处在于骨骼肌牵拉髂骨、耻骨、坐骨时不是为了引起这些骨的运动，而是通过稳固的骶髂关节带动躯干或下肢的运动。也就是说，肌肉的收缩活动不会引发骶髂关节的运动，相反肌肉收缩会造成腰骶部组织结构的紧张，有效增加骶髂关节载荷时的稳定性，也是为了对抗骶髂关节强大的剪切力。当外力过于强大超过了肌肉约束骶髂关节稳固的力时，就有可能引起骶髂关节半脱位。众多学者强调软组织损伤在腰椎和骶髂关节紊乱的重要作用。

联系骨盆带与腰椎、髋关节的肌肉主要可以分为深浅两个肌群，深部肌群有腹横肌（Transversus abdominis）、膈肌（Diaphragm）、多裂肌（Multifidus）和盆底肌（Pelvic and muscles）。Richardson等认为与其他腹部肌肉相比，腹横肌能明显改善骶髂关节的稳定性。腹横肌和骨盆的肌肉收缩使骶髂关节间的压力增加，Mitchell等认为腹横肌和盆底肌肉一起对骶髂关节产生直接闭合动力，其相对较长的力臂具有力学上的优势（图3-55A）

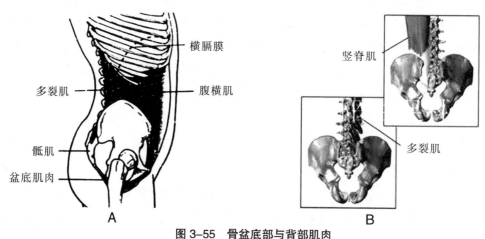

图3-55　骨盆底部与背部肌肉

骨盆周围的浅层肌肉有4个肌群，它们主要以交叉或斜形的特征通过力的闭合作用来稳定骨盆。深部纵形的结构竖脊肌、胸腰筋膜和股二头肌收缩通过骶结节韧带来加强骶髂关节的稳定性，并有助于改善负荷自脊柱向下肢传导的效果（图3-55B）。

骶髂关节的稳定性可能为肌肉的活动而增加。身体一侧的臀大肌（Gluteus maximus）产生的张力可以通过腰背筋膜（Thoracolumbar fascia）对角线传递到对侧的背部最长肌（Latissimus dorsi）上（图3-56），这种对角的作用力可以压迫骶髂关节面使之更近，就可能通过"力的闭合"作用来增加其稳定性。人体的背阔肌、胸腰筋膜后层以及对侧的臀大肌，交叉构成了骨盆的稳定系统，骶棘肌在此起到了提高胸腰筋膜后层张力，从而增强骨盆稳定性的作用。

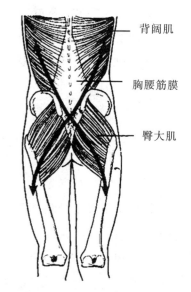

图3-56　腰骶部肌肉

Snijders等通过肌电图观察得出人体立位和坐位时腹内和腹外斜肌在承受重力载荷上发挥着显著的作用，有助于维护脊柱和骶髂关节的稳定，腹内外斜及其筋膜与内收肌群交叉闭合稳定耻骨联合（图 3-57A）。臀大肌、臀小肌与大腿内收肌肉垂直交叉收缩增强骶髂关节的稳定（图 3-57B）。

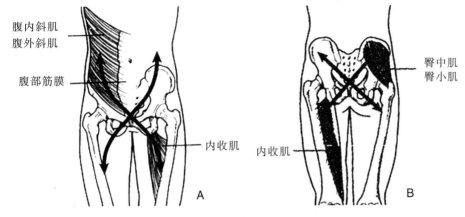

图 3-57　内收肌与腹肌、臀肌

　　一些学者从形态解剖和生物力学的观点描述脊柱与骨盆的关系，如 Lindsay 将脊柱比喻为四根线拉紧的塔（four guy wires erect this tower），塔基就是骨盆。有学者认为整个脊柱犹如船的桅樯竖立在骨盆上，骨盆犹如基石，起着托固和支撑脊柱的作用。脊柱与骨盆的关系，犹如帆船的桅杆与船体的关系，许多肌肉都是对称地止于骨盆或者起于骨盆，犹如船帆与无数条帆绳的关系一样。郭世则认为脊柱可以比喻为一个旗杆，其周围众多的肌肉则如同向周围放射具有弹性及收缩力的绳索，索引使其伸直，如其中一部分绳索特别是相邻者被切断，则脊柱必将倾斜。

第四节　骶—蝶—枕共轭系统

　　骨盆的整体性与躯体生理活动有着密切关系。骨盆上与胸腹呼吸运动的膈肌相联系，下与泌尿系统息息相关，还与颅枕呼吸运动节奏相协调。骨盆损伤所引起的相应紊乱，表现多种多样，其中骶骨轴线的呼吸运动和步行周期的协调动作尤为重要。在步行周期中，骨盆是身体重心的核心，通过骶骨的旋转扭动以协调身体的多轴平衡，使身体在运动中更加省力和灵活。

　　骶髂关节为有一定的活动性的滑膜关节。正常步行时，髂骨关节面相对于骶骨关节面做"8"字形的环旋扭转运动。在行走过程中，抬腿时同侧髂骨向前、上滑动，骶骨向前、下滑动，类似点头动作；对侧髂骨向后、下滑动，骶骨向前上滑动，类似抬头动作。在行走时如动作不协调，骶髂关节之间向前上和向后下的滑动异常，会出现骶髂关节半脱位，隆起与凹陷不再配合，骶髂骨固定于某一位置，不能自行回复正常解剖状态而出现临床症状，如疼痛、翻身、负重困难等。

呼吸运动是人体的重要生理功能，骶骨的协调摆动可使呼吸的生理节奏恒定，身体内环境含氧量充足，故骶骨的生理动力学与人体健康有着密切关系。骶骨在呼吸运动时的屈伸协调运动，骶骨在呼气与吸气时有节奏的"低头"、"仰头"摆动，是呼吸生理节奏的重要一环，与脑脊液流动共轭运动，称作骶—蝶—枕共轭系统（图3-58）。脑部生理受骶骨失衡的干扰，可致身体的神经—内分泌—免疫机制紊乱。骶骨的呼吸运动中的摇摆出现差错，导致身体生理机制失稳，产生复杂的生理病变。气功偏差患者有骶—蝶—枕骨错动，手法调整均能获得康复，为该理论提供了有力的佐证。

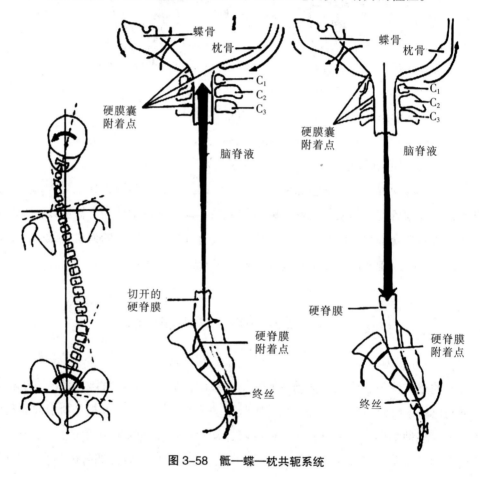

图 3-58 骶—蝶—枕共轭系统

第五节 腰—盆—髋共轭系统

考虑骨盆力学问题时，不能仅仅停留在骶髂关节的解剖结构，需要引入腰椎—骨盆—髋关节复合体这一运动生物力学概念。腰—盆—髋复合体由腰4、5及骶骨组成4

个关节突关节，骶骨与髂骨组成 2 个滑膜关节，2 个髋关节，耻骨联合等运动单元的功能复合体系，而骶髂关节则处于复合体的中心位置。

腰—盆—髋复合体是身体运动、承重和平衡的中心，骨盆的位置是身体平衡的关键，两侧的骶髂关节重力传导的枢纽。骨盆带最重要的生物力学功能是传导头、上肢和躯干的重力到下肢，而且传导地面的反作用力经下肢到躯干。Kendall 认为，骨盆的状态决定人体姿势是否正直的关键。步行时，骶髂关节能缓解地面支持反力的冲击，减少剪切力，以保护腰椎间盘和股骨头。当躯干的重量和地面的作用力超过组织的生理适应能力，就会引起慢性损伤。

腰—盆—髋复合体是一个功能单位，其中任何结构的变化必然影响其他结构的位置和运动。无论脊柱失去正直，还是髋关节活动异常，以及两下肢长度不等，均会导致骨盆在冠状面和矢状面上对称性的破坏与应力分布的失衡，或复合体中关节"固定"都能改变承重力线，并进而出现腰椎—骨盆—髋关节复合体功能机制的改变和临床问题。还需要把影响腰椎—骨盆—髋关节复合体动力学链节的其他可能因素考虑在内，如足、踝、膝关节，以便更客观地构建骨盆功能障碍的全景（图 3-59）。

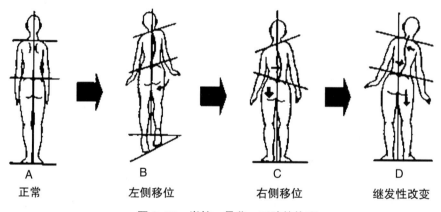

A 正常　　B 左侧移位　　C 右侧移位　　D 继发性改变

图 3-59 脊柱—骨盆—下肢整体观

脊柱与骨盆、下肢同为人体承重的中轴，解剖和生物力学关系密切。当脊柱的基础部分——骨盆下及下肢的任何部分失去了长度、角度及空间位置的对称性，必然会影响脊柱的承重力线，进而造成脊柱结构和功能上的变化及适应；脊柱问题也会通过生物力学效应和神经支配影响而干扰骨盆、下肢的结构和功能。临床医生要认识到腰—盆—髋复合体中各个功能部分之间是相互联系和影响的，在整体观的基础上辨证论治。通过腰椎—骨盆—髋关节复合体的建立和动力学链节中各功能单元相互关系的认识，在诊治腰腿痛的时候，尤其需要正确评价骶髂关节的作用，可更好的评价不同病例并积累更有效的治疗方案。

中医讲究整体观念和辨证论治，注重从整体去辨证，从各个角度，从自然界所能导致脊柱位移的因素都会去考虑，而且会考虑到脊柱的下部——骨盆。因为临床表现为单一部位发病，其实是整个脊柱骨盆疾病在腰、骶、腿局部的表现。如颈椎病除寰枢椎错动外大部分皆由胸椎紊乱造成，肩周炎大部分是由颈椎紊乱造成，腰痛主要来源骨盆不正及骶髂关节错缝和下肢的疾患。这就要求在治疗腰、骶、腿的过程中不能只着眼于局部，要从整个脊柱出发考虑问题。

第六节　推拿手法的生物力学

脊柱的所有组织都有黏弹性，在载荷的初始阶段（当加载或卸载时），脊柱组织出现弹性变形。对于永久性、静止性改变，脊柱组织所受的载荷时间必定延长，一般需要 20~30min。推拿手法一般在不到 1s 内完成，因此推拿只会造成弹性变形。弹性变形不会引起组织静止状态的长度改变。为了获得正常的运动，唯一的方法是增强关节的稳定。骨盆的载荷传导系统功能障碍，可造成骶髂关节的疼痛。所以应教会患者如何进行康复锻炼，以提高自身支架系统的功能。

体位载荷和结构上的不对称可能加重骶髂关节的紧张度和应力，矫正由异常体位和结构性（双腿长短不一造成的骶骨处于非水平位）引起人体功效降低和载荷不对称应是主要的治疗。姿势矫正配合骶骨底水平的疗法大大优于单独使用手法，这种综合疗法是唯一可改善局部对线不佳和消除慢性腰痛的方法。许多临床医生认为骶髂关节内有空腔，在手法扳动过程中可闻及这些空腔发出"喀哒"声并可用手察觉到错动感，有响声表明错位的关节已复位。

蠕变是一种变形，在对物体施加了初始力之后，即使受力不再随时间变化，变形也将随时间推移而增大。蠕变由肌肉、骨骼、韧带的弹性力学性质决定，当力加于弹性体上，产生一定的变形，随后发生受力随时间而减少的现象。肌肉的力量在矫正侧弯时并无明显的力学价值，为了获得稳定的黏弹性结构，需要施加力来形成黏弹性的蠕变，使肌肉随意伸缩，并长时间的施力于脊椎，强有力而且编制过的特殊体操，定期操作，可能对矫正侧有帮助。

患者在异常的体位，如半脱位持续几个月甚至数年，脊柱的软组织也将变形、退变以适应这种异常，并将维持在此体位上。一个短促的推拿手法不会使已变形的软组织回到正常的位置上去。为了使已变形的组织恢复正常，则需要长期的力量和康复锻炼。锻炼的重点应放在腘绳肌、臀大肌、背阔肌、腹肌和背伸肌等，增强骶髂关节的稳定。

第四章　骶髂关节紊乱的病因病机

骶髂关节紊乱又称"骶髂关节错位"、"骶髂关节半脱位"、"骶髂关节错缝"等，指骶、髂骨节间开合不利，可以看作是筋扭伤、筋错位、筋出槽、筋扭转等。骶髂关节紊乱这一概念，是由 Goldthwaite 于 1905 年首先提出的，是指骶髂关节有损伤或慢性劳损，关节周围韧带松弛，体重或作用于骨盆的扭转外力使错开移位的骶髂关节不能自行复位，产生临床症状和功能障碍。

20 世纪初，骶髂关节紊乱曾被广泛地认为是腰腿痛的主要来源之一，后来由于对腰椎间盘突出症研究的重视，骶髂关节紊乱逐渐淡出临床医生的视野。近 20 年来，随着影像学检查手段和外科手术治疗在临床上的广泛开展，人们逐渐认识到并非所有的腰腿痛可以用腰椎间盘突出症来解释，更不能采用治疗腰椎间盘突出症的方法予以解决，骶髂关节或骶髂关节紊乱问题又开始受到临床医生的关注。近年来，随着 CT、MRI 关节投影技术的应用，骶髂关节退性行炎症反应和其他退性行病理改变已被证实是许多顽固性下腰痛病人的主要致痛来源，而且关节内封闭阻滞已被欧美医学界推荐为治疗和诊断骶髂关节源性腰腿痛的标准方法之一。现在，国内不少学者也开始日益重视骶髂关节紊乱在慢性顽固性腰腿痛中的重要作用和作用机理。

第一节　骶髂关节紊乱的损伤机制

人体各个不同的关节都具备其适合机体功能的正常活动范围及活动度，因某种原因，一旦超出其正常活动度，就可造成正常解剖结构的宏观变化——脱位，及微观变化——错缝。

骶髂关节的结构一般情况下非常稳定，没有强大外力和特殊情况下是不会错位的。但在一定条件下也会发生错位，如超过生理活动范围以外的扭转、强大的外力和妇女怀孕期间体位不正或体质虚弱时扭转损伤。骶髂关节属微动关节，活动范围小，稳定性较强，骶髂关节面微小的错位，超出关节本身的活动范围，关节周围的关节囊、韧带被牵拉紧张，进而使该关节不能自行复位，或关节内负压增高，将滑膜吸入关节腔内卡压，阻碍关节自行复位。

在西方整骨疗法中，骶骨和髂骨组成骶髂关节和髂骶关节两个关节。骶髂关节是将躯干的重量由骶骨传到髂骨及下肢，又叫坐骶弓，髂骶关节是将地面对体重的反作用由骶骨传到髂骨及躯干，又叫股骶弓。骶髂关节运动是指两侧髂骨绕骶骨的旋转运动，髂骶关节运动是指骶骨在两侧髂骨之间的倾斜、旋转运动；骶髂关节紊乱是髂骨相对于骶骨发生旋转移位，髂骶关节紊乱是骶骨相对于髂骨发生倾斜、旋转移位。因此骶髂关节紊乱可以分为髂骨紊乱与骶骨紊乱，髂骨是旋转紊乱，可分为髂骨前后旋转移位与内外旋转移位，骶骨主要是倾斜紊乱，可分为前后倾斜移位与左右倾斜移位，有时也可左右旋转移位（图4-1）。

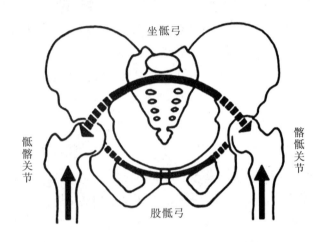

图4-1　骶髂关节与髂骶关节，坐骶弓与股骶弓

一、髂骨紊乱

在一定方向外力作用下，可使股直肌、腘绳肌、臀肌、髂胫束、阔筋膜张肌等牵拉引起髂骨旋转移位，最多见的是摔倒时单侧臀部或半身着地。根据受伤的姿势与外力的作用方向与部位，可造成骶髂关节向前（俯旋）移位或向后（仰旋）移位或侧方（内外）旋转移位，临床上简单地称为髂骨前后旋转紊乱和内外旋转紊乱。

（一）髂骨前后旋转紊乱

1. 髂骨旋前移位

髂骨旋前错位发生于下肢伸髋屈膝的位置上，如剧烈奔跑、跳远或活动中一条腿伸直屈膝、用肩抬、担重物，尤其是下楼或行走不慎踩空时，大腿前部的股四头肌和缝匠肌强力收缩向前猛力牵拉髂骨，同时由于对侧骶髂关节周围和腰背部肌肉韧带的稳定作用，使同侧骶髂关节向前旋转，导致髂骨相对于骶骨向前下俯旋移位（图4-2）。由于人类是右利步态，习惯用右脚运动，大腿前内侧肌肉比较发达，所以右侧髂骨旋前常见。

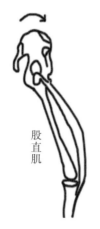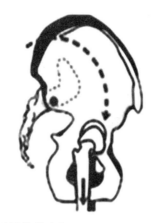

股直肌

图4-2 髂骨旋前移位

2. 髂骨旋后移位

髂骨旋后错位发生于下肢屈髋伸膝的位置上，如跨越沟壕、弯腰搬取重物时，大腿后外侧的腘绳肌、髂胫束、阔筋膜张肌强力收缩向后牵拉髂骨，同时由于对侧骶髂关节周围和胸腹部肌肉韧带的稳定作用，使同侧骶髂关节向后旋转，导致髂骨相对于骶骨向后上旋转移位（图4-3）。躯干、脊柱及骶骨向对侧前方旋转时，也可导致髂骨向后上错位。由于人体的左腿的主要功能是支撑与承重，大腿后外侧肌肉比较发达，所以左侧髂骨旋后常见。

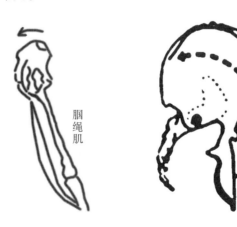

腘绳肌

图 4-3 髂骨旋后移位

（二）髂骨内外旋转紊乱

髂骨与下肢相连及受下肢的影响，当下肢运动，髂骨也随之运动。髂骨内外旋转移位是由于下肢髋关节旋转运动的结果，如髋关节内旋运动必将引起上端的髂骨向反方向外旋移位，反之髋关节外旋运动必将引起上端的髂骨向反方向内旋移位，以保持躯干在冠状面上平衡与对称。脊柱向一侧旋转，为了维持身体的平衡和协调，骨盆代偿性地向相反的方向旋转，即同侧的髂骨内旋移位而对侧的外旋移位。大腿内收肌群

109

与臀部肌肉是一对拮抗肌，相互作用稳定与平衡髂骨。内收肌强烈收缩，髂骨内旋；臀部肌肉痉挛，髂骨外旋。由于骶髂关节的结构呈螺旋状，髂骨旋前移位常合并内旋移位，髂骨旋后移位常合并外旋移位（图4-4）。

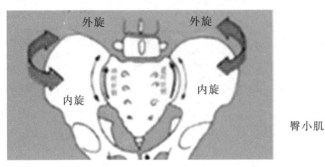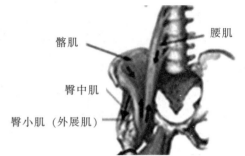

图4-4　髂骨内外旋转移位

（三）髂骨联动旋转紊乱

脊柱的基本功能是保持人体躯干的运动与平衡，而骨盆是脊柱运动与平衡的基础。一侧髂骨在任何平面上的任何方向旋转移位，必然引起另一侧髂骨在同一平面上向相反方向发生旋转移位，从而保持人体躯干的平衡与运动。如临床常见右侧髂骨旋前错位，而左侧髂骨旋后错位，反之亦然；左侧髂骨外旋错位，而右侧髂骨内旋错位，反之亦然（图4-5）。

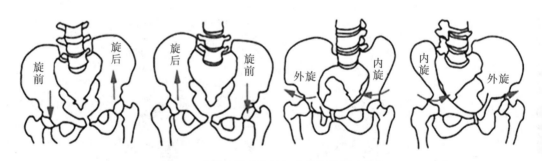

图4-5　髂骨的前后旋转与内外旋转联动移位

（四）髂骨耦合旋转紊乱

由于骶髂关节的解剖结构呈螺旋形，髂骨的运动是旋转移位。所以髂骨的运动不是单一平面的旋转运动，而是多平面的耦合旋转运动，即前后旋转运动常伴有内外旋转运动。如右侧髂骨旋前错位常伴有内旋错位，左侧髂骨旋后错位常伴有外旋错位。而且左右两侧髂骨的耦合旋转移位又伴有联动旋转移位，一侧髂骨旋前移位，对侧髂骨就旋后移位；一侧髂骨内旋移位，对侧髂骨就外旋移位（图4-6）。

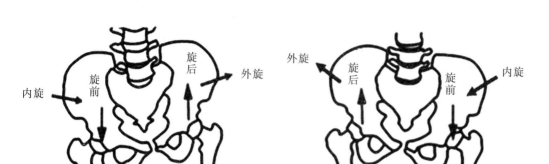

图 4-6　髂骨耦合旋转紊乱

二、骶骨紊乱

骶骨在力学机制与脊柱相关，当腰椎失稳，骶骨也移位。腰椎曲度与骶骨前后倾斜度呈正比，腰椎曲度变大，骶骨代偿性低头（前倾）移位，反之亦然；腰椎曲度变小、变直或反弓，骶骨代偿性仰头（后仰）移位，反之亦然；腰椎侧弯方向与骶骨左右倾斜呈反比，即腰椎侧弯畸形，骶骨代偿性反向左右倾斜错位；腰椎旋转位移，骶骨代偿性反向旋转移位。

（一）骶骨前后倾斜移位

骶骨在矢状面上以前倾移位常见。由于骶骨传导躯干重力的作用，使骶骨存在上端向前，骶尾向后旋转的潜在倾向，一般腰骶角呈 34°左右。腰椎有一个向前的生理弯曲，重力传导而使骶骨上端向前，骶尾向后旋转的倾向更为显著，骶骨前倾（低头）移位，腰骶角就大于 34°。骶骨后仰多见于由于脊柱病变，腰椎曲度变小、变直或呈反弓状态，骨盆处于代偿性后仰状态，骶骨也后仰（仰头）移位，腰骶角小于 34°（图 4-7），腰椎曲度的与腰骶角之间呈正比关系。

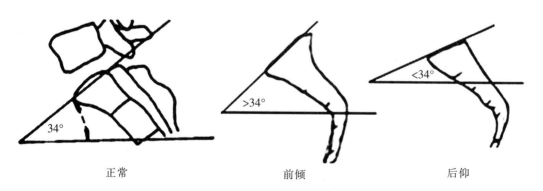

正常　　　　　　　前倾　　　　　　　后仰

图 4-7　骶骨前后倾斜移位

（二）骶骨左右倾斜移位

骶骨是人体上下力的传导枢纽。骶骨在冠状面上左右偏移错位多见一侧踝、膝或髋关节损伤疼痛，引起同侧下肢保护性承重力降低，对侧下肢代偿性承重力必然增加，引起骨盆向同侧倾斜，骶骨也随之向同侧倾斜移位；或腰椎出现向一侧弯曲，为了保持躯干的稳定与平衡，骨盆必将代偿性向另一侧倾斜，骨盆的倾斜必然引起骶骨反向倾斜移位（图4-6）。

（三）骶骨旋转移位

人类的骶骨是5块椎骨融合而成，稳定性增加但运动性降低。骶骨也可左右旋转运动，但旋转的幅度很小，骶髂关节是微动关节。由于受腰椎旋转运动的影响，而且人类习惯是右利步态。步行时常先迈右腿，腰椎随之向右旋转，为了保持躯干在Y轴上的平衡，骶骨向左旋转移位；然后迈左腿，腰椎随之向左旋转，为了保持躯干在Y轴上的平衡，骶骨向右旋转移位，以维持躯干的稳定。因此腰椎旋转"固定"错位，必然引起骶骨反向旋转错位，骶骨向左旋转错位较多，反之骶骨向右旋转错位较少（图4-8）。

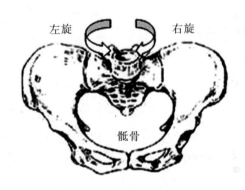

图 4-8　骶骨旋转移位

（四）骶骨耦合移位

椎体的运动是耦合运动，旋转运动常伴随倾斜运动，倾斜运动常伴随旋转运动。骶骨的运动也是耦合运动，前后倾斜往往伴随左右倾斜，左右倾斜也常常伴有前后倾斜，没有单纯的前后倾斜移位，也没有单纯的左右倾斜移位，而且骶骨的倾斜运动常伴有旋转运动，旋转运动也常伴有倾斜运动。由于受腰椎旋转、倾斜运动的影响，骶骨处于后仰、右斜、左旋耦合错位的频率较高。

三、骶骨髂骨耦合移位

骶骨与髂骨通过两侧的骶髂关节与前面的耻骨联合构成一个骨盆带或骨盆环，骨盆是一个复杂的生物复合体或者整体，骶骨的损伤必然影响髂骨，髂骨的损伤也常伴有骶骨的损伤。即髂骨的旋转移位常合并骶骨的倾斜移位，骶骨的倾斜移位也常合并髂骨的旋转移位，髂骨的旋转移位与骶骨的倾斜移位是耦合移位。同时，髂骨的旋转移位常伴有骶骨的旋转移位，骶骨的旋转移位也常伴有髂骨的旋转移位，髂骨的旋转移位与骶骨的旋转移位是耦合移位（图4-9）。

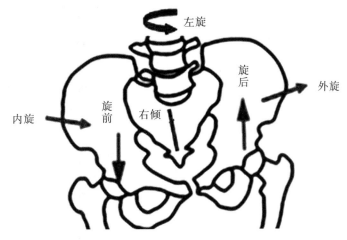

图4-9　骶髂骨耦合移位

四、骨盆旋移

骶髂关节紊乱是指超出骨盆生理运动范围并不能自我代偿的关节移位，也是所有骨盆紊乱疾病的基础。在人的整个生活过程中，骨盆受体内外各种环境因素的影响，不断发生形态结构的变化。由于每个人的身体素质不一样，影响的因素又很多，骨盆旋移的容许度是一个因人而异的动态数值，一般取值在1cm左右。超过这一限度后就会因脊柱力学平衡的破坏而逐渐导致姿势异常出现健康问题，首当其冲的是腰椎、髋、膝关节和盆腔内脏，以后可逐渐影响胸椎、胸或腹腔内脏，再次影响颈椎、头脑。

（一）先天与分娩因素

经临床统计分析，很多骨盆旋移是先天性的。胎儿通过母体产道来到人世，由于初产妇的产道较紧，再加上精神紧张使产道肌肉异常坚硬，而胎儿的骨骼和肌肉是十分柔弱的，胎儿通过僵硬而弯曲的产道出生时，构成胎儿骨盆骨骼单元就会因强烈收缩的产道肌肉的挤压而发生偏歪，骨盆的旋移在生产过程中已经不知不觉地发生了（图4-10）。

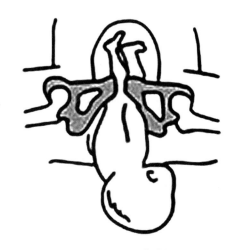

图4-10　分娩过程

113

（二）生物力学因素

1. 身体重心位置影响

骨盆就如一个架在两侧下肢之上的基座，支撑着由 26 个椎骨串联而成的脊柱，处在人体平衡稳定的重心位置。人体的平衡和稳定的维持取决于人体重心位置及其与支撑面之间的关系。男女的重心位置有所差别，当身体直立时，人体重心位于第二骶椎前方约 7cm 处，相当于髋关节额状轴的后方，并高于此处 4~5cm。身体的重力线通过枢椎齿突、髋关节之后和膝关节的前方。在此姿势下，重力线刚好处在颈椎、胸椎、腰椎及骶尾椎生理曲度的凹面，并产生一个协助维持各脊椎曲度的力矩，使人体能够以最少的肌肉收缩和最低的周边结缔组织压力来达到轻松站立，从而显著减少在站立或坐位时维持姿势所需消耗的能量。

身体重心位置可因体内代谢过程如消化、呼吸、循环的影响而出现变化。一般说来，身体的重心位置随呼吸而上下移动，移动的范围在 5~10mm 之间。当身体运动或维持一定的非直立姿势时，身体的稳定就需要考虑身体支撑面，只当重心垂线的位置落在支撑面之内，人体才能平衡稳定。人体重力线前后移动，骨盆也随之前后倾斜。骨盆前倾病人腰椎会出现前弓，耻骨联合位于髂前上棘下方；骨盆后倾病人腰椎会出现变直或反弓，耻骨联合位于髂前上棘上方（图 4-11）。

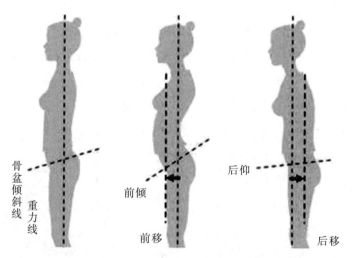

图 4-11　人体重心前后移动，骨盆前后倾斜

2. 左右受力不匀

骨盆上承躯干、下连下肢、中藏生殖器官及其邻近器官组织，起着重力传递、均衡和保护盆腔脏器的作用。作用于骨盆的力除了盆腔的内压力外，还有躯干重力、下肢向上向内的支撑力、耻骨联合的合聚力。

由于骨盆作为人体重心所在地，当两侧下肢的支撑点之间失去平衡性之后，必然要依靠骨盆自身来进行调整，恢复左右轴的力学平衡，因而易于产生移位。当人体站立时，双侧股骨头的反作用力向骨盆挤压，使骶髂关节上部骨缝开大、韧带松弛，在身体扭动时易造成扭伤与错动；当人体坐位时，双侧坐骨结节距离拉大，其反作用通过坐骨结节上传，骨盆出口变阔，骶髂关节下部韧带松弛，易使骶髂关节的单侧或双侧与下部扭动错动（图4-12）。此外，当关节因扭力的作用而成角时，关节软骨被压变形，关节囊和韧带被拉紧，骨盆移位潜在的危险就提高。

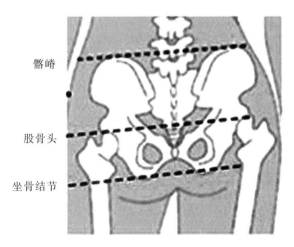

图4-12 坐骨结节、股骨头不平，髂嵴也不平

（三）姿势性劳损与形变因素

多数骶髂关节损伤患者并无明显的外伤史，而与姿势性劳损存在密切的联系。下肢、骨盆和脊柱长期处于某种习惯性姿势，易引起骨盆周围韧带出现蠕变效应而松弛，稳定性下降，进而出现劳损和错位。正常的骨盆形态维持着盆腔受力的平衡，但骨盆的正常形态随着每个人的生活工作习惯而发生形变。例如职业是经常站立位工作的人，由于其站立时双侧股骨头的反作用力经常向骨盆挤压，在躯体扭动时易造成骶髂上部扭伤与错动。

1. 坐姿代偿

不良的坐姿最易使骶髂关节失衡，如坐姿不端正向一侧歪斜，同侧坐骨结节承重较大，髂骨旋前移位（图4-13A）；坐位时一腿前移，牵拉同侧坐骨结节前移，骨盆呈扭曲状态（图4-13B）；习惯以叠腿姿势坐者，叠腿侧髂骨向后内方旋转，承重侧骶髂关节以坐骨结节后部着力，腰、骶、髂的肌力也因叠腿而易于侧弯挛缩（图4-13C）；习惯于后仰坐位者两侧骶髂关节下部的韧带容易松弛。此外坐姿时腹肌在20min后出现疲劳，由腰背肌肉则加强收缩以维持身体的平衡。长此以往，逐渐出现骶髂关节损伤。

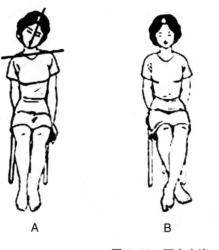
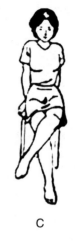

图 4-13　不良坐姿

　　韩国与日本人习惯于盘腿坐于地板上，两侧骶髂关节在大腿极度外展外旋张力作用下出现韧带蠕变，逐步松弛，故其男性的骶髂关节劳损和错位患者的发病率明显高于中国人。而且左侧髂骨的旋前位移，坐位幅度较大，这可能是左侧髂骨紊乱不能久坐的根本原因所在。

　　2. 站立代偿

　　人类站立多以单腿互换以支持体重。但单腿站立时重心落在一侧下肢，骨盆向一

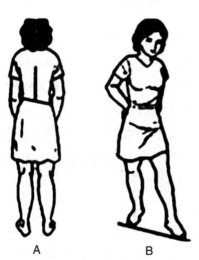

图 4-14　不良站姿

侧倾斜，进而引起脊柱失稳（图 4-14）。大多数人的行走习惯是右利步态，右下肢的功能主要是运动，左下肢的功能主要是承重。髂骨的位移受下肢运动的影响，所以右侧髂骨的病变多见移位，左侧髂骨的病变多见劳损。关于髂骨绕 X 轴旋前和旋后位移，右侧髂骨的位移以旋前为主，左侧髂骨的位移以代偿的旋后为主；关于髂骨绕 Y 轴的内旋和外旋位移，右侧髂骨的位移以内旋为主，左侧髂骨的位移以代偿的外旋为主。右侧髂骨的旋前位移，站位幅度较大，这是右侧髂骨紊乱不能久立的根本原因所在。

　　3. 不对称代偿

　　脊柱的主要功能之一是平衡功能，这一功能对维持人体正直姿势及各器官的正常功能活动有密切关系，在直立时保持头颅与地面垂直，两眼视线平行，两内耳半轨管处于同一水平，肩及骨盆水平，双下肢等长，体重均匀地分配至两下肢。在这种姿势

下，身体的重力在侧面经过耳、肩、膝及外踝的中点，在背面为自枕骨粗隆引至地面的垂直线。

因外伤、劳损、先天性关节不对称或下肢不等长等原因，为了维持左右动静力平衡，骨盆发生倾斜，骶髂关节位置紊乱，腰椎又进行代偿性侧弯，两肩的连线也会斜倾。同时作为人体平衡最主要的感觉反馈信号——视觉和前庭位置觉受到干扰，通过头颈姿势反射，使颈椎侧弯，寰枢关节旋转，寰枕关节后伸来实现视觉和前庭觉的平衡，导致头部与骶骨反向扭转，以维持身体的整体稳定，因而使脊柱出现"S"形或多节段侧弯（图4-15）。脊柱侧弯，附着于脊柱两侧的肌肉拉力不等，以对抗身体的失稳。长期肌肉牵拉可致肌肉发生炎症反应，使挛缩加剧，这是病人出现疼痛和求诊的主要原因。

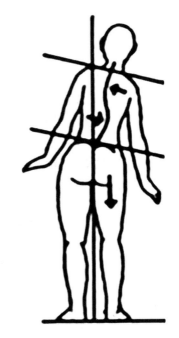

图4-15　骶髂关节紊乱，骨盆移位倾斜，脊柱发生代偿性改变

（四）暴力损伤

以往认为骶髂关节是人体中最稳定的关节之一，所以外界暴力因素是骶髂关节错位的主要因素。但随着对骶髂关节认识的深入，目前认为骨盆紊乱的主要原因为慢性应力性劳损，而外伤暴力作用的比例反而较低。暴力损伤主要发生在站立位时下肢的突然扭动。

身体向左或向右扭转或拾持及搬重物时，躯干侧转斜扭，致以骨盆为中心产生旋转，应力及剪应力作用于骶髂关节面的一侧，而张应力作用于该关节面的对侧，致使骶髂关节超出其正常活动范围或活动度，其关节周围韧带撕裂或损伤，使髂骨沿骶骨耳状关节面的冠状面向前或向后旋转错动，或者骶骨沿着髂骨耳状关节面的冠状面向前或向后倾斜错位。

屈曲性损伤往往发生在弯腰负重时，患者身体突然失去平衡，髂骨相对骶骨过度旋后错位，骶髂关节面凹凸不平的关节面失去正常的咬合关系，关节间隙增大，引起骶髂韧带高度紧张，产生强大的弹性回缩力，使关节面交锁，不能自由滑动，丧失功能，同时引起剧烈疼痛。

伸展性损伤往往发生在下楼梯时或夜间走路突然跨入一低陷的坑洼内，身体突然失去平衡，导致处于后面的下肢过伸，髂骨相对骶骨过度旋前错位。

（五）内分泌因素

骶髂关节紊乱以中年经产妇女多见，青年妇女则较少，而男性患者更少见。根据临床经验，该病在云南少数民族的妇女中发病率最高，西方女性次之，而在汉族女性中则更低。故慢性骶髂关节紊乱症很可能是妇女经期、妊娠及分娩时黄体激素水平高，导致维持骨盆稳定的韧带松弛，造成骶髂关节不稳（图4-16）。

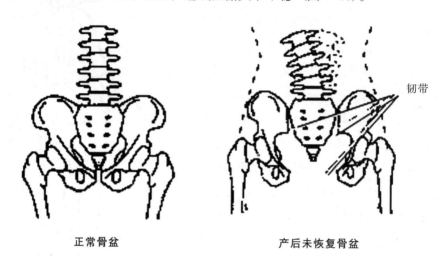

正常骨盆　　　　　　　　　　产后未恢复骨盆

图4-16　产后骨盆

　　汉族妇女分娩后有传统的"坐月子"习惯，产后骶髂关节运动和负荷很少，故较少发生骶髂关节失稳症。云南少数民族妇女产后得不到基本的休息，要立即承担大量的家务和田间劳作，骶髂关节紊乱的高发病率就不奇怪了。而西方女性尽管没有坐月子的习惯，但劳务操作一般不重，其发病率介于两者之间也就可以得到满意的解释。

　　妇女妊娠期营养过剩而活动量少，胎儿太大导致腹部高凸，使腹肌和骶髂关节周围的韧带张力增高，引起骨盆前倾；在分娩过程中，胎儿对骨性产道的挤压，腹直肌及腹外斜肌的强力收缩、牵拉耻骨上附着点，都可通过暴力传达，使骨盆后仰；分娩后松弛的韧带未完全恢复，此时劳累、过早负重，轻度的扭伤及碰撞伤等都可发生骶髂关节错位。致密性骶髂关节炎多见于产后30~40岁的妇女，发病率较高，可能与妊娠后期和生产过程中骶髂关节松弛有关。此与祖国医学产后气血虚弱，血不荣筋，筋不束骨理论相符合。

（六）特异性骶髂关节滑膜炎

　　骶髂关节紊乱还可见于强直性脊柱炎的早期患者或轻型患者。此时，其基本病理改变为特异性骶髂关节滑膜炎（图4-17）。关节的稳定性，除了与韧带组织及肌肉力量有关外，还与关节内压有关。关节负压对维持平面关节的稳定性具有重要意义，关节负压使关节面相互贴近，并在关节外正压的作用下保持良好的咬合关系。一旦出现关节滑膜的炎症，关节间隙扩大，关节面摩擦力降低，容易在外力作用下产生错位。

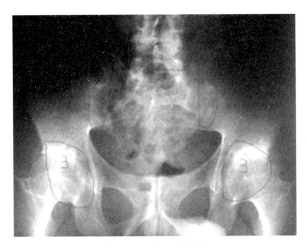

图 4-17　强直性脊柱炎

（七）下肢和腰椎疾病的影响

从临床实践来看，多数骶髂关节紊乱的患者合并有腰椎间盘突出症、腰3横突综合征等重症腰部疾患。从腰椎间盘突出症患者的治疗过程来分析，部分患者尤其是女性患者在神经根性压迫症状出现缓解以后会出现典型的骶髂关节紊乱的症状和体征。因而在骶髂关节紊乱与腰椎间盘突出症之间存在着密切的相关性。有人认为，骶髂关节紊乱是引起腰椎间盘突出症的发病因素。但同样有理由认为，腰椎间盘突出症可引起脊柱保护性畸形和骨盆运动肌群的动力失衡，也可反过来引起骶髂关节错位或紊乱。

同理，若患者下肢出现疾病或不对称后，同样因两下肢承重能力的失衡或长短不平而使骨盆向一侧倾斜，使身体重力不均匀地分配至两下肢。这一情况如不能得到及时矫正，必然会使一侧或两侧骶髂关节的韧带松弛和（或）造成骶髂关节面接触应力的不均匀分布，以致最终引起骨盆紊乱症。骶髂关节移位会影响骨盆的功能，骨盆功能的失调又能影响臀痛、腰痛，甚至于整个脊椎。矫正骶髂关节，对治疗骨盆功能失调有很大的临床成就。

第二节　骶髂关节紊乱的病理机制

当骶髂关节有损伤或慢性劳损，关节周围韧带松弛，关节错开移位。一般情况下，骶髂关节的这种移位多能自行复位，患者仅表现为关节韧带扭伤的局部疼痛症状。一旦移位超过骶髂关节生理允许的范围，会使关节两侧空间镶嵌的凹凸结构相互错开，关节间隙增大，导致连接关节面的骨间韧带处于弹性回缩状态，出现交锁。关节交锁的出现，短时间内使关节运动功能降低或消失，另一方面则挤压嵌入关节间隙的滑膜组织（骶髂关节下部或称副骶髂关节）和（或）引起韧带损伤、劳损，刺激关节囊内伤害性感受器，出现临床症状。

从长期影响来看，关节面的过度移位造成关节面负荷急剧增加，成为最终出现骶髂关节骨关节炎的始发因素。另一方面，韧带结构的长期被动牵拉，引起胶原结构的蠕变效应，最终松弛，导致骶髂关节失稳。以致一个小小的起床或上床动作，都有可能产生反复错位。由此可见，骶髂关节韧带劳损松弛既是造成关节错位的内因，也是引起错位长期存在的结果，两者互为因果。病理机制实际上是关节错开移位滑膜嵌入的结果，所以又称"骶髂关节滑膜嵌顿"。近年来本病得到重新认识，但看法颇不一致。

一、骨错缝

骨关节错缝是指某些原因使两个关节面之间解剖关系产生轻度的偏移、旋转等移位，或使关节内结构的位置发生微小的异常，最微小者只有 1~2mm 的错移（图 4-18），发生疼痛和功能障碍仍不能复位的关节，这种关节的紊乱称为关节错缝、错落或称参差，比关节半脱位的错移要小得多。

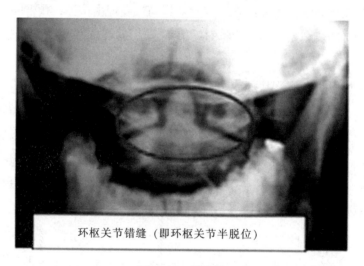

环枢关节错缝（即环枢关节半脱位）

图 4-18　骨错缝

骶髂关节错缝是指骶骨与髂骨的耳状关节在外力和其他致病因素的作用下，造成其周围韧带肌肉损伤和超出生理活动范围使耳状关节面产生微小移动（最微小者只有 1~2mm 的错移）而不能自行复位，导致该关节内外力学环境失衡和相关软组织损伤，并出现临床症状者。即骶髂关节面的对应关系发生轻微改变而导致局部疼痛与功能障碍者。

（一）髂骨旋转错位

一侧髋骨相对于骶骨及对侧髋骨过度移动而错位，为髂骨错位，与传统理论认识上的骶髂关节错位概念相一致。髂骨错位可根据错位运动的不同轴向而分为骶髂关节上横轴错位及骶髂关节下横轴错位（图4-19）。

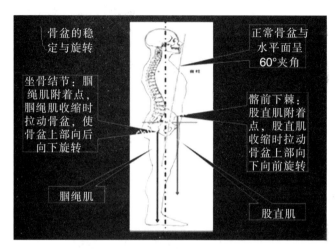

图4-19　髂骨旋转移位

1. 骶髂关节上横轴错位的临床特征为两下肢出现假性不等长。若脊柱前屈时发生的损伤，致一侧髋骨向后、下方旋转移位，表现为髂后上棘较健侧后凸、下移，同时坐骨结节移向前外方，髋臼向前上方旋转，患侧下肢假性短缩，传统上称骶髂关节后旋错位。若脊柱后伸时发生的错位，致一侧髋骨向前、上方旋转移位，表现为髂后上棘较健侧低陷、上移，同时坐骨结节移向后内方，髋臼向后下方旋转，患侧下肢假性延长，传统称骶髂关节前旋错位。

2. 髂骨围绕下横轴相对于骶骨及对侧髂骨过度移位而发生的错位，为骶髂关节下部错位。骶髂关节下部前旋错位的两下肢外观长度基本相同，特有体征为髂后下棘内下方压痛，髂骨缘较骶骨缘凹陷，髂前上棘较对侧上移、凸起；骶髂关节下部后旋错位的体征为髂后下棘内下方压痛，髂骨缘较骶骨缘高隆，髂前上棘较对侧下移、凹陷。

（二）骶骨错位

当脊柱屈伸时伴左右旋转运动，骶骨在一侧或两侧骶髂关节面上产生屈伸—旋转复合运动移位，而第5腰椎和两侧髋骨仍保持原位，造成骶髂关节和腰骶关节的复合错位，也有作者称之为"骶骨错位"。

若脊柱前屈旋转时发生，致骶骨基底部向前、下方旋转移位，表现为患侧第5腰椎横突与髂嵴的距离增宽，患侧髂后上棘向上外方移位，骶髂关节间隙压痛，骶旁沟明显加深，称骶骨屈曲旋转错位，常俗称骶骨低头错位或左倾错位(图4-20)。若脊柱后伸旋转时发生的错位，致一侧骶骨向后、上方旋转移位，表现为髂后上棘向下内方移位，骶髂关节间隙压痛，

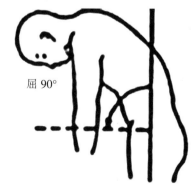

屈90°

图4-20　骶骨屈曲旋转

121

骶旁沟明显变浅，称骶骨后伸旋转错位，常俗称骶骨仰头错位或右倾错位（图4-21）。

若骶骨在过度后伸位时一侧受到冲击，骶骨受身体重力及两侧髂骨关节面的限制，受伤一侧被迫向腹侧移位，临床体征为受伤一侧骶旁沟加深，两侧骶髂关节间隙压痛，为骶骨前旋错位。当腰骶关节在过度前屈位时一侧受到冲击，骶骨受身体重力及两侧髂骨关节面的限制，受伤一侧被迫向背侧移位，临床体征为受伤一侧骶旁沟变浅，两侧骶髂关节间隙压痛，为骶骨后旋错位。

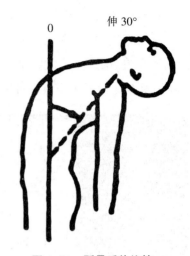

图 4-21　骶骨后伸旋转

二、软组织损伤

骶髂关节是由骶骨与髂骨的耳状关节面组成的微动关节，主要依靠关节面的凹凸不平相吻合及骶髂关节前后强大韧带来稳定。由于外力的作用，骶髂关节发生过度牵伸扭转或推挤而发生的小关节关系轻度错动，造成小关节排列改变、失稳、嵌卡、功能受限以及所附着的软组织，关节囊和滑膜伴有不同程度的损伤、卡压等（图4-22）

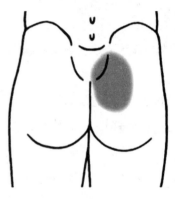

图 4-22　骶髂关节软组织损伤

急性骶髂关节损伤，可造成关节前或后间隙的暴力性扩张，进一步发生关节炎症反应。尤其是骶髂关节下部属滑膜关节，对于水平骶骨者发生前旋错位合并下横轴的向后错位，则常可导致骶髂关节滑膜炎，造成剧烈疼痛。慢性的骶髂关节错位则引起骶髂关节面负荷增高，关节软骨因磨损而逐渐发生骶骨关节面的密度增高，以前称为致密性骶骨炎，究其实质为退行性骶髂关节骨关节炎的影像学表现。

三、韧带损伤

腰—髂—髋关节结构复杂，肌肉韧带坚强，形成一个稳固的整体联动系统。骶髂关节处于这个系统的枢纽部位，其关节面吻合牢固，周围肌肉、韧带、关节囊坚韧，因此关节活动度很小。

骶髂关节周围有强大的肌肉和韧带，未成年者在损伤错位瞬间有自动复位的可能，即骶髂关节错位后可借助韧带的拉力，使关节面自动还原复位。在自动复位的过

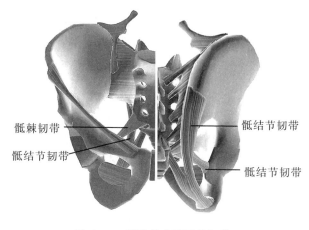

骶棘韧带 —— 骶结节韧带
骶结节韧带 ——
 —— 骶结节韧带

图 4-23 骶髂关节周围的韧带

程中，骶髂关节周围撕裂的韧带等软组织可能同时卡入关节中，患者局部疼痛较剧。成年后骶髂关节的关节面间有许多隆起和凹陷，关节错位后靠韧带拉力自动复位可能性不大，这是导致患者长期腰腿痛及功能障碍的重要原因。骶髂关节损伤波及骶尾韧带时，亦能引起尾骨痛和骶尾部疼痛。当骶髂关节韧带松弛时，骶骨就不能稳固定于骨盆上，导致静态不稳（图 4-23）。

四、神经损伤

一般情况下，若非较大外力是不能轻易造成骶髂关节移动、错位的；另一方面，一旦发生错位（半脱位多见），则引发一系列病理改变。向上则可影响脊柱，向下影响下肢，引起常见的腰—臀—腿—足疼痛。更有甚者还可引发一系列腹腔及盆腔内脏病变，常可诱发月经不调、痛经、便秘、泌尿系感染等多种疾病。因此，骶髂关节半脱位在腰腿痛及若干内脏病变的病理过程中具有十分重要的意义。

（一）周围神经卡压

坐骨神经和股外侧皮神经的神经束紧贴在骶髂关节的前侧，梨状肌附着于骶骨中段外侧沿，坐骨神经在梨状肌下方通过。骶髂关节错缝是无菌性炎症病变，关节滑膜可能出现嵌顿、出血、水肿，刺激神经出现临床症状。如刺激到股后侧皮神经及坐骨神经时出现大腿后外侧疼痛及坐骨神经刺激症状，刺激到第 4 腰神经时出现股骨大转子外侧及大腿前方疼痛。骶髂关节错位临床上常出现急性或慢性腰腿痛，但诊断和治疗中常被忽略，或误诊、漏诊，若错缝关节未被矫正可长期遗留腰骶部疼痛或坐骨神经疼痛麻木等症状。

骶髂关节尽管其活动范围小，但仍然存在活动度。骶髂关节面间的相对运动，刺激和卡压、牵张了周围的神经，就会引起疼痛。如骶髂关节位置发生变化，可以直接刺激骶丛，出现丛性坐骨神经痛。若骶骨位置发生变化，可牵动梨状肌，出现干性坐骨神经痛。骶髂关节错位还可以影响股神经、闭孔神经，临床上出现大腿前面、内侧疼痛、功能障碍。若影响到阴部神经和盆神经时，临床上出现尿频、尿急、肛门刺激症状。

腰骶干、坐骨神经紧贴在骶髂关节的前侧，梨状肌附着于骶骨中段外侧缘，坐骨神经在梨状肌下方通过。骨盆发生移位时容易造成腰骶干和坐骨神经的牵拉，使其在骶骨翼上缘处呈弓弦状绷紧，若发生骶髂关节移位则很可能使该神经在此处卡压受损。发生骨盆移位或骶髂关节脱位时，损伤一侧的骨盆向后、向上、向下、侧方移位或腰骶角过大，也很容易使腰骶干和骶丛神经一起受到牵拉损伤（图4-24）。

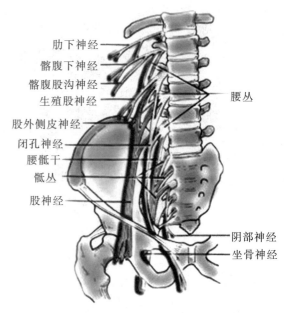

图 4-24 骶髂关节周围的神经

骨盆紊乱是神经根刺激症状发生的基本原因。由于外伤或劳损，骨盆旋转倾斜，骶骨在髂骨间沿着横轴和斜轴扭转，为了代偿与稳定这种扭转，骶骨周围的韧带张力增加而纤维受到破坏，身体的重心转移，腰椎轴线侧弯，椎间孔的骨性通道因侧弯而变狭窄，脊柱的运动节段失稳，神经根受到椎体后角、黄韧带及后关节的卡压，神经根袖因腰椎侧弯旋转则牵拉力加大，椎间盘通过自身纠正姿态失衡无效，即可出现坐骨神经痛。

（二）交感神经刺激

骶髂关节的前面由骶2~骶4神经发出的副交感神经形成的骨盆神经，和从腰部延伸而来的交感神经纤维组成神经丛，支配着降结肠、乙状结肠、直肠和泌尿生殖器官（图4-25）。骶髂关节紊乱与下腹部的多种慢性疾病的发生有关，如慢性结肠炎、肠易

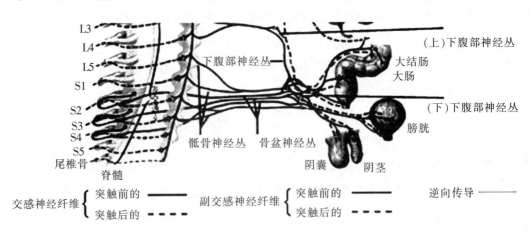

图 4-25 骶髂关节周围交感神经

激综合征、便秘、痔疮、慢性盆腔炎等。有的则表现为泌尿生殖系统病症（如月经不调，尿频、尿急、遗尿、阳痿等）且久治不愈。其机制是：①骶髂关节错位后直接刺激压迫，导致局部出现无菌性炎症，从而产生一系列临床症状；②椎旁或椎前交感神经受刺激压迫；③骶髂关节直接刺激压迫血管，造成血管痉挛。一旦骶髂关节错位纠正，骨盆位置恢复正常，许多内脏病变亦随之得到缓解。

五、脊柱生物力学失衡

由于慢性劳损或意外伤害，骨盆旋转侧倾，骨盆环的自锁系统受到破坏，髂骨与骶骨间的正常咬合关系失稳，骶骨在两髂骨间沿着横轴及斜轴扭动。

骨盆构成人体脊柱的基础，一旦骨盆倾斜，必然引起躯干的左右前后动、静力失衡，随后因腰椎的失代偿，又相应导致胸椎和颈椎的代偿，胸段后突增加，颈胸交界出现水平倾斜并与骨盆水平相反，以求达到躯干稳定。为了代偿与稳定这种扭动，骨盆及脊柱周围的韧带张力加大，甚至受到破坏，身体的重心转移，脊柱轴线侧弯，椎间孔的骨性通道也因侧弯而变狭窄，同时因脊柱的活动节段失稳，神经根受到椎体后角、黄韧带及后关节的卡压，神经根袖也因腰椎侧弯旋转则牵拉力加大，椎间盘通过自身纠正姿态失衡无效，可加快椎间盘的退变过程，逐渐出现椎间盘突出，神经根受压。此种情况往往发生在青壮年，而且反反复复，难以康复。通过纠正骨盆不平衡，配合对症治疗与消除水肿，椎间盘突出引起的坐骨神经痛多能痊愈，或者获得不同程度的症状缓解。骨盆紊乱以髂骨主横轴错位引起的腰椎侧弯旋转较为明显，因此对于腰椎间盘突出症引起的坐骨神经痛，应先纠正骶髂关节紊乱，以减轻骨盆紊乱对椎间孔、神经根和椎间盘应力分布的影响，恢复骨盆和脊柱静动力学平衡关系，使体重平均负荷在骨盆自锁系统上，消除骨盆的失代偿状态。

（一）髂骨错位对脊柱生物力学的影响

髂骨错位会破坏骨盆和腰椎左右侧对称性的平衡，因而造成脊柱侧凸的姿势性代偿，进一步引起引起诸椎间盘、韧带及关节突应力分布的不平衡，处于倾斜较低一侧椎间盘承受了巨大的扭力、张力和剪力，处于脊柱侧弯凸起侧的韧带组织承受了较大的张力、拉力，处于脊柱侧弯凹侧的骨结构承受了较大的压应力（图4-26）。最后因失代偿而引起脊柱退行性病变的加速，早期可出现软组织损伤、肌筋膜炎，后期可诱发腰椎间盘突出、骨关节炎等。特别是颈胸段

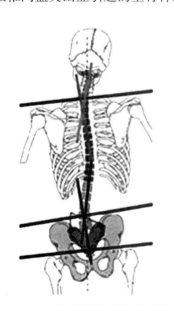

图4-26 髂骨旋转对脊柱的影响

的对应代偿，由于缺少强大肌肉力量的保护，更容易影响节段的稳定性，容易使椎体发生错动，继而发生脊神经根受压而疼痛。其中交感神经受到刺激后，可以发生临床常见的颈性眩晕、脊柱源性心脏病。由于 12 对脑神经均出自颅底，寰椎错动会受到刺激，有些病人可以诱发延髓综合征和头部五官科症状。骨盆紊乱与腰腿痛存在着密切的相关性，其机理探讨如下：

1. 髂腰韧带牵拉是引起腰椎生物力学失衡关键

髂腰韧带分为上下两支，上支起于髂骨缘而终止第 5 腰椎横突，下支又分为两支，均终止第 5 腰椎横突，但上支起于髂骨缘而下支起于骶骨内缘，髂腰韧带上下支的作用不同。

髂腰韧带上支和下支的髂骨分支有限制第 4 腰椎前屈、侧屈的作用，上支因其髂嵴和第 4 腰椎横突间起至角较大，在一侧髂骨发生屈曲错位移位固定后，强大而高张力的髂腰韧带上支必然牵拉同侧横突而造成 L4~5 节段向同侧屈，横突后移，而该复合运动在 Y 轴上的空间耦合运动即是向对侧旋转（L4 棘突偏向同侧）。而附着于第 5 腰椎横突的下支髂骨支的作用与上支相同，但其起至角较小，类似的生物力学机制不如对第 4 腰椎的强大。这样髂骨前屈移位最终可造成同侧 L4~5 椎间盘后缘长期高负荷剪切力而容易退变、突出。

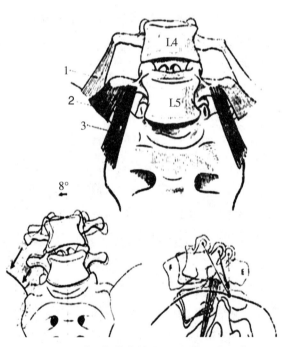

图 4-27　髂腰韧带牵拉腰 4、5 椎运动运动

髂腰韧带下支的骶骨分支有限制 L5 后伸、侧屈的作用，在一侧骶骨发生屈曲侧倾错位固定后，强大而高张力的髂腰韧带下支骶骨分支牵拉同侧 L5 横突而造成 L5~S1 节段向同侧侧屈、横突前移，而该复合运动在 Y 轴上的空间耦合运动即是向同侧旋转（L5 棘突偏向对侧）。这样，髂骨前屈移位最终可造成同侧 L5~S1 椎间盘后缘长期受高负荷剪切力而容易退变、突出（图 4-27）。

2. 腰椎左右侧生物力学失衡的上行性进展

髂骨与下肢相连及受下肢的影响，当下肢运动，髂骨也随之运动。在伸大腿屈小腿时强烈收缩股直肌可引起髂骨在骶骨关节面上向前旋转，下肢固定时腘绳肌收缩造成坐骨结节向前下旋转，引起髂骨在骶骨关节面上向后旋转。

当外力作用迫使一侧髂骨相对骶骨及对侧髂骨出现旋转移位并超过允许位移量时，即为骶髂关节屈曲性紊乱。由于两侧髂骨前后向反方向旋转分离，附着在髂嵴上的髂腰韧带牵拉第4、5腰椎旋转移位，脊柱在此轴移动之后可以出现代偿性反向侧弯运动，这种代偿运动为L4椎体旋转倾斜位移，使椎管、椎间盘的正常生理功能受到限制，纤维基中某一方向胶原纤维处于过度抑制状态，继而发生蠕变、疲劳、断裂，并继发椎管内神经根炎症反应、椎管狭窄等慢性病理变化。如果这种病理变化得不到有效纠正，由于一侧髂骨的后旋，同侧椎间盘后外缘受到异常剪切力，日久必然引起腰椎间盘的退变、突出。

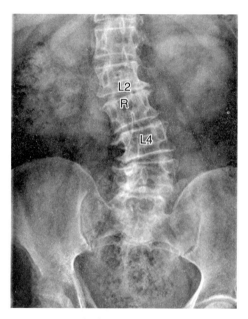

图4-28　骨盆倾斜对腰椎的影响

腰4~5椎间盘突出症与髂骨旋转紊乱之间有相关性。两侧髂骨反向旋转紊乱使髂嵴高低不平，引起骨盆向一侧倾斜。为了维持躯干和视力在冠状面上的平衡，在两侧腰方肌、髂腰肌和胸腰筋膜等肌肉韧带的协同作用下，腰椎代偿性地向对侧弯曲，且骨盆倾斜与腰椎侧弯呈中度正相关（R=0.63）。腰椎侧弯引起腰4椎体倾斜旋转及其椎间隙左右不等宽，腰椎侧弯与腰4~5椎间隙呈中度负相关（R=-0.50）。两侧髂骨前后反向旋转紊乱使附着在髂翼的髂腰韧带紧张引起第4腰椎旋转倾斜，旋转倾斜的腰4椎体引起腰4~5椎间盘后外侧承受到应力集中，在重力和外力的作用，异常的剪切力引起腰4~5椎间盘退变、膨出或突出（图4-28）。

在病理机制上，腰4~5椎间盘突出症与髂骨旋转紊乱之间有相关性，二者相互影响且有因果关系，一方的发生是另一方发生的结果或原因，称之为二联征。腰4~5椎间盘突出症与髂骨旋转紊乱二联征中常伴有腰大肌劳损、腰方肌紧张痉挛，出现腰3横突综合征，所以腰4~5椎间盘突出症、髂骨旋转紊乱与腰3横突综合征常同时出现，又称之三联征。腰4~5椎间盘突出症中腰4椎体倾斜旋转，为了维持脊柱在冠状面上的平衡，腰2椎体必然反向倾斜旋转，引起相应的椎间孔狭窄，L2-3神经根刺激受损，出现股外侧皮神经痛、臀上皮神经痛，以及阔筋膜张肌和髂胫束紧张痉挛，日久形成不安宁综合征。

（二）骶骨错位对脊柱生物力学的影响

正常情况下，腰段脊柱有一生理前凸，称为腰椎弧度或曲度。腰椎间盘和后方的小关节构成三关节复合体，是构成和维持腰曲的重要因素。腰椎正常的生理前凸结构，使骶骨在正常情况下有一定的倾斜度，骶骨底稍向前向下倾斜。骶骨底与水平线之间的夹角为腰骶角，腰骶角与腰椎曲度之间呈正相关（R=0.48）。骨盆前倾时腰骶骨角增大，腰椎前凸亦随之增加；骨盆后仰时腰骶角减少，腰椎前凸变得扁平，骶骨后仰身体的承重力线前移，当剪力作用于腰椎前部时，处于椎间盘中的相对偏后的髓核后移，纤维环承受负荷加大易破裂，突出以多节段为多。椎间盘突出刺激或压迫位于其侧后方神经根管内的神经根，产生剧烈腰腿疼痛，但活动受限不明显。骶椎后凸的增加以骶骨向后移位的方式实现，使骶髂关节负荷急剧增大，往往造成骶髂关节的骨关节炎和顽固性的尾骶部疼痛。

骶骨前倾身体的承重力线后移，作用于腰 5 椎体后部的剪力增加，当剪力作用于椎间盘组织时，力点小而较集中，易导致 L5~S1 髓核破裂，多合并有椎弓根峡部裂，突出多为单节段。破裂的髓核游离至后纵韧带下，刺激分布其上的神经纤维，引起腰部剧烈疼痛，且腰部活动严重受限，但腰痛很少伴有下肢坐骨神经痛症状，由于其主要是压迫窦椎神经，而不是坐骨神经（图4-29）

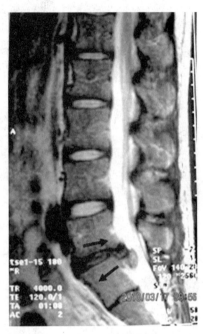

图4-29　骶骨倾斜对椎间盘的影响

脊柱自然退变表现为腰椎曲度的减小及顶椎下移，使腰 4、5 椎体前倾。骶骨的融合增加了其稳定性，但降低了其运动功能，在躯干重力的作用下，骶骨前倾。腰 5 椎体前倾使其后下缘及椎间盘后移，骶骨前倾使其后上缘前移，导致腰骶关节前后滑移分离，形成下交叉综合征。骶骨前倾与腰 4~5 椎间隙呈正相关（R=0.27），而与腰 5~骶 1 椎间隙无相关性。腰 4 椎体的运动轴心在椎体后缘，而腰 5 椎体运动的轴心在椎体中心。腰 5~骶 1 椎间盘位于相对稳定的骶骨和屈伸活动频繁的腰 5 椎体之间，椎间盘后侧的剪切力增加，容易膨出或突出，这可能是 L5~S1 椎间盘退变的力学机制。在病理机制上，骶骨倾斜紊乱与腰 5~骶 1 椎间盘突出症之间有相关性，二者相互影响且有因果关系，称之为二联征。

荷兰学者 Bedzinski 和 Wall 研究发现腰部脊柱轮廓应力分布取决于脊柱前凸指数和骶骨的倾斜度，并观察到骶骨倾斜角增加，第 5 腰椎应力值增高，而腰椎前凸指标较大时第 4 腰椎应力值增加。Henrypollard 等提出骶髂关节与髋关节、下腰椎在结构和功能上相互影响，调整骶骨的位置可对整个结构产生影响，使得关节组织应力重新分布，恢复脊柱整体力学平衡。

骶骨两侧的梨状肌有相互拮抗或协同的作用，以维持骶骨的相对稳定。骶骨倾斜移位使附着于骶骨的梨状肌受到刺激后发生痉挛、肥大、增生甚至挛缩，压迫坐骨神经，引起梨状肌综合征。髋关节内旋时，梨状肌限制骶髂关节的运动或产生局部痛和梨状肌综合征，梨状肌的长度和力量不等明显影响骶骨在髂骨之间的位置。通过调整腰骶角，梨状肌综合征得以缓解或痊愈。由此可见，骶骨倾斜紊乱与梨状肌综合征常同时出现，腰 5~骶 1 椎间盘突出症和骶骨倾斜紊乱二联征常合并有梨状肌综合征，三者相互影响且有因果关系称之为三联征。

脊柱运动和平衡功能与骨盆生物力学密切协调，这种协调可使机体在低耗能省力状态下生活劳动。而骨盆紊乱会使这种协调关系破坏，影响"蝶—寰—枕"脊柱节律运动。据临床调查，慢性骶髂关节紊乱患者多数存在着寰枕关节的错位（或称固定）。由于脑脊液循环缺少寰枕关节屈伸摇摆节律运动的促进，使脑脊液流动瘀阻，中枢神经系统的内环境受到影响，出现失生理态平衡，表现为抗病力低下，易疲劳和多种植物神经功能紊乱性疾病，统称为"慢性疲劳综合征"。临床报道，某些免疫功能失调疾病与脊柱紊乱相关，如部分类风湿关节炎、红斑狼疮、血小板功能下降等，通过整复骶骨手法治疗，脊柱平衡得以改善，相关疾病亦得到缓解或痊愈。

呼吸运动是人体重要的生理功能，骶骨协调摆动可使呼吸节奏恒定，身体内环境含氧量充足，故骶骨的生理动力学与人体健康有着密切关系。骶骨在呼吸运动时屈伸协调运动，在呼气与吸气时有节奏的"低头"、"仰头"摆动，是呼吸生理节奏的重要一环，与脑脊液流动共轭运动，称作骶—蝶—枕共轭系统。脑部生理受骶骨失衡的干扰，可致身体的神经—内分泌—免疫机制紊乱。骶骨的呼吸运动中的摇摆出现差错，导致身体生理机制失稳，产生复杂的生理心理病变。气功偏差患者有骶—蝶—枕骨错动，手法调整均能获得康复，为该理论提供了有力的佐证。

六、与骶髂关节紊乱相关的腰骶部疾病

（一）骶髂关节炎

骶髂关节表面包裹着一层透明软骨，软骨有厚度和强度并富有弹性，可分泌滑液保护关节。骶髂关节紊乱导致透明软骨的磨损速度远远超过软骨自身修复能力，而变得越来越薄、不平滑、粗糙甚至剥脱状态，软骨下骶、髂骨裸露，因裸露的骨头表明有神经支配，从而骶髂关节痛及活动功能受限。脱落的软骨片也会引起关节内滑膜炎症疼痛，此时软骨为适应这种因关节失去稳定性后的力学变化和缓解关节退变趋势，自身的骨细胞开始又一轮增生，刺激骨膜形成新骨，出现骶髂关节骨性关节炎，过去称致密性骶髂关节炎（图 4-30）。

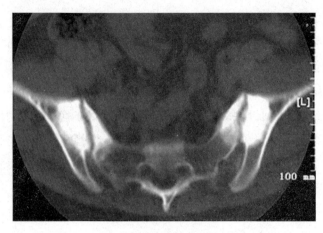

图 4-30　骶髂关节炎

（二）腰椎间盘突出症

椎间盘突出症患者合并骶髂关节错位或损伤，髂关节损伤病人存在着腰椎间盘突出的影像学表现，表明了腰椎间盘突出症与骶髂关节损伤有着密切的联系，这两种疾病在临床互为因果。

有人认为骶髂关节错位是引起椎间盘突出及神经根受压迫刺激的基本原因，其机理为骨盆环的自锁系统受到破坏后，髂骨与骶骨间的正常咬合关系丧失，髂骨在两骶骨间沿着横轴及斜轴扭动，为了代偿与稳定这种扭动，髂骨附近的韧带张力加大而受到破坏，身体的重心转移，腰椎轴线侧弯，使组成椎间孔的骨性通道也因侧弯而变狭窄。此外因脊柱的活动节段失稳，椎间盘一侧长期承受了较大的应力，纤维环各层逐渐破裂，髓核突出。而神经根受到椎体后角、黄韧带及后关节的卡压，神经根袖也因腰椎侧弯旋转则牵拉力加大，避让受到较大的限制，难免受到突出椎间盘组织的压迫而出现坐骨神经痛。此种情况往往发生在青壮年，而且反复发作，难以康复。若不纠正骨盆失衡，仅对症治疗、消炎和对腰椎进行手法调整，是不大容易获得痊愈的。

由于腰椎间盘突出症引起的根性痛使腰椎出现保护性侧弯与后凸畸形，引起脊柱力学失衡，造成骨盆发生代偿性姿势调整，而出现骨盆倾斜，骶髂关节面咬合关系失常，关节周围韧带组织的应力性劳损。此外突出的椎间盘组织对腰骶神经的刺激往往引起腰骶臀部肌肉的高度紧张，而对运动神经的持续压迫，使骨盆运动肌群丧失正常张力和肌力，因而骶髂骨在不平衡的拮抗肌群牵拉下，出现错位。从临床病例分析，髂骨错位多合并第 4、5 腰椎间盘突出，而骶骨错位则多见腰 5、骶 1 突出，这就是沈国权教授提出的骶髂关节紊乱—腰椎间盘突出二联征假说。

（三）腰肌劳损

骨盆结构不对称可以牵拉腰背部的软组织，引起腰肌紧张痉挛和劳损。腰肌劳损的主要肌群为腰方肌、髂腰肌、腹横肌及多裂肌，上述肌肉均与骶骨、髂骨有着密切的关系，并附着于腰 3 横突。骨盆错位可引起上述肌肉拉力不平衡并产生对应性代偿，再加体重的压力，可使附着于腰 3 横突的肌肉、筋膜发生无菌性炎症，此种炎症刺激腰椎周围神经，形成腰肌劳损和顽固性腰痛，腰 3 横突尖端有明显的局部压痛。临床上有些顽固的"第 3 腰椎横突综合征"，在纠正上述力学不平衡之后，肌张力对称，疼痛也即迅速消失。因此髂旋转移位与腰 3 横突综合征常合并存在（图 4-31）。

（四）腰椎滑脱症

脊柱有一个自然退变史，表现为多裂肌、竖脊肌、胸腰筋膜等腰部肌肉、筋膜紧张痉挛，引起腰椎曲度减小及顶椎下移，使腰 5 椎体前倾位移。骶骨的融合增加了其稳定性，但减小了其运动功能。重力作用和屈髋肌紧张使腰骶角相对增大骶骨前倾，使骶骨后上缘与腰 5 椎体后下缘有前后滑移的趋势，使身体重力投射在骶骨底部斜面上的剪切应力大大增加，逐步造成椎间盘和椎弓根——上下关节突关节半闭合骨性环的劳损，最后出现椎弓根断裂（或不发生），椎体向前滑脱。

图 4-31 腰 3 横突综合征

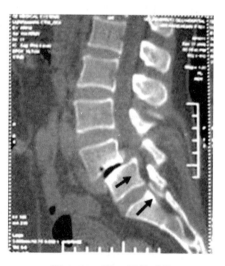

腰骶关节呈冠状位，骶骨的上关节突位于前下，第 5 腰椎的下关节突位于后上。异常外力或强力弯腰致使腰底角变小即骶骨后仰，骶骨的上关节突作用于第 5 腰椎的下关节一个异常的剪切力，而第 5 腰椎上关节突与第 4 腰椎下关节突形成的后关节呈矢 2 状位，因此骶骨后仰极易带动第 5 腰椎向后滑移，椎体向后滑脱，常伴有腰 4~5 椎间盘损伤，但极少有椎弓根断裂现象出现（图 4-32）。

（五）骨质增生

图 4-32 腰 5 骶骨后移

腰椎骨质增生是由于不正常的压力和拉力，或由外伤而引起，它们之间有互为因果关系。例如外伤引起腰部力学不平衡，腰的一侧挤压力加大而另一侧拉张力加大，常见的骨盆紊乱多因上述原因而发生。而且一旦骨盆的生理动力学失衡，必然会导致下肢长短不齐，骨盆也因此而侧倾，腰椎的轴线突向短腿侧。侧弯侧的腰椎受到身体的重力与日常姿势不平衡的挤力，二者的合力可致该侧椎体边缘发生炎症水肿，故凹侧骨质增生较凸侧增生出现早，此种增生称为"压力性骨刺"（图4-33）；此种增生又会引起腰部椎间盘髓核活动异常，使椎间盘的抗压能力减低，椎间盘的纤维老化加速，因而脊柱的活动节段咬合力失稳，再加上不良的姿势，可致腰扭伤后的神经炎症或后关节嵌顿。

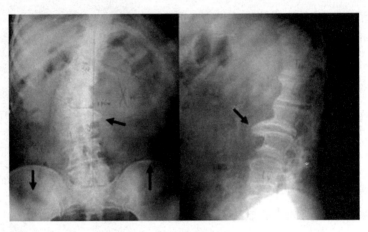

图4-33　腰椎退变

（六）梨状肌综合征

　　骶骨两侧的梨状肌有相互拮抗或协同的作用，以维持骶骨的相对稳定，梨状肌的长度和力量不等明显影响骶骨在髂骨之间的位置。骶骨左右倾斜移位牵拉梨状肌发生损伤性炎性改变，或者痉挛、肥大、增生甚至挛缩，压迫坐骨神经，引起梨状肌综合征。骨盆和骶骨倾斜时长腿股骨大转子处有滑膜炎，可能是梨状肌等外展肌群强烈收缩撕裂的产物（图4-34）。通过纠正骶骨倾斜移位，平衡内外肌群的力量，梨状肌综合征得以缓解或痊愈。Snijders等

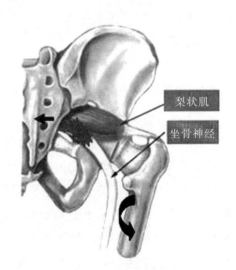

图4-34　梨状肌综合征

指出交叉腿坐姿较普通坐位和站立位而言，可相对延长两侧臀部深层的梨状肌，有助于建立骶骨和股骨之间的主动和被动张力，增强骶髂关节的稳定性。

七、与下肢关节承重力线改变有关的疾病

　　骶髂关节紊乱，尤其是髂骨旋转移位可导致骨盆两侧力学平衡的破坏，使得人体

骨骼三维空间坐标体系内髋关节的坐标发生改变，并由此带来一系列的下肢承重力线偏移，从而造成一系列下肢骨关节问题。脊柱问题往往隐藏着骨盆和下肢生物力学的失衡，解决脊柱和骨盆问题为髋、膝、踝关节病痛提供新的临床治疗途径。

以常见的右侧髂骨屈曲错位（髂后上棘向头侧移位，低限，髂前上棘低于对侧，以前称骶髂关节前旋错位）为例，患侧下肢内旋，股骨头下移，下肢假性延长，髌骨内移，仰卧时代偿性膝关节伸直，自然站立时患侧脚较对侧后移，足内翻，因紧张髂腰韧带的牵拉，第5腰椎向对侧旋转前移。患者站立时主要以健肢承重。

髂骨旋前内旋下肢随之内旋，股骨头后外缘应力集中，日久易损伤、坏死及退行性改变。由于下肢承重力线内移，长期的髂骨屈曲移位不能及时纠正的话，可逐渐引起膝关节内侧负荷增高而出现内侧半月板损伤和（或）骨关节炎。而骶骨向后移位的话，则可造成下肢承重力线前移，使膝关节前方负荷增大，因而导致脂肪垫劳损和髌股关节劳损（图4-35）。

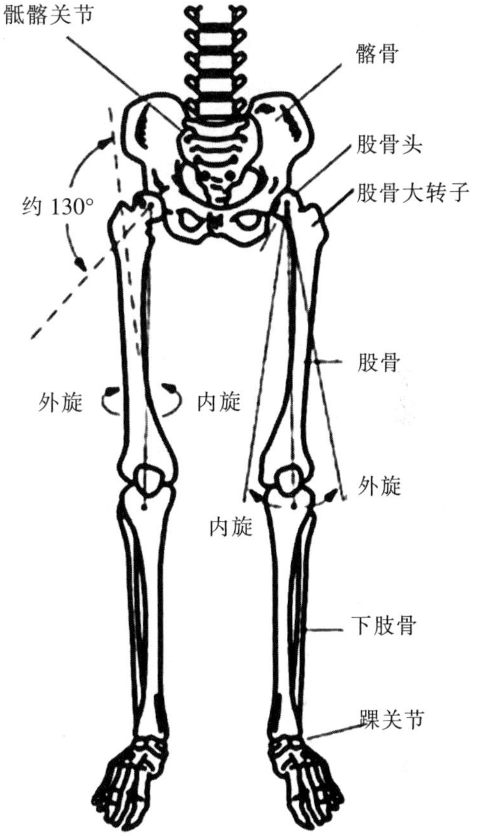

（一）股骨头缺血性坏死

图 4-35　下肢力线改变对关节的影响

解剖学和生物力学研究表明，骨盆和髋关节共享相同的肌肉，因而骨盆的功能与髋关节活动密切相关。骨盆的问题有时以髋关节功能障碍为表现，影响髋关节的运动和增加髋关节的应力。髂骨前后旋转引起髋臼的空间位置发生改变，股骨头高低不平出现长短腿。髂骨旋前髋臼上移股骨头随之上移而下肢变短，髂骨旋后髋臼下移股骨头随之下移而腿变长。两侧髂骨反向旋转移位而加大了两侧股骨头的垂直距离，引起下肢显著不等长而出现长短腿。长短腿直立位时两侧下肢受力不均匀，短腿承受的重力减轻，而长腿承重加大，髋关节受到更大的压应力，易损关节滑膜、软骨便出现髋关节痛，由于应力集中和营养障碍的缘故必然引起股骨头缺血性坏死。病例对照试验表明调整髂骨的旋转位移，可以有效缓解髋关节的疼痛（图4-36）。

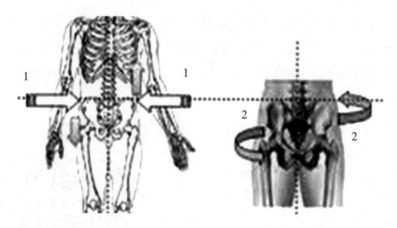

图4-36 髋关节内外旋转

(二) 股外侧皮神经痛

两侧髂骨反向旋转移位引起髂嵴高低不平，骨盆随之向髂嵴低的一侧倾斜。为了维持视角和头面的平衡，身体的重心就会转移，腰椎代偿性反向侧弯。骨盆倾斜与腰椎侧位密切关联，由于髂腰韧带的作用，具体表现为腰4椎体的旋转、倾斜，为了维持腰椎在冠状面上的平衡，腰2椎体必然代偿性反向倾斜、旋转，引起相应的椎间孔狭窄，腰2、3神经根受到压迫刺激。躯干扭转是激发腰痛的原因之一，由于腰2、3神经是臀上皮神经和股外侧皮神经的重要组成部分，因而出现臀中肌处疼痛和股外侧皮神经痛，以及阔筋膜张肌和髂胫束紧张痉挛，日久形成不安宁综合征（图4-37）。

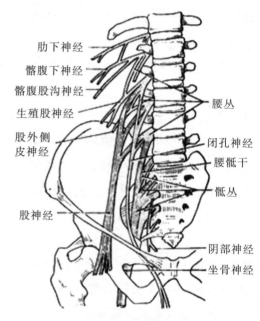

肋下神经
髂腹下神经
髂腹股沟神经
生殖股神经
股外侧皮神经
股神经
腰丛
闭孔神经
腰骶干
骶丛
阴部神经
坐骨神经

图4-37 股外侧皮神经

(三) 骨性膝关节炎

髂骨内外旋转移位股骨颈也随之内外旋转，下肢的承重力线因此改变。膝关节的Q角因此发生变化，膝关节的间隙出现左右不等宽，内外侧压应力和拉张力不平衡。拉张力增大易损伤关节囊、韧带组织，引起劳损性膝关节疼痛；压应力增大易损伤滑膜、软骨，引起骨性膝关节炎。骶髂关节的功能障碍可引起不典型的膝关节钝痛，而膝关节无明显的结构性损伤，可能与骶髂—髋—膝运动链各关节间应力传递的异常以及紊乱的本体、伤害感受器的神经冲动传导有关。

髂骨内旋移位继发股骨颈内旋，大腿随之也内旋而小腿反向代偿外旋，膝关节的

Q 角增大，引起膝关节的间隙内侧宽而外侧处窄，以及髌骨外移，关节外侧受到更大的压应力，内侧副韧带牵拉紧张，内侧受到更大拉张力，形成 X 型腿；髂骨外旋移位继发股骨颈外旋，大腿也随之外旋而小腿反向代偿内旋，膝关节的 Q 角减小，引起膝关节的间隙外

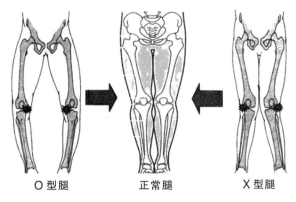

O 型腿　　　　正常腿　　　　X 型腿

图 4-38　膝关节 Q 角变化

侧宽而内侧窄，以及髌骨内移，关节外侧受到更大的拉张力，外侧副韧带牵拉紧张，内侧受到更大压应力，形成 O 型腿（图 4-38）。在临床实际中，调整髂骨内外旋转移位可以有效纠正膝关节两侧应力失衡，缓解膝关节退行性变化。

（四）阴阳脚

髂骨内外旋转移位下肢承重力线改变，引起膝关节的 Q 角发生改变。膝关节与踝关节相连及上下影响，膝关节的 Q 角增大或减小的变化，踝关节相应外翻或内翻，以及足旋前或旋后畸形。髂骨内旋移位髋关节随之内旋，引起膝关节的 Q 角增大，踝关节反向代偿内翻，足随之旋后，出现阴脚；髂骨外旋移位髋关节随之外旋，引起膝关节的 Q 角减小，踝关节反向代偿外翻，足随之旋前，出现阳脚（图 4-39）。

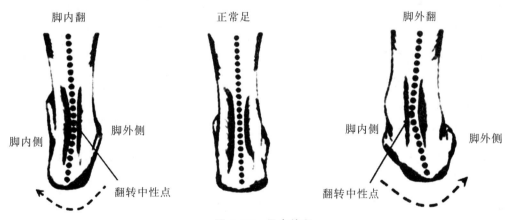

脚内翻　　　　　正常足　　　　　脚外翻

脚内侧　　脚外侧　　　　　　　　脚内侧　　脚外侧

翻转中性点　　　　　　　　　　翻转中性点

图 4-39　足内外翻

踝关节内翻内侧受到更大的压应力，而外侧受到更大拉张力；踝关节外翻外侧受到更大的压应力，而内侧受到更大拉张力。足旋前跟距关节易错缝移位，足旋后跟距舟关节易错缝移位。足的旋转畸形，必然改变下肢的承重力线，影响整个人体的姿势状态，进而又引起病痛上行性发展，髂腰肌、梨状肌紧张痉挛，髂骨及腰椎的旋转移位。通过调整髂骨的空间位置，可以阻断下肢力线改变引起的病理环节。

第三节　骨盆倾斜的机理

骨盆是整条脊柱的底座，它平衡与否对脊柱来说具有重要意义。当人体直立时，骨盆向前倾斜，形成正常的倾斜度。当骨盆倾斜度发生改变时就会影响脊柱在矢状面的重力传递线。倾斜度增大，重力前移，脊柱势必前倾。如欲保持脊柱平衡，腰椎必须增加其前凸弓的角度；反之，倾斜度减少，易致脊柱腰段产生代偿性后凸，表现为正常的前凸减少。因为人体是一个统一的整体，一旦骨盆平衡失调，它不但直接影响脊柱的力学平衡系统失常，还会引起其他相关系统的病变。如心血管系统、胃肠系统等等的病变。由此可见，骨盆平衡对人体的平衡系统有重要的作用。

一、骨盆前后倾斜的病理机制

骨盆倾斜度过大是由于在骨盆的形成和发育成熟过程中遗传基因的决定性作用和外环境的影响而造成的。近年来我国正常产妇在产程中需纠正骨盆倾斜度的人数有所增加，而且纠正后可明显降低难产率。此种倾斜度的增大与女性在骨盆发育成

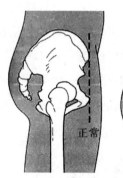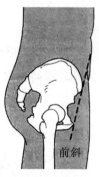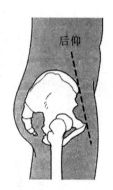

图 4-40　骨盆前后倾斜

熟阶段长期穿高跟鞋有直接的关系。此外，长期营养不良可致骨盆的结构和倾斜度的改变（图 4-40）。

（一）骨盆前斜的机制

骨盆前倾最明显的症状是臀部后凸，腰臀比、BMI 值和体重都在正常范围，小腹仍旧前凸。一般来说，当骨盆前倾时，耻骨的上端会向前，而耻骨的下端会向后（图 4-41）。

前倾力偶包括髋部屈肌（髂腰肌、髂肌、股直肌和 TFL）和竖脊肌。在前面，髋部屈肌会向下拉动骨盆，导致前倾。在后面，竖脊肌会向上拉动骨盆后部，同样导致前倾。

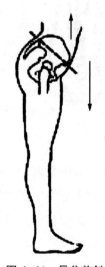

图 4-41　骨盆前斜

骨盆前倾时，腰椎前凸的角度会变大，故个案腰部可能会有前凸弧度。这可能会导致腰椎椎间盘后侧及此部位的小面关节压力增加。此姿势与较长且较弱的腘绳肌有关，腹直肌也会被拉长，腰大肌和股直肌可能缩短。骨盆前倾，腰椎也会产生一个抗衡机制，形成过弯的弧度，从而胸椎和颈椎也会产生改变而出现驼背、颈前伸等不良姿势。

　　经常穿高跟鞋的女性，骨盆会一直被提高，身体为保持平衡，骨盆就会前倾，这时出现的提臀效果并不是真正意义上的臀部肌肉，而是让骨盆角度提高的视觉而已。在站立或者行走时，重心没有落在骶髂关节的位置，而是落在了腰椎上，重心改变后，身体为保持平衡，就会收缩腰椎周围的肌肉，长期这样，周围肌肉则会产生酸痛。

　　因此为减少头位难产的发生率，保护母婴健康，在骨盆发育成熟阶段除应指导其加强营养，避免长期营养不良所致的骨盆结构和倾斜度的变化；还应指导其不宜长期穿高跟鞋；对骨盆倾斜度过大者于分娩前2~4周休息时及分娩期第一产程，应尽量采取半坐卧位，以增加胎头入盆的机会。

　　(二) 骨盆后仰的机制

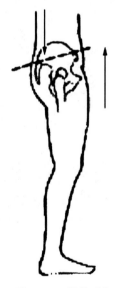

图 4-42　骨盆后仰

　　骨盆后倾耻骨的上端会向后，而耻骨的下端会向前（图4-42）。造成的原因主要是不良的习惯，例如经常靠在很软的沙发上睡觉、办公族上班的椅子支撑度不好、运动量太少或者是不正确的运动方式。

　　后倾力偶包括腹直肌、腹外斜肌、臀肌和腘绳肌。在前面，腹直肌和腹外斜肌向上拉动骨盆。在后面，臀肌和腘绳肌向下拉动骨盆。骨盆后倾时，腰椎前凸角度变小，此姿势与髋部伸展肌较长有关，髋部屈曲肌可能较长、较弱。

　　后倾带来的最常见问题是腰椎弧度变小，从而导致腰椎更容易向前弯曲。腰椎向前弯曲是危险的，尤其是在负重状态下，后倾的选手比前倾的选手更容易患上腰椎间盘突出。腰椎弧度变小往往会导致驼背，头部前移。驼背对肩袖健康大有影响，头部前移有可能导致颈部疼痛、颈椎间盘突出。

如果颈肩、腰部常感到酸痛，针对部位治疗也没多大效果，那么就要考虑问题是不是来源于骨盆。有骨盆后倾的人，腰椎的幅度都会过于平直，所以受力很直接，容易造成椎间盘的压力，腰部的肌肉也会较吃力；另外，因为腰椎过直，胸椎的弧度会受到影响，胸椎的下段会比较直，肩胛骨会较为突出，肩颈易产生酸痛，通常这类人颈部也会有前伸，甚至引起头痛等一系列的问题。

二、骨盆侧倾的病理机理

骨盆侧倾指的是 X 光片上显示的两侧髂嵴的上缘连线不在同一条水平线上（图4-43），触诊时两手卡在髂嵴上缘出现一手高一手低。外观上看腰带不在同一水平线。双侧臀部一边大一边小，双侧臀横纹不等高。双侧腰眼不等高，一深一浅或一大一小。向前弯腰时，背部特别是肋骨与腰部左右高度不一致等。

（一）骨盆侧倾的机制

骨盆处在身体的中间，是整条脊柱的底座。骨盆承上启下，它在脊柱和下肢间传递力量，由第 5 腰椎支撑的重力，均匀的沿着髂骨翼，通过坐骨传向骶髂关节。对应重力的地面反作用力，由股骨颈和股骨头传递至髋臼上缘。部分反作用力被传递至耻骨的水平分支，在耻骨联合处与对侧相反的力量相对抗而改变力的方向来相互平衡。这些力作用于骨盆入口处的力线形成一个完整的环，从而来达到动态时的稳定。

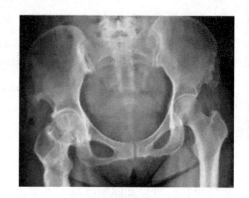

图4-43　骨盆侧倾

1. 承重力学失衡

人在直立状态下，身体重心位于骶 3 和耻骨的连线上，靠近髋关节水平，骨盆处于平衡状态的位置上。步行当中的每一步单足着地时，地面反作用力由该侧下肢传递，并使该侧髋关节抬高，髂骨向后旋转髂嵴抬高，对侧髋关节则由于重力而降低，髂骨向前旋转髂嵴降低（图4-44）。耻骨联合因此受到上

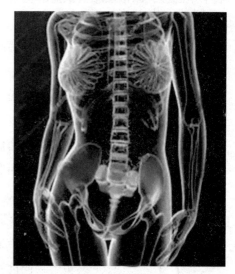

图 4-44　行走步态，右腿支撑，有髂嵴高

下的剪切力，使得一侧耻骨上升，另一侧下降，从而使骨盆向一侧倾斜。

一般情况下，耻骨联合自身的结构和周围的韧带会阻止这些运动，但当女性分娩，或者是长期重心压在一侧，且又坚持剧烈运动，或者跑步时就会导致耻骨上缘不重合，从而出现骶髂关节跟着做出代偿性调整，引起骨盆侧倾。而耻骨联合和骶髂关节一旦错位，附着在耻骨联合和骶髂关节周围的肌肉韧带就会出现张力力量的不平衡，也会产生一系列的因为不平衡导致的功能异常和症状出现。常见的走路走久了大腿根部和髋关节处不适、翻身痛和腰痛等。

2. 动力性失衡

影响骨盆平衡的肌肉有三大群，第一群为腹部肌群与腰背肌群，第二群为骨盆与大腿之间的髂腰肌及臀肌，第三群是脊椎两侧连接骨盆的腰方肌。这些肌群都是支撑腰椎不可或缺的关键，扮演着既相互抗衡以维持平衡，又相互扶持以减少局部压力的双重角色。其中的平衡状态容易因个人不良姿势、运动不当的用力模式而受到破坏，一旦相互抗衡的肌肉出现不平衡状态，骨盆倾斜就发生了，腰背部疼痛也就难以避免了。

骨盆的外侧附着着很多肌肉，从外往里臀大肌，臀中、小肌，阔筋膜张肌，还有深层髋外旋肌群（图4-45）。平时喜欢把重心压在一侧，或者翘二郎腿等原因出现的臀大肌、臀中小肌、阔筋膜张肌这些肌肉张力高，这时并腿时这些肌肉就会把这侧髂骨向前牵拉旋转。因为骶髂关节周围有很多强壮的韧带，相对稳定，这时就会通过腰骶关节和腰椎来代偿，会出现髋外侧紧张的这一侧髂嵴低，对侧髂嵴高，这种体位下拍X光片，就会出现骨盆功能性的侧倾了。但是当两腿打开时这侧的髋外侧肌群相对放松后髂骨又恢复到一样高低。

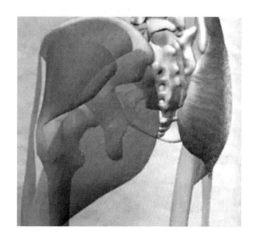

图4-45 骨盆外侧肌

肌肉基本上都会附着于关节，一般而言力量从一条肌肉传连到另一条肌肉的机制是这样的：首先会由一条肌肉移动关节，由关节角度的改变来使另一条肌肉产生收缩，再依照同样的方式将力量传递出去。然而有些肌肉并不需要骨骼或是关节的移动来传递力量，这些肌肉称为肌肉连结。肌肉连结又可以分为具有共同起始肌腱的肌肉、以肌间隔为分界相对而生的两条拮抗肌、介于筋膜中的连结肌肉等。在某条肌肉极度紧绷、失去柔软度而无法顺畅动作时，并不会自己传连疼痛、不适，它们会透过这些肌肉连结，把不舒服的感觉传连到其他部位，让身体感觉到。

骨盆若产生侧倾，随着时间经过，紧绷的感觉会传连到始于坐骨的内收大肌、腘绳肌（股二头肌长头、半膜肌、半腱肌）上，使得大腿后方和内收肌群逐渐失去柔软性。另一方面，股二头肌长头与短头一起形成共同的肌腱，附着在腓骨头上，若是长头的动作能力降低，状况也会传连到短头上。而短头的起端位于股骨与外侧肌间隔上，同时拮抗肌也透过这个肌间隔连结上述的肌肉，所以股外侧肌的力量也就会跟着降低。

外侧肌的力量下降牵扯到股四头肌的运动，股直肌与股外侧肌的筋膜分界处就会产生剥离，造成膝盖伸展出现障碍，膝盖周围也会出现疼痛、不舒服的感觉。即使到医院也检查不出什么毛病，因为这其实是骨盆肌肉的柔软度（伸展力）降低所造成的状况。另外，如果抵抗这股不当动作的力量往上方传递，就会通过腹肌群（起始于骨的竖棘突肌群、髋骨的髂嵴、耻骨等部位）影响到上半身，最后引起肌肉、筋膜痉挛性的肩颈僵硬。

（二）骨盆侧倾的损伤机理

1. 腰椎关节突关节紊乱

腰椎关节突关节在相邻的连续椎体中提供了重要的锁定功能，可以防止椎体轴向旋转和向前滑移。通过阻止轴向旋转就可以保护椎间盘免于过度扭转。通过阻止向前滑移，就可以防止前屈时椎体在体重的作用下滑脱。

腰椎的轴向旋转是围绕腰椎和椎间盘的后 1/3 纵轴进行的，当围绕这个纵轴旋转时，椎体的后部结构就向旋转的相反方向的侧方转动。为阻止这种旋转，关节突关节阻止后部结构侧方移位。每一对上关节突都与上方椎体的下关节突紧密连接构成关节突关节，每个平滑的向内的上关节突都与向外的下关节突相对。如果上位椎体向左旋转，那么右侧下关节突就会撞击相对的上关节突。这种锁定机制限制了每一个椎间关节的轴向旋转，从而保护椎间盘免于收到剪力过大而损伤。

一般在站立的情况下，腰椎会弯向髂骨高的那一侧凸，向髂骨低的那一侧凹。比如说左侧髂骨高，腰椎会侧弯向左侧而凸向右侧。椎间盘髓核会向右方滑动。左边纤维环受挤压且压力增大。左侧腰椎的每一个椎体的下关节突相对于下一个椎体的上关节突，做了向下滑动的运动，关节突关节间隙相对闭合。而右侧同一节腰椎椎体的下关节突相对于下一个椎体的上关节突则向上滑动，关节突关节间隙相对于对侧是打开的。

患者如果右侧髋外展肌群紧张，在并腿站立时右侧髂骨就会在髋外侧肌群的牵拉下出现右侧髂骨相对于左侧髂骨较低，形成骨盆的侧倾。右侧骨盆低左侧骨盆高，就会出现代偿性腰椎弯向左侧凸向右侧。这时腰椎左侧的关节突关节相对右侧是闭合的，在这种情况下，再做腰椎的左侧屈、后伸和右回旋时就会产生由于左侧关节突关节过度挤压关节囊而产生疼痛（图 4-46）。这时把两腿分开与肩同宽时，两侧的髋外

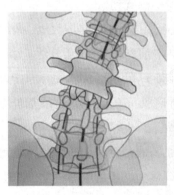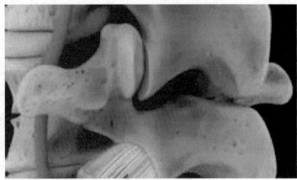

图 4-46　骨盆侧倾—腰椎侧弯—腰椎关节突关节紊乱

展肌群缩短，张力达到一个暂时的平衡，髂骨变成一样高低，两侧的关节突关节受力平衡不再受到挤压，自然在做动作时疼痛就消失了。

2. 下肢力学失衡

站立位的时候是靠足来支撑的，如果不存在结构性长短腿或骨盆侧倾的话，假如一侧的出现膝外翻，或者足过度旋前，或者一侧足大趾外翻，这侧足的横弓和纵弓塌陷的话。这时站立位就会出现功能性长短腿，此时骨盆为了适应腿的高低而出现功能性骨盆侧倾。

骨盆侧倾以后，腰椎又为了适应骨盆的位置而出现侧弯来代偿。胸椎、颈椎也会跟着腰椎位置变化而变化。在这种体位下，前后左右的肌张力处于不平衡状态，有的被拉长、有的被缩短。一侧关节突关节相对于另外一侧就会相对闭合。所以做动作时有可能会出现拉长的肌肉再被拉长时出现功能受限或者产生疼痛。一侧关节突关节已经相对闭合，做动作时关节突关节关闭那一侧被挤压得更严重而产生疼痛。

此类患者两腿分开与髋同宽，站着做侧屈、回旋出现腰痛并伴随着活动受限。同样与髋同宽跪着做同样的动作结果症状全部消失，功能恢复正常。这种现象也能很好地说明是膝关节以下的问题引起的骨盆功能性侧倾，骨盆侧倾又导致下肢生物力学紊乱，出现的在运动过程中某个关节和肌肉受力过大刺激疼痛感受器而产生疼痛。

功能性骨盆侧倾患者如果站立位拍骨盆 X 光片，按照骨盆片显示的结果做骨盆复位的话就会使代偿机制更加复杂，治痛的同时又致痛。这种患者是适合做下肢的生物力学的精细评估，以及足踝的功能及足底肌的功能训练。有时年龄比较大的患者关节已经变形，由于年龄的原因导致肌肉的训练效率不是很高的情况，还需要做足垫以后做针对性的训练。

人是一个不可分割的整体，排除外伤以外，任何看上去很小的局部问题，反过来都会影响整体。患者疼痛也好，功能异常也好，都是在各种代偿机制下已经形成的结果。有果必有因，软组织的损伤往往"因"藏得很深，"果"暴露于表，再加上现代人心态比较急，急于消灭"果"，过度关注结果，就在不找因的情况下过度的针对结果来调整。导致新的因果关系出现，关系越来越错综复杂，代偿也就越来越复杂。从而更快地走向失代偿，达到了治痛以后又致痛的结果。老的疼痛治好了，新的疼痛出现了，再治新的疼痛，周而复始。

现在经常听到很多医生抱怨现在病人的疼痛越来越难治了，其实不是病越来越难治了，是软组织损伤病理变了，患者需求变了。面对错综复杂的患者的问题，单一的专业、单一的视角去看的话就可能会一叶障目，难见泰山。时代不同，时代的产物注定不同。大健康时代的病人需要用大专业来评估、来诊断、来治疗、来康复。

第四节 骨盆失衡是人体多种疾病的起因

人体疾病的发生有许多方面的原因，但任何事物的发生总有一个比较起始的原因，对此中医几千年、西医几百年都进行研究与总结。中医对人体疾病原因的认识：人体疾病的外因是"风、寒、暑、湿、燥、火"六气，内因是"喜、怒、忧、思、悲、恐、惊"七情。西医对人体疾病原因的认识：人体疾病的外因是细菌与病毒；内因是神经机能的变化。

不论是中医的经络、气血、脏腑学说，或是西医的神经机能理论，都在相当的意义上指出人体疾病的原因，但是不少疾病，都是由于骨盆失衡引起的。骨盆失衡，不但使人体的骨盆产生疾病，并且也引起骨骼子系统和人体的其他子系统发生病变，成为百病起因。这个理论还从许多不同人体疾病的骨盆失衡疗法得到有力的证实。

一、中医学对骶髂关节紊乱的认识

骶髂关节半脱位属中医学"腰痛"、"痹证"范畴，也有称其为"骶髂关节错缝"、"骶髂关节扭伤"。病因病机为肝肾亏虚，筋骨失养，兼受风寒湿侵袭或劳损而致瘀血留滞，邪闭络阻。根据其发病特点，病因病机可分为以下三个方面：

（一）病因方面

1. 劳损

肝肾亏虚、筋骨柔弱：素体肝肾不足，或劳力负重，或妇女产后筋骨慢性劳损，气血虚弱，致使骶髂关节韧带松弛，筋骨不固而错位。

2. 外伤

跌仆闪挫、气血瘀滞：突然跌倒，单侧臀部着地；或下蹲位持重站立时扭伤；或身体向前、向后跌仆，都可使骶髂关节经脉突然受伤，气血瘀滞不通，不通则痛。

3. 外感

风寒湿邪外侵：肾虚之人；或妇女产后血虚；或劳损伤及肾气，风寒湿乘虚外侵，遏于经脉，着而不去，影响气血流畅，故而发病。

（二）病理机制

1. 经络学说

脊柱骨盆是人体生命的支柱，"督脉"脊柱也，督脉通则百脉皆通，百脉通则百病皆消也，脊柱骨盆偏移错动被称为"万病之源"。《素问·骨空论》提出督脉治病大法，"督脉生病，治在骨上，甚者在脐下营。"其实脊柱骨盆矫正医学在中国传统医学里早已被认识，只是受传统文化的影响传播甚少。今天人们已经开始从骨盆脊柱上寻找那些疾病未解之谜，并从中受益匪浅。

2. 筋骨学说

中医理论认为，凡属超越人体能力的活动（运动、劳动），会导致机体组织和气血的急、慢性损伤；此外，机体长期不活动违背生理功能，可导致慢性损伤。此两种损伤同属劳损，劳损性质为"积劳成疾"和"积逸成病"。长期的过度劳累，引起筋骨长期处于疲劳状态，使局部气血耗散而失养，气虚血滞，导致病变；或因不运动使气血运动减弱，由外力而致筋出槽、骨错缝。

筋都有其相对的固定解剖位置，由于损伤或体位改变的关系，筋的位置（槽）发生改变，并出现相应的局部症状，甚至影响到全身的活动功能的协调者，称之为筋出槽。骨与骨之间靠臼或缝隙相连，通过软组织（肌腱、韧带、软骨、关节囊、肌肉及滑液囊）的维系而稳定有序，由于外力损伤或体位改变、肌肉强烈收缩、持续劳损等原因而使骨缝发生错乱、绞杂从而出现功能异常者称为骨错缝。筋出槽一般可以自行恢复解剖位置，而骨错缝常须手法纠正才能整复；筋出槽可以单发，但有骨错缝必然伴随筋出槽，而筋出槽久之可引起骨错缝。筋出槽、骨错缝是一种骨关节以顺应性差、功能障碍为特点，但没有明显的解剖结构改变指标的临床证候群。通过手法治疗效果明显，但有时于数月或数年后复发，若配合功能作业训练，可以得到有效的预防。

二、西医学对骶髂关节紊乱的研究

骨盆平衡理论也与现代医学关于疾病的稳态学说、应激学说、免疫学说、遗传学说、控制病理学的思路上是一致的。

（一）稳定学说

稳定学说认为机体是一个特别不稳定的物质结构的开放系统，它在进化中获得了对付内外环境变动的自我调节控制能力，通过神经体液系统和各种复杂生理过程的相互作用而维持机体的相对稳定，因此，疾病表现为多种生理过程的统一体所必须的相对稳定的统一性受到破坏。

（二）应激学说

应激学说认为疾病发生的主导环节是垂体（垂体是肾上腺轴在机体遭受有害打击下的适应性反应）及肾上腺皮质激素分泌之间的平衡失调，是某些相互对立的生命过程之间统一性的破坏。

（三）免疫学说

免疫学说认为自身免疫性疾病是生理性抗体或致敏淋巴细胞与相应自身抗原之间

对立统一的破坏。

（四）遗传学说

遗传学说认为遗传性疾病中酶合成过多或不足的原因是调节基因与结构基因对立统一的破坏。

（五）控制病理学

控制病理学认为机体的不同层次上都普遍存在着控制与反馈的对立统一，即人体以反馈为系统调节控制的基本形式，从而实现了整体的体温、血糖、血压、血液酸碱度、体液电解质浓度、激素分泌量等动态平衡，而疾病就是这种平衡受到破坏。

骨盆平衡理论从系统论出发，分析了骨盆失衡是疾病的起因之一，即疾病是由于骨盆失衡造成机体中某种对立统一的破坏而产生的，这就在外因与内因的统一、局部与整体的统一、一般与个别的统一上揭示了疾病内在本质，从多因素、多变向的自我调节运动来把握疾病过程，避免医学研究和临床医疗中的片面性和表面性，形成了指导疾病防治的一般原则。总之，无论是健康时的生理过程，还是疾病时的病理过程，以及治疗时的药理过程，都是机体对内外环境变化的反应和适应过程，而机体对疾病的防卫功能和自稳调节，都需要骨盆平衡。

第五章　骶髂关节紊乱的诊断

骶髂关节在结构上是可动关节，但在功能上是微动关节，在病理上是可以紊乱的。推拿医生要从整体观念出发辨证施术，用现代科学技术的局部分析方法探究骶髂关节的细微变化，应用传统的推拿手法调整治疗，西医诊断，中医治疗，中西医相结合。特殊的临床表现和精细的触诊以及影像上的细微变化是诊断骶髂关节紊乱的有效方法。

第一节　脊柱半脱位理论

脊柱半脱位（Spine Subluxation）是指脊柱空间排列序列发生改变，相邻脊椎关节面的位置发生位移，使脊柱运动单位的活动度减少，所以又称椎体错位、脊柱后关节紊乱（图5-1），与中医学中所描述的"骨错缝"、"筋出槽"有相似之处。

关节错位是临床上常见的损伤，是指骨关节之间由于不同的损伤，使正常的解剖结构发生了微小错位。这种改变比半脱位程度轻，所以在X线摄片上还不能得到准确反映。根据临床骨科的分类错位在1mm以内为错缝，在1~3mm之间的称半脱位，错位超过3mm称脱位。

中医的"筋出槽"、"骨错缝"与脊柱推拿的"半脱位"在解剖学上还不能完全

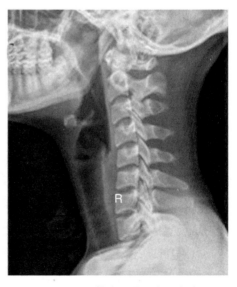

图5-1　颈椎空间排列序列紊乱

等同起来。筋都有其相对的固定解剖位置，由于损伤或体位改变的关系，筋的位置（槽）发生改变，并出现相应的局部症状，甚至影响到全身的运动功能的协调性称之为筋出槽；骨与骨之间靠臼或缝隙相连，通过软组织（肌腱、韧带、软骨、关节囊、肌肉及滑液囊）的维系而稳定有序，由于外力损伤或体位改变、肌肉强烈收缩、持续劳损等原因而使骨缝发生错乱、绞杂从而出现功能异常者称为骨错缝。

筋出槽可以单发，而日久可引起骨错缝，骨错缝必然伴随筋出槽。筋出槽、骨错缝是一种骨关节顺应性差，功能障碍，没有明显的解剖结构改变的临床症候群。筋出槽一般可以自行恢复解剖位置，而骨错缝常须手法纠正才能整复；若配合功能作业训练，复发可以得到有效预防。

一、半脱位的内涵

半脱位是指由于损伤或退变使组成关节的骨与骨、骨与筋肉之间的空间位置关系发生微小位移而不能自行复位，并引起生理功能障碍和临床症状者（图5-2）。Palmer最早提出了脊椎半脱位这个专业术语，它是指脊椎偏离正常的位置关系，可以压迫神经引发一系列疾病。

脊柱半脱位有两方面含义，一是与脊柱关节相关的生理、解剖和动力学以及生物力学性质发生了变化；二是相邻脊椎的排列序列发生了微小改变，有时这种变化可挤压脊神经，影响神经冲动的传递。

脊椎错位看似简单，但还没有形成一个统一的认识或行业标准，这也是脊柱推拿这个专业不被主流医学认可的症结所在。究其原因主要还是缺乏一个量化的判断标准，多数要靠医生的触诊来判断，可以借助的量化工具目前只有影像检查，尤其是X线平片最常用，但是平片的检查过程有很多不可控的人为干扰因素存在，比如病人体位的摆放就不能做到标准统一，同一个病人不同的放射科技师照出来的片子就有可能不完全相同。

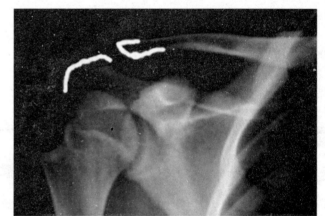

图5-2　肩关节半脱位

在临床上是通过棘突或横突，甚至是小关节突的触诊，医生判断出患者棘突的偏歪或椎体的旋转及方向。在X线上也有一线征像，如一个脊椎向另一个脊椎上移动的程度不一，当关节小面移动但无重叠时，椎间孔增大并有椎间盘破裂和位移，这种情况被看做是"半脱位"（图5-3）。

椎体前后缘的两条弧线与各棘突前缘的弧线，在正常时互相平行，不论颈椎向前凸或向前屈，这三条线都保持不变，如果相互位置关系紊乱，常表示颈椎有半脱位（图5-4）；判断棘突偏歪一般是在颈椎正位片上，但若棘突偏歪超过1mm，也就是偏离正中线则表示该椎体有旋转畸形，棘突偏歪的方向与椎体旋转方向相反（图5-5）；枢椎齿突

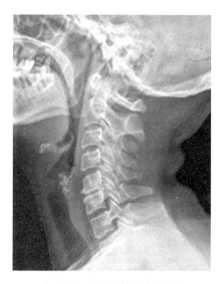

图 5-3　C5~6 椎间盘突出

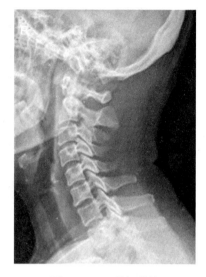

图 5-4　C4 前倾移位

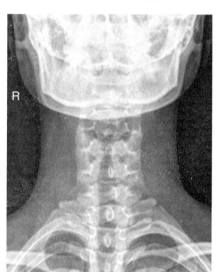

图 5-5　C6 向左移

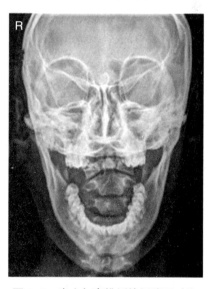

图 5-6　齿突与寰椎侧块间隙不对称

与寰椎侧块间距以及两侧间距不等宽在颈部疾患或颈源性疾病病理变化中有重要意义（图 5-6）；寰齿间距（AOI）成人大于 3mm、儿童大于 4mm 时说明有寰椎向前脱位或半脱位（图 5-7）。将"骨错缝"与脊柱关节的"半脱位"等同起来，在解剖学上还有待于进一步研究，脊柱推拿专业所说的脊柱半脱位在影像学上没有权威统一的诊断标准。附着在骨上的软组织受到持续异常的低载荷作用一段时间后，就会产生变形，叫软组织蠕变。载荷加载的最初 6~8h，变形最明显，但是可恢复；但是数周或数月，这种载荷不断出现或者持续时间延长，则成为恒定变形。这种变形一般不超过 3mm，所以外表上完全看不出来，影像学虽然可以经过双侧对比来发现细微变化（图 5-8），但很多时候

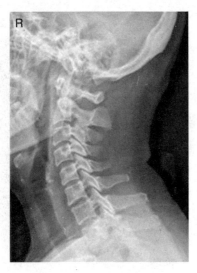

图 5-7　寰齿间隙增大

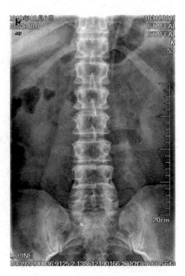

图 5-8　两侧腰方肌不对称

都在误差范围以内，所以没有足够的依据去判定这种变形的存在。

美国的颈椎研究学会在 1983 年确定的脊柱半脱位是"可能由椎间盘退行性变所引起的，伴有关节突压迫，而脊柱小关节面没有破坏的一种非创伤性损伤"。换言之，医学专业上的半脱位就是在相互接触的两个关节面之间的向前或向后移动。

脊柱病因学说的一个基本观点是"固定假说（fixation theory）"，即脊柱运动单位的活动度减少，属脊柱关节半脱位范畴，中医学中所描述的脊柱关节"骨错缝"与之有相似之处。造成脊柱关节被"固定"的原因主要有：①脊椎关节囊的绞索或嵌顿；②骨骼肌特别是两个相邻椎体间的肌梭发生痉挛；③局部炎症刺激；④椎间盘等组织退变引起的脊柱关节内机械感受器功能异常。脊柱关节被"固定"后可继发一系列病理反应和变化。

沈国权教授对脊柱半脱位提出"后关节半脱位"和"节段半脱位"两种假说。前者是临床上以"关节面位置异常"或"骨缝开错"、"骨缝参差"为病理特征的损伤，而后者主要指组成活动节段的纤维软骨关节出现不能自行复位的位移，而非关节突关节之间的位移。并指出尽管错位的外在表现形式是骨关节问题，如棘突、横突的位移，椎体的旋转、倾斜，但其病理实质仍是继发的软组织病变。

二、半脱位的病理机制

脊柱半脱位是一个缓慢发展的病理过程，表现为脊柱空间排列序列的紊乱，本质是肌肉筋膜等动力性失衡的问题，要经历无症状期、有症状期、适应期、骨关节炎期，最终发展为骨质增生、关节融合而稳定。半脱位理论强调的是脊柱及其影响的神经和血管系统，由于人体脊柱关节结构的异常，如脊柱扭曲或移位可影响神经和血液的正常生理功能，由此造成相应组织的病理性损伤，从而引发一系列临床症状。

（一）软组织变形

脊柱一侧肌腱出现蠕变后，身体通过姿势调整来代偿蠕变组织的松弛和拉长而产生的不平衡力，相关的肌肉会持续改变张力，久而久之就产生局部肌肉纤维组织增粗、缩短。当人体在放松的时候，脊柱两侧的肌力不平衡，脊柱承重时，相关的关节就可能发生位移、错动。这个不稳定的平衡态进一步被打破，牵连了对侧软组织，不得以再次姿势调整成为另一种病态平衡来维持日常活动所需要的动作。因为局部软组织的粗大、变形、痉挛等改变会刺激该处出入的神经、神经节和血管，或者进一步因为研磨、弹刮而产生牵连甚广的无菌性炎症反应，将产生更多的症状和疾病（图5-9）。

脊柱半脱位与人体的形态密切相关。椎体错位使脊柱的空间序列发生改变，引起脊柱形态结构的变化，如脊柱侧弯、生理曲度变化，导致人体形态的改变，如歪臀、肩膀不平等畸形。因此，人体体态的变化是脊柱椎体错位的外在宏观表现，而脊柱椎体错位是人体形态改变的内在微观原因。

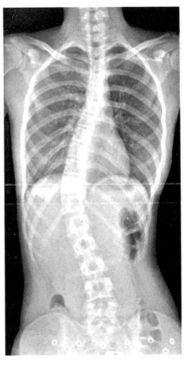

图 5-9　腰背肌变形

（二）神经血管组织卡压

神经冲动可通过神经系统传导到身体各处的组织细胞，控制并调节着细胞的一切活动。依靠这种固有的调控能力，机体协调着细胞的功能，由此完成机体的生命表达形式。任何疾病都不外乎是大脑与躯体组织之间神经冲动的正常传导出现障碍，如果从大脑到机体组织细胞的神经冲动发生障碍，则会导致细胞的病变，造成器官的功能异常，这种障碍通常是由于椎体的结构与位置异常所致。

神经组织通过骨管和骨纤维通道时最容易受损。创伤和脊柱结构异常可造成邻近椎体的上下平行位置发生变化，此时构成椎间孔上下界的椎弓根很容易造成两处狭窄，挤压或撞击脊神经根、血管等组织，使得脊神经、血管位置异常，进而可能出现神经营养障碍，血液流量减少，造成从大脑向组织细胞或从组织细胞向大脑传导的神经脉冲发生障碍，以及通过血运影响支配这一区域神经纤维的生理功能。脊柱后关节功能紊乱则可造成局部肿胀，炎性物质渗出，从而可对脊神经造成刺激，引起所支配的肌肉痉挛，乳酸堆积而引发无菌性炎症，造成肌损伤而出现疼痛（图5-10）。

　　神经根比周围神经对压迫更敏感，压迫引起神经根内毛细血管的血流量减少并影响神经根的营养。脊神经受压并伴发局部化学性炎症反应，出现根性神经痛，导致剧烈的腰腿疼痛。压力解除后，神经根水肿仍可持续一定时间，水肿比压迫本身对神经的影响更大。水肿时间延长还可继发神经内纤维化，这可能是某些患者压迫解除后功能恢复慢的原因。颈椎半脱位还可引起横突孔狭窄，导致椎—基底动脉供血不足，由此影响患者的大脑供血，从而引起一系列头疼头晕

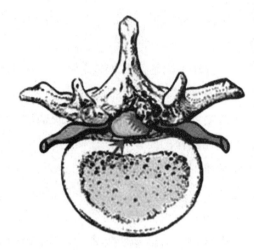

图5-10　脊神经卡压

的临床症状。有人认为脊柱疾病发生的根本原因在于脊柱缺乏营养。脊柱的解剖结构比较复杂，缺乏大动脉供给营养，而脊柱耗养量又高，能供给的养量又少，所以繁重的脑力和体力劳动极易造成脊柱缺养性损伤（图5-11）。脊柱的缺养还与肾脏有关，中医认为肾主骨生髓，肾虚造成髓的生成不足，髓少又引起脊柱营养缺乏。

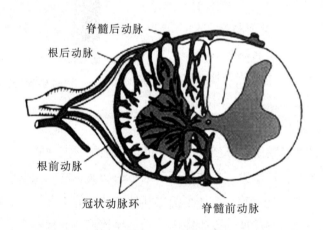

图5-11　根动脉

（三）交感神经刺激

　　由于脊柱及周围软组织力学失衡引起的相关组织的病理改变，并出现的临床症状称脊柱相关疾病。脊椎关节出现错位，就有可能刺激伤害或疼痛感受器，一旦刺激强度超过阈值，就会通过神经反射弧引起躯体自主神经系统和内脏神经系统的功能障碍，使有关组织的系统内能和生物信息发生变化，从而造成有关组织器官的病变。脊柱的功能失常，可以通过神经体液因素反应于脏腑、肢体；人体的许多疾病会反映在脊柱的病理改变上，肢体、脏腑的病变也可通过脊柱而表现出来。

（四）椎管狭窄

脊柱关节半脱位时，相邻的两个椎体位置发生改变，引起功能性椎管狭窄，位于椎管内的脊髓组织也可因此而受到压迫和刺激，脑脊液循环障碍。上颈椎发生轻微的半脱位，就有可能压迫脑干或上颈段的脊髓，影响脊髓和脑神经向身体各部位神经冲动的传导，并可影响脑干内重要神经中枢的功能。

椎管分为骨性椎管和功能性椎管两部分。所谓的功能性椎管是指位于脊柱可动水平的部分，相当于CT片中的椎管关节部。骨性椎管部的四壁完全由骨质所围成，其管径是不变的，当内容物体积增加时，将导致内压的急剧增加。而功能性椎管的四壁是由软组织和骨性结构共同围成的，当内容物增加时，由于管壁是由变形能力较大的黄韧带所构成的，所引起的内压升高可得到明显的缓冲。

黄韧带因处于屈伸运动轴的后方，前屈时被拉伸而变薄，对椎管狭窄症减轻椎管狭窄程度有利；后伸时出现皱缩而突入椎管内，加重了椎管狭窄程度（图5-12）；前屈时，椎体在后部韧带结构增加的张力作用及椎间隙变得前窄后宽的挤压力作用下向后移动，使得减小的功能性椎管矢状径扩大；后伸时椎体在前纵韧带张力及后窄前宽的间隙挤压力作用下向前移动，使得已经减小的功能性椎管矢状径进一步减少，加重了功能性椎管的狭窄程度。

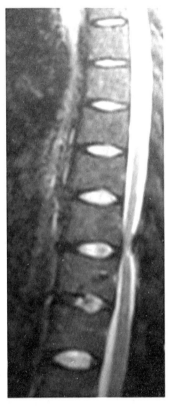

图 5-12　黄韧带皱缩

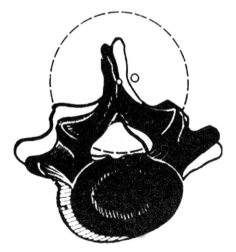

图 5-13　功能性椎管狭小

由于椎管并非理想圆形，且运动节段的旋转中心并不位于椎管的中心，当节段旋转时，相邻两骨性椎管间因改变了相对应的空间序列而导致功能性椎管前后径和左右径的减小，从而导致功能性椎管有效管径的明显减小。当相邻椎体进行左旋运动时，上位椎骨部相对下位椎骨部出现Y、X及Z轴的共轭运动，这样在骨—纤维性椎管出现了扭转，引起功能性椎管的变窄（图5-13）。

（五）骨性关节炎

半脱位经过许多年之后，长期的力学不平衡，会造成关节的退变，如椎间盘变薄、脊椎骨刺增生、椎体肥大等，也称为骨性关节炎（Osteoarthritis）。骨性关节炎会造成脊椎活动范围的减少，关节变紧、僵硬，并常常引起疼痛。脊椎关节出现固定，就有可能刺激伤害或疼痛感受器，一旦刺激强度超过阈值，就会通过神经反射弧引起躯体自主神经系统和内脏神经系统的功能障碍。如颈部、上背部及腰部疼痛，以腰部疼痛最为常见。与此同时，也常常发生由于关节的病变，如关节结构的变化，压迫到脊神经、血管、脊髓，从而产生一系列的临床病症。

脊椎的某运动单位由于半脱位或手术固定融合后而活动性减少，其上下部位为了代偿其活动性减少而增加活动范围，尤其是上端，因为脊柱退变有上行性发展的趋势。若半脱位一直没有被矫正，则它的活动性会变得愈来愈小，发展成为关节粘连、韧带钙化和骨桥形成，最终椎体融合形成新的稳定与平衡（图5-14）。同时其上下端代偿性脊椎也会失去它的适应能力，很可能会变成新的半脱位，而其邻近部位的代偿作用会被重新再发展出来，形成恶性循环。从急性半脱位发展成慢性半脱位的过程中，在先前代偿作用的部位发展成新的半脱位，整个脊椎机能会逐渐降低。

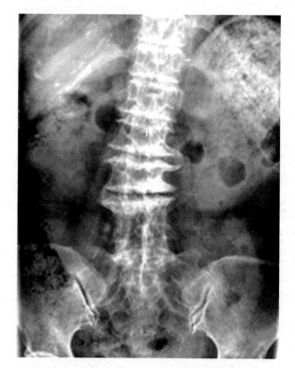

图5-14 L4~5融合，L3退变

（六）中医对半脱位的认识

脊柱骨盆是人体生命的支柱，"督脉"，脊柱骨盆也。督脉总督一身之阳气，又可以统摄真阳，督脉通则百脉皆通，百脉通则百病皆消也，脊柱骨盆偏移错位被称为"万病之源"。《素问·骨空论》提出督脉治病大法，"督脉生病，治在骨上，甚者在脐下营。"《灵枢·刺节真邪》也指出，"腰脊者，身之大关节也。"脊柱骨盆是全身的中轴枢纽，内涵督脉，总督诸阳经，五脏六腑病变均可涉及督脉与脊柱骨盆，而脊柱骨盆与督脉病变也可涉及五脏六腑。

第二节　骶髂关节紊乱的诊断方法

大多数研究和治疗将腰骶痛归咎于腰椎间盘病变，而忽视了骶髂关节功能障碍也常会引起腰骶痛。因为骶髂关节错位和软组织痉挛都可导致邻近神经受到机械压迫和化学刺激，在临床上表现出一系列神经症状，如腰、臀、腿的沉麻酸痛，极似腰椎间盘突出症。

为了避免骶髂关节错位的漏诊与误诊，在临床实践中，首先要检查骶髂关节有无压痛及骶骨是否有前倾、后仰和旋转错位；触诊左右两侧髂前、后上棘的对称性和髂嵴的水平来判断髂骨是否有旋前旋后及内外旋转错位；观察下肢是否一样长及有无阴阳腿；叩击法结合骶髂关节的特殊检查如"4"字试验、跟臀试验确定病变部位；必要时可借助 X 线、CT 骨盆摄片检查，一般不难诊断。

骶髂关节紊乱的诊断标准：骶髂关节紊乱多有外伤史或孕产史；单侧或双侧骶髂关节处及臀外上方疼痛，且有压痛，翻身疼痛加重；骶髂关节周围肌肉痉挛，下肢活动受限，不能久坐久行，歪臀跛行；检查可见患侧骶髂关节肿胀，较健侧凸起或凹陷；患侧髂后下棘的内下角有压痛、叩击痛，有时可触及痛性筋结；双下肢量比检查以观察双下肢足跟量比差 0.5cm 以上有诊断价值，1cm 以上有确诊意义，通常不超过 2cm；两侧髂前、后上棘不对称、髂嵴不等高，骶棘不居中或骶沟不对称；骨盆分离、挤压试验阳性，骶髂关节"4"字试验阳性，下肢后伸试验阳性，单足站立试验阳性；X 线骨盆平片检查，患侧骶髂关节间隙略为增宽，关节面排列紊乱，耻骨联合略有上下移动，晚期病人可见关节边缘增生或骨密度增高，两侧髂嵴左右不等高，髋骨左右不等宽，闭孔左右不对称，骶嵴不居中，两侧股骨头不等高。CT 诊断可见明显关节间隙不对称。

一、神经定位诊断

由于人体的众多肌肉和脏器皆通过脊髓及脊神经来控制或支配，所以脊椎不稳、错位或脊柱旁软组织损伤等，均可通过刺激脊神经或交感神经而引起相关部位及脏器的病症，这些疾病都称之为脊柱相关性疾病。从大量的临床资料统计结果来看，脊柱相关性疾病的临床表现症状与脊柱神经节段的支配有一定的规律可循。

（一）脊柱相关性疾病

脊柱相关疾病的诊断主要根据脊神经（包括交感神经）支配的区域来进行脊柱节段的定位，分析脊神经根损害部位，初步定出发病的脊椎或关节。如有麻木、疼痛的肢体，按周围神经分布做出发病脊椎范围的初步诊断；有内脏、器官病症的，按交感神经节段进行判断（图5-15）；有脊柱局部症状的，除检查脊椎外，还应检查所支配肌肉及韧带附着点是否有阳性反应点。

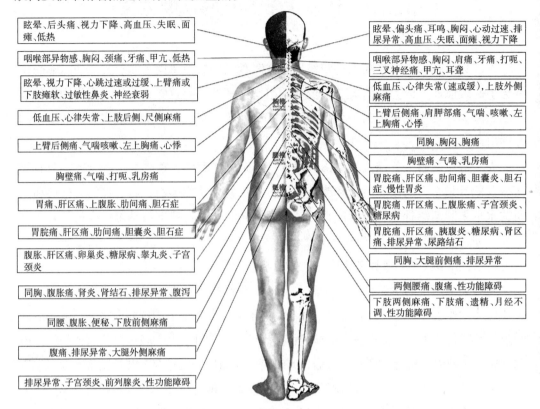

眩晕、后头痛、视力下降、高血压、失眠、面瘫、低热

咽喉部异物感、胸闷、颈痛、牙痛、甲亢、低热

眩晕、视力下降、心跳过速或过缓、上臂痛或下肢瘫软、过敏性鼻炎、神经衰弱

低血压、心律失常、上肢后侧、尺侧麻痛

上臂后侧痛、气喘咳嗽、左上胸痛、心悸

胸壁痛、气喘、打呃、乳房痛

胃痛、肝区痛、上腹胀、肋间痛、胆石症

胃脘痛、肝区痛、肋间痛、胆囊炎、胆石症

腹胀、肝区痛、卵巢炎、糖尿病、睾丸炎、子宫颈炎

同胸、腹胀痛、肾炎、肾结石、排尿异常、腹泻

同腰、腹胀、便秘、下肢前侧麻痛

腹痛、排尿异常、大腿外侧麻痛

排尿异常、子宫颈炎、前列腺炎、性功能障碍

眩晕、偏头痛、耳鸣、胸闷、心动过速、排尿异常、高血压、失眠、面瘫、视力下降

咽喉部异物感、胸闷、肩痛、牙痛、打呃、三叉神经痛、甲亢、耳聋

低血压、心律失常（速或缓）、上肢外侧麻痛

上臂后侧痛、肩胛部痛、气喘、咳嗽、左上胸痛、心悸

同胸、胸闷、胸痛

胸壁痛、气喘、乳房痛

胃脘痛、肝区痛、肋间痛、胆囊炎、胆石症、慢性胃炎

胃脘痛、肝区痛、上腹胀痛、子宫颈炎、糖尿病

胃脘痛、肝区痛、胰腹炎、糖尿病、肾区痛、排尿异常、尿路结石

同胸、大腿前侧痛、排尿异常

两侧腰痛、腹痛、性功能障碍

下肢两侧麻痛、下肢痛、遗精、月经不调、性功能障碍

图5-15　脊柱病因学说

脊柱错位时脊柱运动单位的活动度减少，如椎体左右旋转式错位，病变节段的脊椎旋转运动功能受限；椎体前后滑脱式错位，病变节段的脊椎屈伸运动功能受限；椎体侧弯侧摆式错位，病变节段的脊椎侧屈运动功能受限；椎体混合式错位，病变节段的脊椎旋转、或屈伸、或侧屈运动功能均受限制。椎体的运动是耦合运动，没有单一的运动形式，旋转运动往往伴有倾斜运动，反之亦然，所以椎体的错位形式常常是混合式错位出现。

（二）骶髂关节的神经支配

骶髂关节主要由臀上神经的关节支支配，骶丛和第1~2骶神经后支亦有时发支供给；腰骶干及L4、L5神经前支紧贴在骶髂关节的前侧向外下方移行；臀上神经自骶丛分出后绕坐骨大孔紧贴坐骨大切迹出骨盆；闭孔神经在骨盆侧壁至闭膜管外上方穿至股部；股外侧皮神经斜跨骶髂关节（图5-16）。骶髂关节紊乱刺激关节内及其周围神经，引起骶髂关节疼痛和相应的周围神经分布区域出现症状与体征。如骶髂关节疼痛、坐骨神经痛、臀中肌痛、腹股沟痛、大腿内外侧痛。

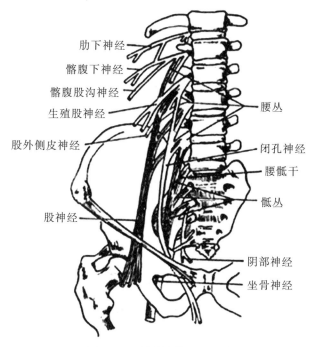

图 5-16　骶髂关节周围的神经

肋下神经
髂腹下神经
髂腹股沟神经
生殖股神经
股外侧皮神经
股神经
腰丛
闭孔神经
腰骶干
骶丛
阴部神经
坐骨神经

二、触诊

触诊就是以手触按病人的体表相关部位，以感知病人局部的温度、软组织的异样感觉、骨突位置的偏歪以及病人对触按的反应等，来协助诊断疾病的重要手段，属于中医切诊或西医触诊的范畴。"有诸内必形诸外"这种形于诸外的表现，往往先于病人自我感觉和现代仪器的检查，"以手扪之，自悉其情"，医生可以从病人体外，触知病人体内的病机。触诊功夫只能在长期的实践中获得，其提高是没有止境的。

（一）阳性反应物触诊

术者用拇指在患椎棘突旁、横突、关节突上下按揉触摸，并检查与患椎相连的肌肉远端附着点。触诊如有异常，应检查是否有压痛和病理阳性反应物，如硬结、肌痉挛的索状物、摩擦音等，若有即为小关节错位体征，若无则为先天性畸形。

在临床诊疗中查到椎体周围的阳性反应点对诊断治疗十分关键，因为病理反应点有的是通过经脉、穴位间接反映病机信息，有的直接就是病变部位。阳性反应点又可诱发脊柱周围肌肉痉挛，导致肌肉力学平衡失调，进而影响到椎体的力学平衡，导致疾病的发生。

找到了压痛点就等于找到了应该调整的椎体及所对应的脏器部位，有诸内必行于诸外。临床医生在体查中，发现患者病变局部存在棘突向一侧偏凸，并引出压痛或放射痛者，即为脊柱"后关节错位"，并通过棘突或横突，甚至是小关节突的触诊，医生可判断出患者棘突的偏歪或椎体的旋转及方向。

消除了阳性反应点，椎体的力学平衡就会得到调整，临床症状就会得到缓解或消失。化痛点为非痛点是推拿手法的主要目标。故临床治疗中以阳性反应点判断椎体及所对应脏器位置，对诊断和治疗具有积极的意义，只有做到了"点、椎、症"三者相应，方可事半功倍。

触诊是一门艺术，要手摸心会。刚开始的时候，大多数医师触诊用力太过，因此轻柔的接触不仅是较佳的，而且是必要的。触压表面组织以致下面骨骼疼痛是不必要的，不要将注意力集中在触诊的下面组织，医师应该全神贯注其活动性。有的病理反应点很深，不推筋着骨找不到它；而有的病理反应点很浅，虽浅在皮肤，功夫不到，就是手把手教你去摸，也摸不出来，而且不发生压痛，一旦摸出那种细微的感觉来，轻轻一用力，病人也痛不可忍。

（二）腰椎触诊

患者俯卧趴平，术者站直在一侧，用拇指螺纹面分别按压腰椎棘突侧面、横突和后关节（图 5-17），从上向下触摸滑动，并左右比较对称，感知腰椎的空间排列序列。如遇腰椎棘突偏歪和横突、后关节高低不平，并有压痛和阳性反应物，腰椎小关节存在半脱位。

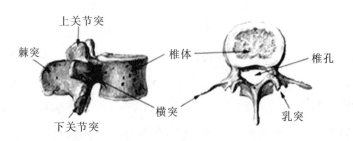

图 5-17 腰椎骨性标志

椎体左右旋转式错位和侧弯侧摆式错位棘突偏向左或右，一侧横突和后关节隆凸，对侧却凹陷。椎体运动是耦合运动，旋转运动常伴有倾斜移位，椎体右旋或左倾，棘突右侧凹陷左侧偏突，横突和后关节右侧高凸而左侧凹陷，反之亦然。

椎体前后倾斜式错位棘突、两侧横突和后关节可触到后凸或前凹，或相邻的棘突间隙上下不等宽等。两侧横突和后关节均高凸，相邻的棘突间隙上宽下窄者，为仰位式错位；两侧横突和后关节均凹陷，相邻的棘突间隙上宽下窄者，为倾位式错位。如椎间隙旁侧有阳性反应点，存在压痛和放射性疼痛，椎间盘可能突出压迫神经。术者示、中二指并拢置于棘突两旁作向下滑动对比，若棘突、横突高低不平有阶梯感且压痛明显，腰椎有滑脱的可能，棘突、横突均凹陷腰椎向前滑脱，棘突、横突均高凸腰椎向后滑脱；若腰椎棘突不在一条直线上，腰椎有侧弯且常有压痛和肌紧张。

触诊贯穿按摩的全过程。手一接触病人就算开始触诊，通过触诊所得信息，立刻就开始治疗，在治疗的过程中，又同时在不断的触诊，以指导治疗用力的弃、取、轻、重、缓、急、久、暂及角度的变化等。还可以通过触得治疗后的病机变化以推断病情的预后。初学者触诊以找压痛点为主，可以通过询问病人得知，治疗以压痛有缓解为度。病变组织和正常组织的手感不一样，一旦找到了，触诊功夫就长一分，疗效也就好一分。触诊应用到熟练时，病理反应点内是隐痛、剧痛、酸痛、胀痛、灼痛、爽痛、不痛、舒适，不用问病人也能大概知道。病变缓解与否，都通过触感可知。这样才能指导医者用力恰倒好处，不致给病人造成损伤。

（三）骨盆触诊

作为通过用双手来诊治疾病的推拿专业医生来说，一刻也离不开触诊，我们的双手既是治疗的工具，也是诊断的工具。通过触诊可以帮助我们在治疗前诊断、治疗中定位、治疗后评价疗效。熟悉解剖、生理、病理、诊断等基础知识，锻炼双手的触诊感觉是成为一名合格推拿医师的重要条件。

触诊要有一定的空间思维和判断能力，推拿手法通过触诊骨盆的骨性标志来整体判断骨盆的整体空间位置，作为治疗前诊断和治疗后疗效评价和预后的重要指标。骶髂半脱位的诊断主要靠触诊结合 X 片，单从 X 片来诊断它是不科学的，平面的 X 线无法反映骨盆的三维立体结构，只有手指的触诊结合大脑的空间思维能力才能完整的反映骨盆的三维空间位结构。

1. 髂后上棘和髂嵴触诊

患者俯卧趴平，术者站直在一侧，双手拇指指端分别触诊髂后上棘，同时双手示指桡侧触摸两侧髂嵴最高点（图 5-18），左右两侧要对照比较，两侧髂后上棘应该左右、前后、上下相对称，两侧髂嵴应该在同一水平线上，否则髂骨有旋前或旋后错位。

若一侧髂后上棘和髂嵴均向前向上移位且低陷，髂后上棘凹陷处有压痛和韧带剥离，同侧髂骨旋前错位；若一侧髂后上棘和髂嵴均向后向下移

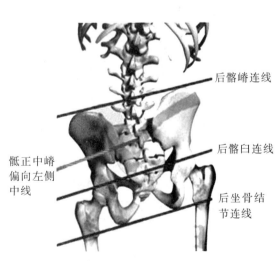

后髂嵴连线

后髂白连线

骶正中嵴
偏向左侧
中线

后坐骨结
节连线

图 5-18　骨盆后面骨性标志

位且高凸，髂后上棘高凸处有压痛和韧带剥离，同侧髂骨旋后错位。

骶髂关节是联动关节，一侧髂骨旋前，对侧髂骨就旋后，右侧髂骨多见旋前错位，左侧髂骨多见旋后错位。右侧髂骨旋前错位常伴有内旋错位；左侧髂骨旋后错位

常伴有外旋错位。

2. 骶骨触诊

患者俯卧趴平，术者站直在一侧，一手拇指指面分别触摸骶嵴两侧骶沟，如骶嵴偏歪不居中却有压痛，是骶骨左右偏移错位，骶骨向右偏移多见；如一侧骶沟较骶髂关节髂骨缘低陷，对侧骶沟较骶髂关节髂骨缘隆凸，骶骨有旋转错位。骶骨向左旋转错位多见。

骶骨前倾错位时骶骨底后面凹陷，两侧骶髂关节骶骨底低于髂骨缘，局部组织松软且有压痛；骶骨后仰错位是骶骨底后面后凸，两侧骶髂关节骶骨底高于髂骨缘，组织坚硬且有压痛（图5-19）。

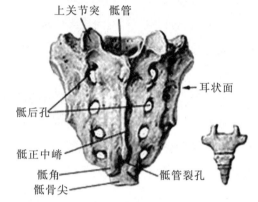

图 5-19 骶骨后面骨性标志

3. 髂前上棘触诊

患者仰卧躺平，术者站直在一侧，双手拇指指端分别按压在两侧髂前上棘，左右两侧要对照比较，髂前上棘应该左右、上下、高低相对称，否则髂骨内外旋转错位（图5-20）。

髂骨内旋错位时髂前上棘下移，或距中较短，或距脐眼较长，或高凸向前；髂骨外旋错位，髂前上棘上移，或距中较长，或距脐眼较短，或低陷向后。

骶髂关节是联动关节，一侧髂骨内旋，对侧髂骨就外旋，右侧髂骨多见内旋错位，左侧髂骨多见外旋错位。右侧髂骨内旋错位常伴有旋前错位；左侧髂骨外旋错位常伴有旋后错位。

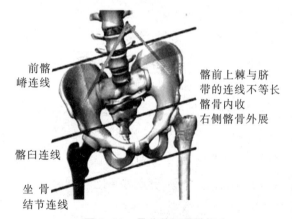

图 5-20 骨盆前面骨性标志

（四）骨盆动态触诊

骨盆倾斜有左右与前后两类，站立时骨盆倾斜，而在坐位时恢复正常位置，说明站立时的骨盆倾斜是代偿性的体位，见于骨盆外病因。如站立与坐位均见骨盆倾斜，则多为骨盆本身疾病引起。同样如站立与坐位时骨盆倾斜，而卧位时恢复正常位置，说明站立与坐位时的骨盆倾斜是代偿的，如站立、坐位和卧位均见骨盆倾斜，则多为骨盆本身的疾病引起。为了避免代偿影响，对站立、坐位和卧位骨盆的骨性标志均进行触诊。

1. 坐位弯腰动态触诊

病人坐在检查凳上，双脚着地，两膝分开，垂手于两膝之间。术者站于病人后方，两拇指按在病人髂后上棘下缘，然后嘱病人向前弯腰，注意观测病人弯腰时两侧髂后上棘的对称关系，如果一侧髂后上棘向头向腹侧活动过多，即为阳性，提示骶骨错位导致骶髂关节交锁。由于坐姿是以两侧坐骨支持体重，限制了髂骨的移动性，正常情况下骶骨在两髂骨间浮吊摆动，若骶髂间活动交锁，骶骨不能自由摆动，只能以髂骨的运动来代偿，因而髂后上棘向头、向腹侧活动。

2. 立位弯腰动态触诊1

病人站于地上，双脚分开，垂手于两膝之间。术者站于病人后方，两拇指按在病人髂后上棘下缘，然后嘱病人向前弯腰，注意观测病人弯腰时两侧髂后上棘的对称关系，如果一侧髂后上棘向头向腹侧活动过多，即为阳性，提示髂骨错位导致骶髂关节交锁。由于站姿时两侧髂骨有较大的活动度，若骶髂间活动交锁，骶骨不能自由前后旋转，只能以髂骨的运动来代偿，因而髂后上棘向头、向腹侧活动加强。

以上两法主要用以鉴别骶骨错位还是髂骨错位，坐位弯腰动态触诊阳性为骶骨错位，而立位弯腰动态触诊阳性为髂骨错位。

3. 立位弯腰动态触诊 2

医生将一手虎口分开，示指和拇指分别置于患者一侧髂后上棘和骶骨尖，然后引导患者慢慢向前弯腰，正常情况下，随着骶髂关节的前屈运动，两手之间会出现约1.3cm（0.5 英寸）的移动。若竖脊肌痉挛，会影响骶髂的正常运动，造成两骨性标志间的移动交锁。此外，臀大肌、腘绳肌或旋外肌（尤其是梨状肌）痉挛，也会限制骶髂关节运动。

4. 立位侧屈动态触诊

医生两手拇指置于两侧髂后上棘上，其余手指向前则抓住患者髂骨两翼；然后嘱患者向两侧逐渐侧屈。正常情况下，随着一侧髂骨外展而另一侧髂骨内收，骶骨在两侧髂骨间自由摆动而两侧髂后上棘保持水平不变。如果脊柱侧弯过程中，一侧髂后上棘升高，表明脊柱的侧向稳定肌群（以腰方肌为代表，包括骶棘肌、多裂肌）处于痉挛状态，或者提示股外展肌（臀中肌、臀小肌及阔筋膜张肌）处于高度紧张状态。

5. 立位抬腿动态触诊 1

医者手势同动态触诊，嘱患者尽量交替抬高屈膝屈髋的两侧下肢。正常时，随着骶髂关节的滑动，抬高下肢侧的髂后上棘应下降至较对侧低。如骶髂关节交锁，整个骨盆将作为一个功能单元进行运动。

6. 立位抬腿动态触诊 2

医生将一手拇指置于患者一侧髂后上棘，另一手拇指置于第二骶中嵴。然后嘱患者按上式交替抬起两侧下肢。正常情况下，随着大腿的抬起，髂骨将逐渐移向后下方，而骶骨向前下方运动，距离为 1.3~2.5cm（0.5~1 英寸）。这一试验检测骶髂关节上部的运动。骶髂关节上部交锁时，骶骨和髂骨将作为一个单元进行运动，为最常见的骶髂关节固定，往往由躯体承重肌群的不平衡所引起。

7. 立位抬腿动态触诊 3

医生将一手拇指置于患者一侧坐骨结节（尽量靠近骶髂关节下缘），另一手拇指置于骶尖部。然后嘱患者按动态触诊 3 的方式交替抬起患侧下肢。正常情况下，随着大腿的抬起，坐骨结节将逐渐移向前上外方，两者间出现一距离为 0.7~1.3cm（0.25~0.5 英寸）的弧形偏移轨迹。这一试验检测骶髂关节下部的运动。骶髂关节下部交锁时，骶尖和坐骨将作为一个单元进行运动，为所谓的骶髂过伸性错位，往往作为对侧骶髂关节上部的屈曲性错位的并发症存在。与此有关的肌群为髂腰肌、梨状肌、臀中肌和臀大肌，或作为梨状肌综合征的并发症存在。

（五）触诊练习

1. 摸骨

摸骨要摸到关节骨头的错缝，知道不对之处的韧带、肌腱发生转折，张力异常。这个过程若摸得不清楚，应当先练习两侧对称摸；还不清楚就要问患者会痛吗?若有错位，触压一定就会痛，因为肌腱韧带张力增加，本体受器受到牵引阈值降低，轻轻触压就容易超过阈值产生疼痛。

歪斜的胸椎，如果压它不会痛的话，表示上面的肌腱韧带还能承受活动张力，表示胸椎没有错位，只是胸椎侧弯歪斜，并未真正错缝被挤歪。所以刚开始学习触诊时需要问病人，觉得歪的就问会不会痛，慢慢的会感觉到"痛"与"不痛"的差别并不在骨头是歪的还是正的，而是上面薄薄的软组织的张力而已。

2. 摸筋

一个骨头歪斜了回不去一定是有筋出槽且牵拉着，医生要摸出到底是哪一条肌肉，甚至哪一条已异常肌肉上面真正绷紧着的肌纤维而不是整条肌肉，并需能连小小的肌束都要摸到。一个网球肘可能只是两条小小的肌纤维绷着，回不去就会非常的痛。寻找的模式是从疼痛点开始，在脚踝或者是膝盖、肩膀、手肘上练习顺着关节走，找到哪条肌肉，而且一定要找到哪条肌肉上绷紧的肌束，即因肌肉收缩而多出来的肌膜与多出来成小小囊状的腱鞘。能够清楚的找过，就会发现你对肌肉状况清楚了，最后只要手搭在皮肤上就可以摸到下面肌肉的走向。

3. 摸肌肉

摸肌肉的走向，包括肌肉歪斜的方向、筋膜的张力大小、整体张力的动态，朝向及痉挛，把手当作眼睛用。当慢慢学会感觉软组织张力变化的时候，就可以真正进入触诊的殿堂，那时的触诊才开始是有意义的，可以知道软组织张力的偏斜方向。仔细摸筋膜及其张力也是有方向性的，垂直着张力的方向拨，会发现一个方向摸过来是顺的，另一个方向反回去就顶着不断的皱褶，这感觉要慢慢练出来，由粗而细，由浅而深。

4. 精确触诊

精确触诊是在触诊一个骨错缝筋出槽时，只要细致到摸到单一小点、小圆块，便能搜集到筋膜张力的大小和转折的角度方向。要达到这境地是不能用指尖去摸的，必须用指腹、整排手指或整个手掌贴着。因为指尖是一个点而指腹是一个面，用指腹摸关节面，才会知道骨骼关节相对位置或上面附着肌腱韧带的张力和走向，也才得以慢慢累积出状态、动态、走向之类的灵敏度，找出结构张力牵扯的来源。若惯用指尖去触诊，无论多少个点，都没有办法直接堆砌出面的起伏状态。

例如要摸整排肋骨，不要用指尖摸一根一根骨头。因为摸这里也凸凸的，摸那里也凸凸的，摸完以后到底无法明确知道整个不平整的形状，其张力来源为何处，是胸大肌的张力比较大，还是因为肚子胀气顶上来，肋骨内侧的张力比较大还是外侧缘的张力比较大。必须用手指腹、整个指节、整排手指或整个手掌触摸，才能知道一个组织张力牵扯来源与来去变化的由来，也就是要用整个手的面去感觉它的"态势"。

5. 动态触诊

触诊过程中不仅要摸到肌群的走向，肌膜张力是否紧张，重要的是还要知道组织"动态"是否异常。如有病患，肩膀抬起来会痛，并伴随着有头痛，痛了三个月，把胸椎肋骨调整，肩膀痛就好多了，可是患者还残留一些痛，这表示还有一两根肋骨或者是附着的肌肉没有回纳。这时要找出那条肋骨，有时不太容易摸出来，因为肋骨跟肋骨间已经被调整了，要用动态才能知道。要转动肩臂及扶住胸椎，才能感知在动态中到底哪一两根肋骨被"固定"，没法跟着其他的肋骨动开，然后顺着肋骨去找到有问题的肌肉。

调整某些层面也依赖动态，这得先从肢端的调整谈起。人身的筋膜系统在几个地方常会"锁住"，一是足弓，一是手腕。弓与腕是拱桥式的结构，调整拱桥式的结构从凸面挤压是回不去的，必得从拱桥的凹面由下往上顶，结构顶开后，很容易平整归位。常看医生调手腕是哪里凸起来就把它挤回去，这是会受伤的，从下面往上顶把拱桥的曲度加大，这关节就回去了。

足背也是一样，不要看骰骨、束骨或是楔状骨凸起来，便要把它压回去，这只会把韧带压伤，若从下面把足弓整个拱起来，关节很容易就被挤开了，开了以后对位放回去就好。距骨同理，稍微顶开跟、距骨的关节把肌肉稍微松开，肌肉收缩就归位了。

骨头对位的时候肌肉会跟着弹回去，肌肉柔和骨头也会跟着回位，这两者是明显直接互动的。检查足弓对还是不对，有时候要去挤它，手指头放在患者足弓下面轻轻的挤压弯动一下，整个足弓应该呈现完全平整的弧形。当足弓弧形动不了时，若没有将足弓动态打开，跟骨距骨就不能动，跟骨受力方向卡压移动的时候，调腰是没有用的。因为足一踩地，腰又顺着歪回去了。

要想知道足弓打开没有，骨错缝筋出槽的概念在此用不上，因为跟骨是不易滑动的。因为摸不出来，系统对还是不对必须依着骨头的动态决定，也必须在骨头动态是对的时候整体才能够滑动重组。所以要改变腰的曲度受力，得先把足弓打开，捻出跟骨动态。

做触诊时如果能将骨位、出槽的筋、整个肌群、筋膜张力的走向以至于整体结构的正确性都能够摸清楚时，不见得完全需要用伤科方式处理，80%以上的问题都可以用针解决。用针可以改变筋膜的张力、单一条肌膜的张力，甚至整个肌群收缩的方式，有效减轻症状到患者以为自己好了。

6. 脊柱骨性移位的触诊

（1）挡手效应

常用于脊柱棘突的触诊，可以试想触摸一串佛珠，如果有其中一个偏移，在触诊移动的过程中，就会很明显的感觉到由顺滑过度到有阻挡的感觉，此即为挡手效应，一般在棘突挡手侧会有压痛，棘突向挡手侧偏歪。常用于颈椎的横突触诊、胸椎和腰椎的棘突触诊。

（2）饱满感或突起感

主要用于颈椎后关节突和胸椎横突的触诊，正常情况下，颈椎后关节突和胸椎横突后方两侧对称，手下平滑无突起，异常时由上而下触诊会发现，局部会有明显高起顶手的现象，有压痛时结合病人症状和 X 光片即可确诊。

（3）棱角

正常的骨骼都有棱角，但是由于正常骨骼上面覆盖软组织，棱角较为平滑，在骨骼移位时，患处的棱角明显顶手不光滑，此处多是移位所在。可以结合活动患处，触诊的感觉会更加明显。

7. 伤科触诊

（1）熟悉人体各部位的解剖结构和相互关联

多看看人体的骨架、肌肉，熟知每处骨骼的形态及附着肌肉，肌肉走向、起止部位、功能，深筋膜的包裹走行，然后在人身体上练习时，搭手便知手下是何组织，功能形态，有此基础，方可事半功倍。

（2）手部触诊敏感度的练习

就像练习脉诊一样，手的敏感度在触诊之中非常重要，平时可以多尝试轻摸衣服皱折，摸桌椅棱角，摸麻将，摸正常人体骨架、肌肉、韧带，遇到病人，先静心去摸一摸，触诊是功夫，需要积累，需要反复体验和印证，才能逐步提高。

（3）心手相合

在触诊时，首先要明白手下是组织，是何形态，可以先试着慢慢从身体一个个关节肌肉触起，问和触诊结合起来，并可两侧对照细细体会，渐渐活动患处，体会动中异感，心里去想，异感为何问题，此问题会有何症状，会牵连到何处，问病人验证，如此反反复复练习，逐渐可以以手当眼，一摸便知流转，形成完整体系。

（4）知常达变

触诊要知组织常态，并要牢记于心、牢记于手，一旦临证，方能清楚手下异常，对异常病态组织的触诊学习也是一个艰难的过程，知软组织的疾患，在正骨心法要旨里面就有筋强、筋柔、筋歪、筋正、筋断、筋走、筋粗、筋翻、筋寒、筋热之不同，没有老师，只有多练多悟，反复验证。

（5）结合习练太极拳

以前伤科医生，多从武林出身，多年习武，对人体骨架形态认知程度非常高，太极拳的习练，一方面可以增强手部的敏感度，提高触诊的准确率，另一方面，可以让医者从内入手，了解人体结构运动规律，久习可以改善自身结构功能，再者，太极的强身作用对于每一个伤科医师来说，非常有用，医武是相通的。

（6）从骨入手，逐步贯穿全身

很多同道学会整脊就停步不前，甚为遗憾，一个手摸心会，难住了多少伤科学子，无师可传，只有靠自己的苦苦求索。不能只是满足于"咔嚓、咔嚓"的响声，手法医学，需要同道的共同努力。

（六）心法

中医很多东西都讲究心法，其中《医宗金鉴》中有正骨心法要旨的论述。心法这个概念个人感觉是非常好的，主要指医者的内心，冥冥之中概括了很多不可言明的东西，"所以任物者谓之心"。手法到了一定的程度其实是要靠心法来支撑的，有内心生出巧妙的手法，以心法来统手法，手法的高度决定于心法的正确和广度。心法是形而上的东西，手法是行而下的东西，"形而上者谓之道，形而下者谓之器"。真正达到了心手合一的境界再配合深厚的基础，那就成高手了。水平高的医生手法极其简单，重在心法的运用，拿捏分寸也极为得当，患者往往不知不觉，治疗已经结束了。

手法与心法的融会贯通，说起来简单做起来就太难了，无不是朦朦胧胧的东西，都要靠自己用心去体会，想用语言彻底表达，是有一定难度。名可名非常名，道可道非常道。心内由触诊产生灵感,灵感又操纵心去支配手,治法就从手上表现出来了。所以说"神而明之,存乎其人"。骨错缝、筋出槽往往是形态的改变,治疗机理不外乎心领神会,手下摸清楚了,心里明白了怎么回事,手法自然而然就出来了。"一旦临证,机触于外,巧生于内,手随心转,法从手出"。手法是一种灵感,必须触机而发,以巧代力,熟能生巧。手法调整还要有整体观,因势利导,避免注重局部而忽略了整体,思维可以放广一些。

三、影像学检查

脊柱推拿专业所说的脊柱半脱位在影像学上没有权威统一的诊断标准。但在 X 线上还是有一些特殊的征像。如椎体前后缘的两条弧线与各棘突前缘的弧线互相不平行、棘突偏歪、椎间隙的改变、关节间距变宽、椎弓根或横突不对称等。即推拿医师所称的脊柱在 X 线上的细微病理变化。

(一)脊椎错位影像表现

1. 左右旋转式错位

在侧位片上观察到椎体后缘的双边征和关节突的双突征属旋转式错位(图 5-21)。如果是投照体位造成的双边、双突,往往呈系列性;病理性者是个别椎体有双突,或上、下椎间出现不同形态的双突(平行型或连接型)。若大部分为双突,其中一个为单突者,可拍摄 45°斜位片,观察椎间孔的形态以助确诊。在正位片观察错位脊椎的棘突与左右椎弓根之间的距离不等宽,棘突偏离正中线,棘突偏歪的方向与椎体旋转方向相反(图 5-22)。

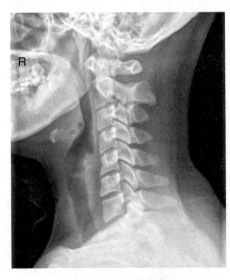 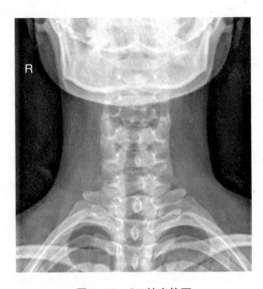

图 5-21 C3 双边影　　　　　　图 5-22 C7 棘突偏歪

2. 前后滑脱式错位

在侧位片中设椎体后缘延伸线，椎体后缘连线中断、成角或反张（图 5-23），双斜位片显示同一节段左右两侧椎间孔均变窄。前后移位为退变性的失稳错位，多因椎间盘变性致使椎间各韧带松弛，好发于中老年人。连线中断前移，是上椎向前滑脱式错位，属外伤性或先天性腰椎峡部不连的椎体滑脱轻症；连线中断后移，是上椎向后滑脱式错位，属退行性的椎体滑脱重症，若有可疑可拍摄过伸位与过屈位而确诊。连续两个中断前移之间的椎体属仰位式错位；连续两个中断后移之间的椎体属倾位式错位。前后滑脱式错位者，大多数伤及椎间盘，病情重的可损害脊髓，应做 CT 或 MRI 检查，以明确诊断。

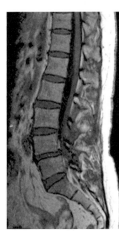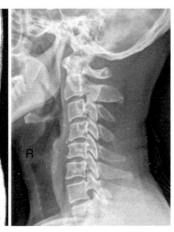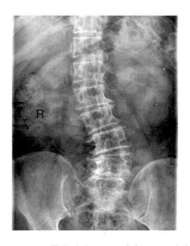

图 5-23　L5 后滑脱，C3~C4 成角反弓　　　　图 5-24　骨盆左倾，L4 右摆、L2 左摆

3. 侧弯侧摆式错位

在正位片观察，相邻椎间隙左右不等宽者，或棘突无偏移而椎体水平出现倾斜者，为侧摆式错位；单椎错位为侧摆，系列侧摆称为侧弯（分 C 形和 S 形两种），两侧椎旁连线出现系列侧弯者属侧弯式错位。腰椎正位片或骨盆正位片，腰轴与骶轴不在同一垂线中，应分析其是腰椎侧弯或骶椎侧摆错位（骨盆旋移综合征的一种类型）（图 5-24）。在侧位片中，在两椎体底线有弧形影者，提示该椎有侧摆式错位，结合正位片来综合判断。

4. 混合式错位

在同一椎间发生两种以上的错位改变者。

在临床上，首先医生面对的是患者主诉症状，而不是一种疾病。明确诊断是建立在详细询问病史和全面的全身体格检查和仔细的专科体格检查的基础上，头脑中形成了初步诊断的基础上，再有目的性地进行选择性辅助检查。如果考虑腰椎间盘突出症的可能性大，那么就做腰椎 CT 或 MRI。目前尚未有某种影像学方法要优于其他方法，

CT 通常辐射剂量较高，而 MRI 对软组织显影更有优势，对于游离型的椎间盘突出的阳性发现率较高。有证据显示，腰椎间盘突出的诊断，两者具有类似的准确性。不主张通过 X 线片来诊断腰椎间盘突出，因为 X 线上椎间盘不能显影。

尽管新技术的发展对诊断水平的提高起着举足轻重的作用，但是任何机器也不能代替医生详细的病史采集与体格检查和分析归纳的头脑。因为有时影像上表现与临床症状和体征不一致，在 CT 或 MRI 上发现的椎间盘突出，临床却没有坐骨神经痛相关症状的人非常常见（20%~36%），而很多有坐骨神经痛相关临床症状的患者影像扫描也可能并不存在椎间盘突出。影像学的改变提示的仅仅就是这些节段易受累，而不能提示是这些区域的改变导致了现有的症状，治疗方案的最终确定是靠临床经验来完成的而不是影像学发现。

（二）骨盆紊乱影像表现

人体骨盆时由两侧的髂骨与中间的骶骨组成，后面两侧的骶髂关节与前面正中的耻骨联合组成一个骨盆带。正常的骨盆在骨盆平片上表现为：①两侧髂嵴最高点的连线水平；②两侧坐骨结节的连线水平；③经腰 5 中点、骶骨中轴和耻骨联合的连线垂直；④骶骨中轴到两侧髂骨最外缘的连线相等（图 5-25）。

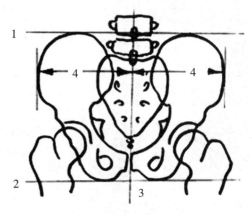

图 5-25　正常骨盆平片

骨盆正位片是诊断骶髂关节错位的基本影像学依据，主要表现为两侧髂前上棘、髂后上棘、髂嵴、耻骨联合、坐骨结节、股骨头高低不对称；髂骨左右大小不对称，骶骨偏向一侧不正直；闭孔横径、纵径宽窄改变；股骨颈变长或短；第 5 腰椎横突与髂嵴间最短距离双侧不一致；耻骨联合部两侧耻骨上缘不在一个平面上（图 5-26）。

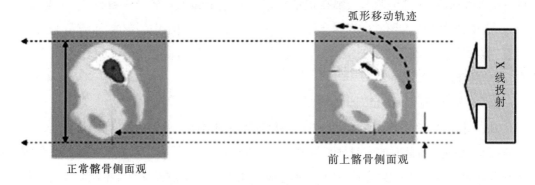

图 5-26　髂骨旋转在 X 线上的表现形式

双侧髂嵴平面连线倾斜，髂骨旋前错位者，患侧髂嵴低，髂骨旋后错位者，髂嵴升高；两侧髂骨外侧缘与棘突中线的距离不等，髂骨内旋错位者，距离增大；髂骨外旋错位者，距离变小；两侧骶髂关节密度增高或减低，关节间隙不等宽或重叠、毛糙，关节下缘骨质增生。慢性骨盆紊乱患者，特别是女性患者，可见患侧骶髂关节髂骨侧骨密度增高，以往称为致密性髂骨炎，X 线检查可排除骶髂关节骨性病变。

1. 髂骨前后旋转错位

两侧髂嵴、髂前上棘不在同一水平上，即左右高低不平，髂骨旋前错位髂嵴、髂前上棘下移，髂嵴低于对侧；髋骨纵径变短，闭孔纵径变短，横径变长；由于受到髂骨内旋的影响坐骨、股骨头下移，坐骨结节低于对侧，股骨头的位置低于对侧；耻骨联合两侧阶梯状改变和同侧耻骨上下直径变长（图 5-27）。

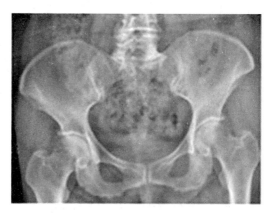

图 5-27 髂骨前后旋转右侧

髂骨旋后错位髂嵴、髂前上棘上移，髂嵴高于对侧；髋骨纵径变长，闭孔纵径变长，横径变短；由于受到髂骨外旋的影响坐骨、股骨头上移，坐骨结节高于对侧，股骨头的位置高于对侧；耻骨联合两侧阶梯状改变和同侧耻骨上下直径变短（图 5-27）。

2. 髂骨内外旋转错位

髋骨宽度与闭孔宽度的交错性不对称，两侧骶髂关节间隙宽窄不等，在骨盆斜位片上，病变侧骶髂关节间隙增宽，关节面凹凸之间排列混乱。

髂骨内旋时髂骨宽度增加，闭孔的对角线宽度变大，股骨颈变短，股骨头、坐骨结节下移，耻骨联合的中心点移向对侧（图 5-28）；髂骨外旋时髂骨宽度减小，闭孔的对角线宽度变小，股骨颈变长，股骨头、坐骨结节上移，耻骨联合的中心点移向此侧（图 5-28）。

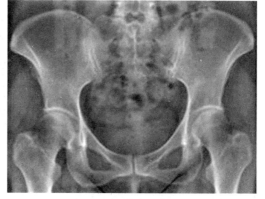

图 5-28 髂骨内外旋转右侧

3. 骶骨前倾后仰错位

腰椎侧位片观察可见腰骶成角，腰轴变直或反张，即为骶椎"点头"或"仰头"错位。"点头"是腰骶关节向前错动呈成角位，腰骶角大于 40°（图 5-29）；"仰头"

是腰骶关节向后错动，形成平腰或腰骶部后突反张，腰骶角小于 30°（图 5-29）。

骶骨前倾是骶椎倾位式错位，腰骶关节向前滑脱式错位，骶骨底相对于髂骨向前位移，腰骶角变大，腰椎生理曲度变大，引起松软的水肿地带在骶髂关节后上缘；骶骨后仰是骶椎仰位式错位，腰骶关节向后滑脱式错位，骶骨底相对于髂骨向后位移，腰骶角变小，腰椎生理曲度变小，引起松软的水肿地带在骶髂关节下后缘。

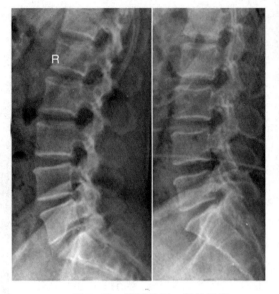

图 5-29　骶骨前倾、骶骨后仰

4. 骶骨左右倾斜错位

腰椎与骶椎棘轴呈侧摆偏歪时，多由腰骶关节侧摆式错位造成，显示 L5~S1 椎间隙左右不等宽，此为骶椎"顺时针"或"逆时针"方向侧摆，两侧髂嵴不等高，骶骨两侧不对称，骶骨底向横径宽的一侧旋转。

骶椎"顺时针"倾斜错位又称骶骨向右倾斜错位，骶骨底左倾斜移位而尾骨向右倾斜移位（图 5-30）；骶椎"逆时针"倾斜错位又称向左倾斜错位，骶骨底向右偏移而尾骨向左移位。

临床上累及骶髂关节的疾病较多，CT 对骶髂关节疾病的鉴别及治疗有重要的意义。骶髂关节的骶、髂两侧关节面呈耳状面，X 线投照时两侧关节面重叠、遮盖，其结构决定了 X 线平片常常很难判断早期病变。而 CT 分辨率高，

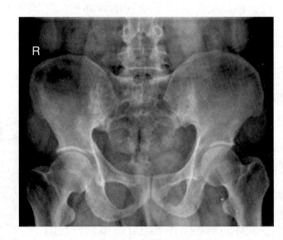

图 5-30　骶骨向右倾斜

与 X 平片的区别在于细微征象的显示率高，层面无干扰，CT 能较清楚显示骶髂关节及其周围组织结构，有利于早期发现骶髂关节轻微变化，适用于早期骶髂关节炎的诊断（图 5-31）。因此对较早期的病变可以提高诊断等级，同时也有利于对治疗效果的观察。骶髂关节为强直性脊柱炎局部表现者，可作 HLA-B27 检测进一步鉴别。

推拿界所谓的半脱位现象在影像学上的微细病理变化，有人认为是由于 X 线射片时错误的姿势摆放而导致的。微调手法的创始人沈国权教授指出，正常的骨骼组织可

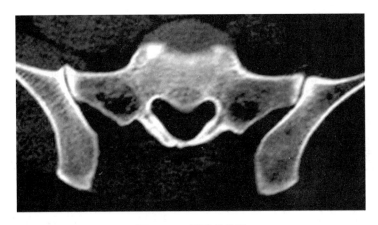

图 5-31　骶髂关节炎

以通过异常的姿势摆放在影像上表现出假阳性，但异常的组织无论如何也不可能在影像上表现出假阴性来。但在临床中因每人的代偿程度不同，故在相同的病理下临床症状与体格检查并不一定成正比，也就是说影像学检查与临床表现不一致，所以对处于代偿状态下的关节紊乱不能认为是病理现象。若临床症状比较重而影像表现较轻，推拿手法治疗的疗效就比较好，预后较佳；若临床症状比较轻而影像表现较严重，推拿手法治疗的效果就差，预后也不佳。

四、腿脚的视诊

推拿手法最主要的特色之一就是分析求诊者两腿长度与双脚旋转的变化。在尚未对病人治疗之前，须先仔细而正确地判定两腿长度与双脚旋转变化之后，才可以决定是否给予求诊者进行调整的治疗，分析求诊者两腿长度的变化已成为骨盆手法通用的临床规则（图 5-32）。

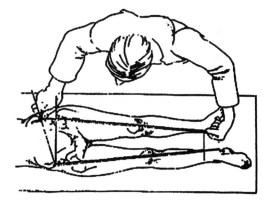

图 5-32　长短腿测量

实践证明比较两腿的长短和脚的内外翻是发现脊椎半脱位最简单有效的方法，当脱离正常位置的脊椎压迫脊髓时，从大脑发出通向全身的神经冲动减少，背部两侧的肌肉不平衡，观察到的标志就是两腿长短不一和两脚不居中，临床医师可依循这一通则找到人体躯干骨架以及四肢关节的半脱位部位。

（一）长短腿

病人仰卧，双下肢伸直拼拢，双踝间中点与脐、鼻中点成一直线，术者将其足作背屈。如两足跟不等长，即为"长短脚"。是由髂骨"顺时针"或"逆时针"方向侧

169

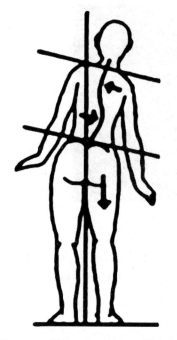

图 5-33　骨盆移位脊柱代偿性改变

摆错位，致使骶髂关节上、下移动错位，导致腰轴与骶轴侧弯引起的；或由髂骨旋前或旋后错位，致使股骨头向上移或向下移；或髂骨的内旋或外旋错位，导致两下肢假性不等长。髂骨旋前、内旋错位，同侧下肢变短；髂骨旋后、外旋，同侧下肢变长。通常一侧下肢变短，另一侧下肢就代偿性的变长，右腿常短，而左腿常变长，反之亦然。

人类是站立在地平面上的，当双下肢发生长短不等时，上半身和下半身肌肉就会呈现紧张、拉扯的现象。当一只腿较长时，该侧的骨盆就会因推挤而被抬高，骨盆会呈现向一侧倾斜的状态，称为"骨盆偏移综合征"；因为骨盆和脊柱呈垂直关系，所以当左侧骨盆抬高时，脊柱自然会从腰部开始向右倾斜，而上半身脊柱却会向左弯曲来保持平衡，使脊柱呈现为"S"形状，现代医学称之为"脊柱侧弯征"；由于较长侧腿的髂前上棘内旋会向前隆起，而较短一侧的髂后上棘外旋向后倾倒，使骨盆有向前后分离的趋势，结果向前旋转的髂骨和对侧的肩膀之间肌肉就会产生拉扯、紧张现象，引起肩膀往前倾，脊柱必然向后弯曲，因而产生"脊椎后凸症"（图 5-33）。

（二）阴阳脚

病人仰卧床上，双下肢自然伸直略分开，放松双足，两脚应左右对称。如表现一侧相对外旋称为阳脚，外为阳，是髂骨外旋错位或旋后错位使髋关节后移所致；如一侧相对内旋称为阴脚，内为阴，是髂骨旋前错位或内旋错位使髋关节前移所致。通常一只脚内翻，另一只脚就代偿性的外翻，右脚常内翻，而左脚常外翻，反之亦然（图 5-34）。

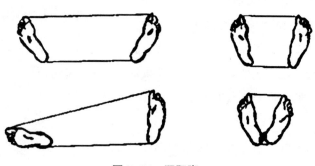

图 5-34　阴阳脚

五、脊柱、下肢继发性姿势和骨性标志变化

观察脊柱、头颅、肩膀、下肢的形态、位置及外观长度变化，骶髂关节错位后，由于人体整体重力平衡调整的影响，这些结构也会失去轴对称性。

骨盆的移位可使脊柱弯曲压迫神经，结果使肌肉、关节和脏器发生功能障碍，出现肌肉筋膜、结缔组织紧张和僵硬，临床上就出现酸痛感。右侧骨盆移位的人，最初感到右半身有轻微的疼痛，右下肢的血液循环不畅，肌肉紧张产生酸痛感，有时疼痛可自然消失。有时会出现左侧疼痛者，这时比右侧疼痛较重，不久会波及整个腰部，形成慢性腰痛。右侧骨盆移位是右利步态的缘由，而左侧移位是对右侧移位的代偿反应。

骨盆左右倾斜，身体重力线移位，脊柱腰段弧度改变和侧弯，胸段后突增加，颈胸交界出现水平倾斜并与骨盆水平相反，以求达到躯干稳定，此种颈胸段的代偿由于肌力较弱，容易使颈、胸椎体发生错动，从而产生一系列相对复杂的临床病症。从神经传导路径及人体反射角度来看，当骨盆不平衡（不处于水平状态）时，脊柱随着骨盆的扭转而成比例地弯曲，造成上半身歪斜及姿势不良。与脊髓连接的脊神经包含自律神经和躯体神经，当其因脊椎错位而引起神经压迫，将会造成疾病及反射痛。

骨盆偏移后引起脊柱侧弯和曲度改变，椎体发生旋转错位，椎肋关节发生错动后导致胸廓发生改变，变形长时间得不到矫正，五脏六腑位置发生改变，产生气滞血瘀，出现血压的异常、心脑血管的缺血性病变、肠胃功能的紊乱、肝肾功能的不全、子宫和卵巢功能的低下等。骨盆倾斜及脊柱侧弯对青少年的影响一开始主要是外貌的，表现在肩膀不对称，弯腰时背部一高一低，俗称剃刀背。随着病情的发展，严重者可有胸廓畸形，肺活量降低，引起气促、心悸、消化不良、食欲不振等内脏功能障碍，对于女性骨盆倾斜还有可能带来孕育功能的影响。

脊柱与骨盆、下肢构成一个复合体，骨盆和下肢是脊柱承重的基础。微调手法认为脊柱疾患往往隐藏着骨盆和下肢生物力学的失衡，调整脊柱和骨盆的承重力线为髋、膝、踝关节病痛提供新的临床治疗途径。Laura Cookson 等报道骶髂关节的功能障碍可引起不典型的膝关节钝痛，而膝关节无明显的结构性损伤，可能与骶髂—髋—膝运动链各关节间应力传递的异常以及紊乱的本体、伤害感受器的神经冲动传导有关。

骨盆及下肢骨关节的生物力学失衡时，也影响脊柱的整体曲线和承重力线，如股骨头坏死、骨性膝关节炎、高足弓伴踝关节内翻往往会引起脊柱代偿性侧弯。若推拿缓解下肢骨关节疼痛症状，就能够有效改善脊柱侧弯的体征，达到脊柱两侧的应力平衡。骨盆按揉术认为所有脊柱疾病的根本原因在于髋关节转位，矫正了这一转位，恢复了人体的自然治愈力，即可达到根本上的治疗。

第三节　骶髂关节紊乱

骶骨和髂骨组成骶髂关节和髂骶关节两个关节，骶髂关节运动是指两侧髂骨绕骶骨的旋转运动，髂骶关节运动是指骶骨在两侧髂骨之间的倾斜运动；骶髂关节紊乱是髂骨相对于骶骨发生旋转位移，髂骶关节紊乱是骶骨相对于髂骨发生倾斜位移。

一、髂骨紊乱

所谓髂骨错位即是经典文献所称的骶髂关节错位，指一侧髂骨相对于骶骨和对侧髂骨发生角位移和（或）线性平移后固定于此位置，不能随身体随意运动回复到中立位。按脊疗法所称的骶髂关节半脱位即是本文讨论的对象，而髂骶关节错位即是指骶骨相对左右两侧髂骨发生的角位移和（或）线性平移后固定于此位置。

（一）临床表现

1. 疼痛

外伤引起的骶髂关节错位表现为骤然起病，患侧臀部及下肢胀痛，可出现沿坐骨神经走向的放射痛。翻身起坐和改变体位时疼痛加剧，患肢呈半屈曲状，主动或被动伸屈均明显受限并剧烈疼痛。咳嗽或打喷嚏患肢常有放射性疼痛。病情急重者，往往由旁人搀扶或持拐来诊。

患肢慢性患者上述症状略缓和。患者自觉下腰部、臀部隐痛乏力而下肢远端症状不明显，表现为酸软、麻胀、怕冷等感觉。部分患者表现为骶尾部顽固性疼痛和触痛。在妊娠期和产后妇女，则可引起耻骨联合处疼痛。

2. 强迫体位

患者骨盆倾斜，脊柱侧凸，呈"歪臀跛行"的特殊姿势，不能挺胸直腰（图5-35）。

3. 患侧下肢不能承重

由于骨盆的自稳定机制受到破坏，患侧半骨盆承受外力负荷时，引起关节周围韧带及关节囊的急剧扭转，造成坐骶弓、股骶弓的承载痛。患者站立时多以健肢负重，坐位时以健侧臀部触椅。严重者甚至仰卧时伸直下肢时，均可引起疼痛加重。故患者喜屈曲患

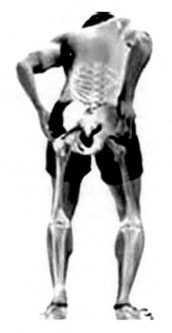

图5-35　歪臀跛行

肢仰卧或向健侧侧卧。

4. 两下肢假性不等长

由于两侧髂骨不对称，导致髋臼三维空间位置向上或向下移动，引起两下肢外观上的不等长，而患者则因患肢不能负重，需健肢着地而自觉患肢"长了一截"（图5-36）。

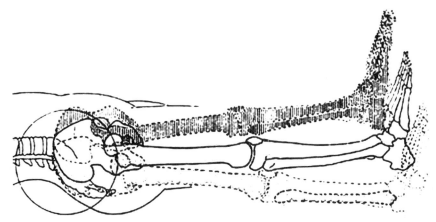

图 5-36　假性下肢不等长

5. 下肢旋转

髂骨在主横轴上的旋转移位是整体性的，处于髂骨下部的髋臼相应与髂前上棘和髂后上棘的移动而在人体内部空间移动。如骶髂关节前旋错位时，髋下臼外下方移位，股骨侧出现代偿性内旋。自然仰卧位时，下肢较健侧明显内旋，足呈轻度跖屈。而骶髂关节后旋错位时，髋臼向内上方移位，股骨发生代偿性外旋，自然仰卧位时，下肢较健侧明显内旋，足呈轻度跖屈。

6. 盆腔脏器功能紊乱

部分慢性骨盆紊乱患者可在躯体症状的基础上出现盆腔脏器功能紊乱症，如下腹部胀闷不适和深压痛、肛门急胀感、便秘或排便次数增加、尿频、尿急，甚至排尿困难，会阴都不适，阳痿，痛经等症。

（二）特殊检查

引起骶髂骨之间扭转运动的主动和被动运动均可造成疼痛加重，如直腿抬高试验、跟臀试验（图5-37）、骨盆挤压

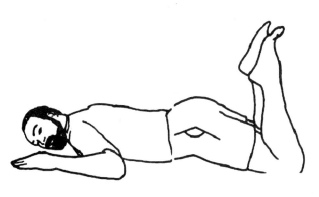

图 5-37　跟臀试验

试验、床边试验、"4"字试验阳性。但许多骶髂关节慢性损伤的病人上述运动试验可表现为阴性，其机理在于此类病人连接骶髂关节的韧带因长期关节扭转而蠕变，骶髂关节的扭转不再造成韧带张力的增加而出现运动痛，这与腰椎间盘突出症不同。

（三）X线检查

骨盆和腰椎 X 片是诊断骶髂关节错位的主要影像学依据。骶髂关节错位破坏了骨盆的左右对称性，临床上也是通过分析骨盆正位片上相应结构的对称性是否破坏而得到诊断的。

1. 髂骨宽度与闭孔宽度的交错性不对称。

2. 耻骨联合两侧阶梯状改变和耻骨粗细不对称。

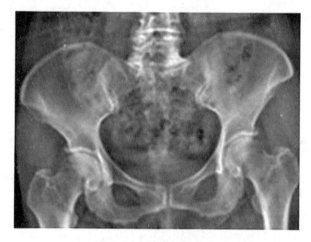

3. 双侧髂嵴高度不等，两侧髂后上棘不在同一水平上，前旋错位者髂后上棘偏上，后旋错位者髂后上棘偏下。

4. 两侧骶髂关节间隙宽窄不等，在骨盆斜位片上，患侧骶髂关节间突增宽，关节面凹凸之间排列紊乱。

5. 慢性骨盆紊乱患者，特别

图 5-38　髂骨旋转移位

是女性患者，可见患侧骶髂关节髂骨侧骨密度增高，以往称为致密性髂骨炎（图 5-38）。

（四）髂骨错位分类

1. 髂骨旋前错位

仰卧位患侧髂前上棘较对侧降低且较对侧凸起，俯卧位患侧髂后上棘移向外、上方，较健侧凹陷，髂嵴较对侧降低，臀纹较对侧高，臀沟斜向对侧（图 5-39）。

躯体铅垂线移向患侧，腰椎可向对侧侧凸，若髂嵴与外侧胸壁延长线的夹角较对侧钝提示未合并腰椎侧凸；若躯体角较尖锐则提示合并腰椎侧凸。胸椎向患侧侧凸，患侧肩膀较对侧高，患侧手下垂时较对侧高。颈椎向对侧侧凸，患侧外耳和乳突较对侧低。

2. 髂骨旋后错位

仰卧位髂前上棘较对侧升高且较对侧凹陷，俯卧位髂后上棘移向内、下方，较健侧凸起，患侧髂嵴较对侧升高，臀纹较对侧低，臀沟斜向患侧（图 5-39）。

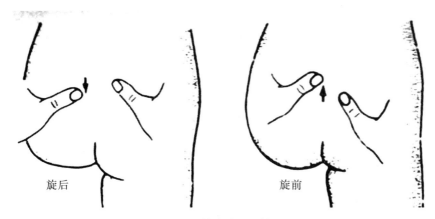

旋后　　　　　　　　　　　　　旋前

图 5-39　触诊髂后上棘

躯体铅垂线移向对侧，腰椎可向患侧侧凸，若髂嵴与外侧胸壁延长线的夹角较对侧尖锐提示未合并腰椎侧凸；若躯体角较平坦则提示合并腰椎侧凸。胸椎向对侧侧凸，患侧肩膀较对侧低，患侧手下垂时较对侧低，颈椎向同侧侧凸，患侧外耳和乳突较对侧高。

3. 髂骨内旋错位

仰卧位患侧髂前上棘较对侧内且低，患侧下肢呈内旋状，假性延长，髌骨内、上移位，仰卧时代偿性膝关节伸直，自然站立时患侧脚较对侧后移，有足内翻，因紧张髂腰韧带的牵拉，第 5 腰椎向对侧旋转前移，患者站立时主要以健肢承重（图 5-40）。

4. 髂骨外旋

仰卧位患侧髂前上棘较对侧外且高，患侧下肢外旋，假性短缩；髌骨外移，仰卧时代偿性膝关节屈曲，自然站立时患侧脚较对侧前移，足外翻，因紧张髂腰韧带的牵拉，第 5 腰椎向患侧旋转后移，站立时主要以患肢承重（图 5-40）。

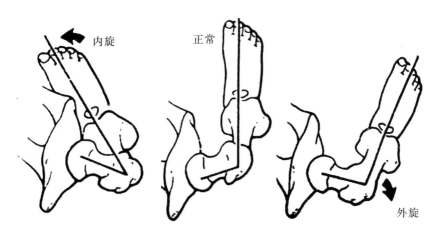

内旋　　　　　　正常

外旋

图 5-40　下肢内外旋转

5. 双侧髂骨交错错位

表现为一侧骶髂关节后旋错位而对侧骶髂关节前旋错位，两侧髂骨联合错位，一般情况是右侧髂骨以旋前为主，左侧髂骨以旋后为主。

6. 双侧髂骨交叉错位

表现为一侧骶髂关节内旋错位而对侧骶髂关节外旋错位，两侧髂骨联合错位，一般情况是右侧髂骨以内旋为主，左侧髂骨以外旋为主。

两侧髂骨前后旋转的频率之间比较有显著性差异（$X^2=100.48$，$P=0.00<0.01$），右侧髂骨旋前的概率明显大于左侧（89.9% VS 10.1%），左侧髂骨旋后的概率大于右侧（89.9% VS 10.1%）。

两侧髂骨内外旋转的频率之间比较有显著性差异（$X^2=6.35$，$P=0<0.05$），右侧髂骨内旋的概率大于左侧（59.3% VS 40.7%），左侧髂骨外旋的概率大于右侧（59.3% VS 40.7%）（表 5–1）。

表 5–1　两侧髂骨旋转紊乱的计数资料

位移	旋转类型	n	左侧髂骨	右侧髂骨	X^2	P
前后旋转	旋前	79	8（10.1%）	71（89.9%）	100.48	0.00
	旋后	79	71（89.9%）	8（10.1%）		
内外旋转	内旋	91	37（40.7%）	54（59.3%）	6.35	0.01
	外旋	91	54（59.3%）	37（40.7%）		

7. 双侧髂骨耦合错位

表现为一侧骶髂关节内旋错位合并有旋前错位，或者旋前错位合并有内旋错位，呈现耦合错位。一般来说右侧髂骨以旋前、内旋为主，左侧髂骨以外旋、旋后为主。

配对四格表资料的 Chisquare 检验：两侧髂骨耦合旋转的频率之间比较有显著性差异（$P=0.00<0.01$），右侧髂骨（旋前内旋的概率大于 60%，左侧髂骨旋后外旋的概率大于 60%（表 5–2）。

表 5–2　两侧髂骨耦合旋转紊乱的计数资料

髂骨	位移	n	内旋	外旋	n	P
右髂	旋前	65	39（60.0%）	26（40.0%）	73	0.00
	旋后	8	4（50.0%）	4（50.0%）		
左髂	旋前	8	4（50.0%）	4（50.0%）	73	0.00
	旋后	65	26（40.0%）	39（60.0%）		

8. 髂骨下横轴内旋错位

髂后上下棘连线与诸骶中棘连线的距离缩短，患侧臀部高隆，患侧骶髂关节间隙及髂后下棘压痛，患侧下肢内旋，两下肢等长。

（五）鉴别诊断

1. 腰椎间盘突出症

本病与骶髂关节错位的临床表现极为相似。但该病的放射性压痛部位在腰椎棘突旁，脊柱侧弯多凸向患侧，往往有病变部位棘突偏离后正中线和上下棘间隙宽窄不等。颈屈曲试验和颈静脉压迫征可呈阳性。必要时可拍摄腰椎平片或椎管造影以资鉴别。

由于本病与腰椎间盘突出症往往发生于同一病人身上，增加了鉴别诊断的困难。作者从多年的专科工作中积累的经验认为，只要能区分患者的臀腿痛加剧因素究竟是骨关节源性还是椎间盘源性，基本可给临床处置提供正确的客观依据（表 5-3）。

表 5-3　椎间盘源性和骨关节源性腰腿痛区别

	减压体位	床上向患侧翻身	晨起疼痛	直腿抬高	压痛点
椎间盘源性	有效	影响有限	减轻	受限明显	腰椎旁
骨关节源性	无效	困难，疼痛加剧	加重	受限较轻	骶髂关节

2. 骶髂关节结核

除参照病史、全身症状和血液学检查外，主要从 X 线照片上鉴别。本病的 X 线表现为：关节面破坏，骶髂骨同时受累，有时可见空洞和死骨。

3. 强直性脊柱炎早期

X 线照片表现为骶髂关节密度增高，间隙模糊，呈两侧对称性；晚期关节间隙狭窄，出现新月状骨质、变松和硬化骨质交替相间，关节面呈锯齿状。可出现关节骨性强直，活动期患者血沉加快。

二、骶骨紊乱

骶骨以前在国内很少得到讨论。如果把骨盆看作是类似玩具魔方一样的结构，当左或右侧一排的方块相对于中央及对侧方块移动，称为髂骨运动；由此造成的错位就是髂骨错位，即是经典文献所称的骶髂关节错位。而当两侧的方块保持固定的对应位置，中央一排方块在两侧方块间的移动就是骶骨运动，由此引起的错位称为骶骨错位，在 Chiropractic 中称为髂骶关节错位。

（一）临床表现

1. 疼痛

骶骨错位很少由外伤引起，多为体型和习惯姿势造成的慢性应力性错位，临床也表现为逐渐加重的尾骶部疼痛，可出现沿坐骨神经走向的放射痛。翻身起坐多无困难，下肢也可正常运动。

2. 盆腔脏器功能紊乱

部分慢性骨盆紊乱患者可在躯体症状的基础上出现盆腔脏器功能紊乱症，如下腹部胀闷不适和深压痛、肛门急胀感、便秘或排便次数增加、尿频、尿急，甚至排尿困难，会阴部不适，阳痿，痛经等症。

（二）特殊检查

引起骶髂骨之间扭转运动的主动和被动运动均可造成疼痛加重，如直腿抬高试验、跟臀试验、骨盆挤压试验、床边试验、"4"字试验阳性（图5-41）。但许多骶髂关节慢性损伤的病人上述运动试验可表现为阴性，其机理在于此类病人连接骶髂关节的韧带因长期关节扭转而蠕变，骶髂关节的扭转不再造成韧带张力的增加而出现运动痛。

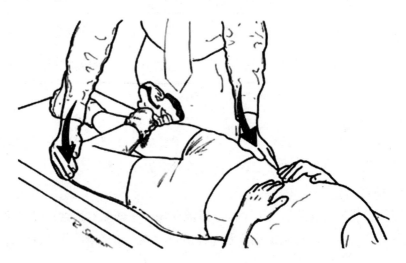

图 5-41　"4"字试验

（三）X线检查

需要对骨盆正位片和腰椎侧位片综合分析（图5-42）。

1. 髂骨、闭孔及耻骨联合的骨性结构对称性未见明显破坏。

2. 下腰椎轴线与骶中嵴中线明显成角。

3. 骶骨底上平面出现左右高低倾斜。

4. 侧位片间骶骨与第5腰椎椎体前缘有明显的前后位移或前后倾斜。

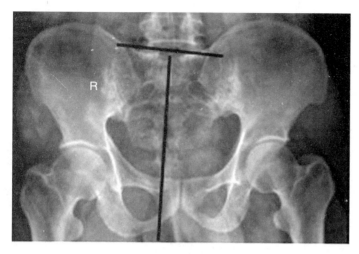

图 5-42　骶骨倾斜移位

（四）骶骨错位

1. 骶骨前倾错位

腰椎生理弧度增大，骶骨底后面明显凹陷，骶骨下端明显较两侧髂后下棘隆起，髂前上棘和髂后上棘均处于同一水平线，下肢等长。腰 5~骶 1 椎间隙压痛，两侧骶髂关节间隙压痛，尤以骶髂关节下部（髂后下棘内侧）为明显（图 5-43）。

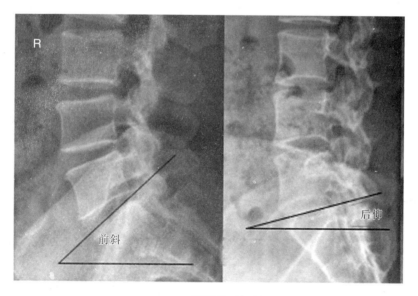

5-43　骶骨前后倾斜

2. 骶骨后倾错位

腰椎生理弧度平直，骶骨底后面明显较凸，两侧髂前上棘和髂后上棘均处于同一水平线，下肢等长。腰 5~骶 1 椎间隙压痛，两侧骶髂关节间隙压痛（图 5-43）。

3. 骶骨右倾错位

腰椎与骶骨成角，右侧骶骨底脚低，尾骨偏向左侧，与垂直线成角，两侧髂前上棘和髂后上棘均处于同一水平线（图5-44），下肢等长，左侧腰5~骶1椎间隙压痛，两侧骶髂关节间隙压痛，骶嵴偏向左侧。

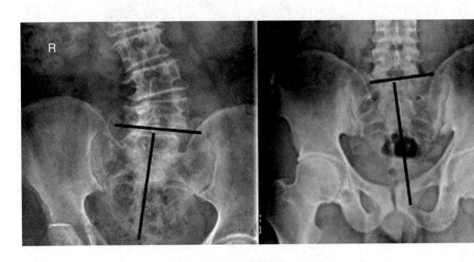

图5-44 骶骨左右倾斜

4. 骶骨左倾错位

腰椎与骶骨成角，左侧骶骨底脚低，尾骨偏向右侧，与垂直线成角，两侧髂前上棘和髂后上棘均处于同一水平线，下肢等长，右侧腰5~骶1椎间隙压痛，两侧骶髂关节间隙压痛，骶嵴偏向右侧（图5-44）。

四格表资料的 Chisquare 检验：骶骨倾斜紊乱的频率之间比较有统计学意义（$P=0.00<0.01$），后仰紊乱的概率明显大于前倾（80.0% VS 20.0%）；左倾斜的概率大于右倾斜（62.7% VS 31.3%）（表5-4）。

表5-4 骶骨倾斜位移的计数资料

位移	类型	n	百分比	X^2	P
前后倾斜	前倾	12	20.0%	43.20	0.00
	后仰	48	80.0%		
左右倾斜	左倾	52	62.7%	10.63	0.00
	右倾	31	37.3%		

5. 骶骨倾斜耦合错位

骶骨前后倾斜错位时合并有左右倾斜错位，同样左右倾斜错位时合并有前后倾斜错位。

配对四格表资料的 Chisquare 检验：骶骨耦合倾斜紊乱的频率之间比较有统计学意义（$n=56$，$P=0.00<0.01$），骶骨后仰左斜的概率较高（87.9%）（表 5-5）。

表 5-5　骶骨耦合倾斜位移的计数资料

骶骨	n	前倾	后仰	n	P
左斜	33	4 (12.1%)	29 (87.9%)		
右斜	23	7 (30.4%)	16 (69.6%)	56	0.00

6. 骶骨前倾旋转错位

患侧骶骨底骶髂关节缘低陷，对侧骶骨骶髂关节缘隆凸，两侧髂后上下棘连线不等长，下肢等长。腰 5~骶 1 椎间隙压痛，患侧腰骶角压痛。

7. 骶骨后倾旋转错位

患侧骶骨底骶髂关节缘隆凸，骶骨关节缘低限，两侧髂后上下棘连线不等长，下肢等长。腰 5~骶 1 椎间隙压痛，患侧腰骶角压痛、两侧骶髂关节间隙压痛。

8. 骶骨前移错位

骶骨后面明显凹陷，两侧骶髂关节骶骨缘低于髂骨缘，较正常者松软，压痛；下肢等长，腰 5~骶 1 椎间隙及骶尾关节间隙压痛。

9. 骶骨后凸错位

骶骨后面明显后凸，两侧骶髂关节骶骨缘高于髂骨缘，较正常者坚硬，压痛；下肢等长，腰 5~骶 1 椎间隙及骶尾关节间隙压痛。

第四节　骨 盆 紊 乱

骨盆紊乱是指超出骨盆生理运动范围并不能自我代偿的关节移位，也是所有骨盆疾病的基础。20 世纪初，骶髂关节曾广泛被认为是腰腿痛的主要来源之一，只是后来对腰椎间盘突出症的出现，骶髂关节逐渐淡出临床医生的视野。近 20 年来，随着影像学检查和手术治疗在临床上的广泛开展，人们逐渐认识到并非所有的腰腿痛可以用腰椎间盘突出症来解释，更不能采用治疗腰突症的方法予以解决，骶髂关节或骶髂关节紊乱问题又开始受到临床医生的重视。近年来，随着 MRI 关节投影技术的应用，骶髂关节退性行炎症反应和其他退性行病理改变已被证实是许多顽固性下腰痛病人的主要致痛来源，而关节内封闭已被欧美医学界推荐为治疗和诊断骶髂关节源性腰腿痛的标准方法。

在西方整骨疗法中，骶骨和髂骨组成骶髂关节和髂骶关节两个关节。骶髂关节将上身的重量由骶骨传到髂骨及下肢，髂骶关节是将地面对体重的反作用由骶骨传到髂骨及躯干。骶髂关节运动是指两侧髂骨绕骶骨的旋转运动，髂骶关节运动是指骶骨在两侧髂骨之间的倾斜运动；骶髂关节紊乱是髂骨相对于骶骨发生位移，髂骶关节紊乱是骶骨相对于髂骨发生位移。

在整个生活过程中，骨盆受体内外各种环境因素的影响，不断发生形态结构的变化。由于每个人的身体素质不一样，影响的因素很多，骨盆移位容许度是一个因人而异的动态数值，一般取值在 1cm 左右。超过这一限度后就因脊柱力学平衡的破坏而逐渐导致姿势—健康问题，首当其冲的是腰椎、髋、膝关节和盆腔内脏，以后可逐渐影响胸椎、胸腹腔内脏，再次影响颈椎、头脑。

一、临床表现

(一) 腰骶部疼痛

特征为突发的腰骶部疼痛，患者也会描述为尾骶部疼痛或臀部疼痛，位置比一般腰椎疾病引起的下腰痛要低。目前临床上已少见典型的外伤性错位，多为骨盆长期失稳基础上的加大移位，引起关节炎症反应。如该病未得到正确诊治，这种腰骶部疼痛可迁延几年不愈。

(二) 下肢反射痛

多数病人合并患侧小腿后方的疼痛，按其性质可分为反射性下肢痛和神经干性刺激痛两类。前者下肢痛定位弥散模糊，无麻木感，后者定位明确，沿坐骨神经通路走向，有足底和足趾的麻木感。

(三) 脊柱和下肢运动障碍

急性期通常有较严重的腰部活动障碍，尤其在旋转过程中突发急剧的疼痛加重现象而被迫中止旋转运动。最典型的床上患侧翻身运动中，必然以患侧手掌托住患侧臀部帮助脊柱运动。

部分病例因下肢承重而出现假性椎管狭窄现象，表现为直立行走几步后逐渐加重的臀部疼痛，上下楼梯和跳跃等增加骶髂关节负荷的运动更使病情加重。

也有部分合并骶髂副关节滑膜炎的病人表现为患者屁股不能坐，尤其坐在抽水马桶上方便时，压力正好集中在骶髂副关节局部，造成如厕困难。

（四）特殊姿势

几乎所有的髂骨错位病人存在骨盆源性的脊柱侧凸，而骨盆和臀部则向一侧倾斜，表现为特殊的"斜跨弩臀"的特殊姿势。

（五）临床体征

1. 压痛点分布。髂骨错位的压痛点主要分布在髂后上棘、骶髂关节间隙、髂后下棘、髂前上棘等骨突出，合并髂腰韧带损伤者的韧带附着点和腹股沟等处也是常见的压痛点。

2. 局部叩击痛。

3. 骨性标志分布不对称。主要触摸髂后上棘、髂前上棘、髂嵴最高点左右侧分布明显不对称，空间移位大于 1cm。骶中嵴两侧的骶旁沟深浅不一，骶中嵴与身体中轴存在成角现象。

4. 肌性标志不对称。两侧臀部肌肉不对称，呈一侧隆突而一侧低陷的特征。两侧臀纹高低、深浅、走向也相应发生变化。

5. 两侧下肢不对称。因髂骨运动的特殊性，三维螺旋运动结果，导致髋臼空间位置不对称，股骨旋转角度不对称，可使患者两侧下肢轴向旋转不同而出现所谓的"阴阳脚"（仰卧位自然伸直下肢使患者内旋或外旋）、长短腿（两下肢并拢，两足跟不在一条水平线上）、长短股骨颈（股骨代偿性旋转时造成视觉颈干角变化，内旋使视觉股骨颈缩短，外旋使视觉股骨颈延长）。

（六）X线检查

骨盆和腰椎 X 片是诊断骶髂关节错位的主要影像学依据。骶髂关节错位破坏了骨盆的左右对称性，临床上也是通过分析骨盆正位片上相应结构的对称性是否破坏而得到诊断的（图 5-45）。

1. 髂骨宽度与闭孔宽度的交错性不对称。

2. 耻骨联合两侧阶梯状改变和耻骨粗细不对称。

3. 双侧髂嵴高度不等，两侧髂后上棘不在同一水平上，前旋错位者髂后上棘偏上，后旋错位者髂后上棘偏下。

4. 两侧骶髂关节间隙宽窄不等，在骨盆斜位片上，患侧骶髂关节间突增宽，关节面凹凸之间排列紊乱。

5. 慢性骨盆紊乱患者，特别是女性患者，可见患侧骶髂关节髂骨侧骨密度增高，以往称为致密性髂骨炎。

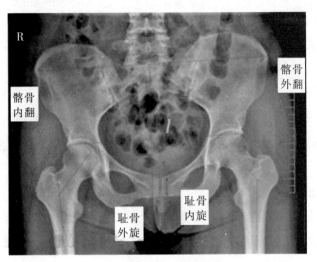

图 5-45　骨盆紊乱

二、骨盆紊乱类型

（一）骨盆前后倾斜

骨盆在矢状位上可以发生前后倾斜移位，即前斜和后仰紊乱。

1. 骨盆前倾

两侧髂前上棘均较髂后上棘前后低，两侧的髂骨均旋前移位，且两侧的髂前上棘、髂后上棘均左右对称，腰椎曲度增大，骶骨前倾腰骶角变大，腰骶部成角，脊柱的承重力线后移，骶骨底向前移位，尾骨向后移位。

2. 骨盆后仰

两侧髂前上棘均较髂后上棘前后高，两侧的髂骨均旋后移位，且两侧的髂前上棘、髂后上棘均左右对称，腰椎曲度减小或反弓，骶骨后仰腰骶角变小，脊柱的承重力线前移，腰骶部成角骶骨底向后移位，尾骨向前移位。

不同姿势下骨盆前后倾斜也有变化，四格表资料的 Chisquare 检验：卧位和站位姿势下，骨盆的前倾与后仰的频率之间比较均有显著性差异（$P=0.00<0.01$），卧位前倾的概率明显大于后仰（80.0% VS 20.0%），站位前倾的概率明显大于后仰（81.8% VS 18.2%）（表 5-6）。

表 5-6　不同姿势下骨盆前后倾斜的计数资料

姿势	n	骨盆前倾	骨盆后仰	X^2	P
卧位	20	16（80.0%）	4（20.0%）	14.40	0.00
坐位	22	8（36.4%）	14（63.6%）	3.27	0.07
站位	22	18（81.8%）	4（18.2%）	17.82	0.00

（二）骨盆左右倾斜

1. 骨盆左倾

左侧的髂前上棘、髂嵴、髂后上棘均较右侧低，左侧髂骨呈旋前状态，右侧髂骨呈旋后状态，腰椎侧弯凸向左侧，骶骨底左侧较右侧低，尾骨偏向右侧。

2. 骨盆右倾

左侧的髂前上棘、髂嵴、髂后上棘均较右侧高，左侧髂骨呈旋后状态，右侧髂骨呈旋前状态，腰椎侧弯凸向右侧，骶骨底左侧较右侧高，尾骨偏向左侧。

不同姿势下骨盆左右倾斜也有变化，四格表资料的 Chisquare 检验：卧位和站位姿势下，骨盆左倾与右倾的频率之间比较均有显著性差异（$P<0.05$），卧位时右倾的概率明显大于左倾（66.70% VS 33.3%）；站位时左倾的概率明显大于右倾（72.3% VS 27.7%）（表 5-7）。

表 5-7　不同姿势下骨盆左右倾斜的计数资料

姿势	n	骨盆左倾	骨盆右倾	X^2	P
卧位	24	8（33.3%）	16（66.7%）	5.33	0.02
坐位	22	14（63.6%）	8（36.4%）	3.27	0.07
站位	22	16（72.3%）	6（27.7%）	9.09	0.00

（三）真假骨盆侧倾

真性骨盆侧倾又叫结构性骨盆侧倾。是指不管在仰卧、俯卧、坐位、站立位情况下都出现同样的一侧髂骨高，一侧髂骨低的现象，不受肌张力和肌力大小的影响而变化。假性骨盆侧倾又叫功能性骨盆侧倾。会根据体位和肌肉力量和张力的变化而变化。

结构性骨盆侧倾属于骨盆旋移的一种类型，临床通过手法复位往往疗效很好。但功能性骨盆侧倾的诊断，临床往往容易忽略。很多时候我们容易太相信影像下的形态，以及患者的主诉和触诊的结果来确定治疗方案。但是触诊时绝大多数情况下医师是在患者俯卧位和仰卧位下来进行的，这时得出的数据只是代表患者在这个体位下的骨盆和髋关节的位置，不代表站立位下的骨盆位置。

很多时候患者俯卧位时左边髂骨高右边髂骨低，可是站立位变成了右高左低。有时站立位两侧髂嵴高低不平，可跪立位两侧髂嵴高低水平（图 5-46）。所以很多时候经常容易把骨盆的功能性侧倾也当成结构性侧倾来治疗。这样就有很多时候把功能性的骨盆侧倾通过手法反复矫正结果成了结构性的骨盆侧倾，或者反复矫正以后容易复

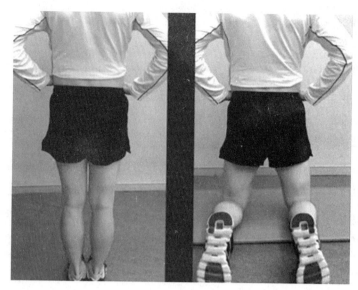

图 5-46　站立位骨盆倾斜，跪立位骨盆水平

发，或者骨盆稳定性变差。

　　患者站姿的间距、脚内外旋角度的不一样显示出来的骨盆片结果也就不一样，会出现假性的骨盆侧倾。如果患者一侧髋外展外旋肌相对于另一侧紧张，完全并着腿拍的时候就会出现这侧髂骨略低于对侧，如果把站距打开髂骨有可能一样高了。

　　髋外展外旋肌紧张这一侧股骨外旋和内旋位拍出来的结果都不一样。拍X光片时为了更好地观察股骨颈往往会让患者腿内旋位拍，髋外侧肌紧张的这一侧如果是脚尖向内股骨内旋位，拍X光片成像就可能出现这侧髂骨低对侧略高。如果是脚尖冲外股骨外旋位，拍X光片上成像髂骨就可能一样高了。

　　很多时候我们来看患者X光片的时候为了诊断更精确，往往在测量髂骨高低的时候拿着尺子要精确到毫米，恕不知我们只是针对一张你不知道什么站距和站位情况下拍摄的一个不靠谱的结果来测量。或者很多时候拿着患者躺着拍的X光片来测量，很多时候我们诊断的依据太依赖这个不是很确定的结果，按照这个去治疗，结果可能会让患者的代偿模式更复杂，或者加速走向失代偿。

　　现代人的生活水平提高了，饮食结构变了，生存环境变了，医疗水平提高了，药物先进了，不用过多的从事体力劳动了，身上的问题却越来越复杂了，反复复发的颈肩腰腿痛越来越多了，影像在诊断中虽然至关重要，但也不能完全做影像的奴隶。除了做影像以外，问诊、触诊、体格检查、动态功能评估、步态分析、运动模式、呼吸模式评估等也要齐上阵，有时患者的情绪、心态都要去观察。

第五节　骶髂关节紊乱在X-Ray片上的表现形式和临床意义

在西方整骨疗法中，骶骨和髂骨的耳状关节面组成两个关节，即骶髂关节和髂骶关节。骶髂关节将躯干的重量由髂骨传到骶骨及下肢，髂骶关节是将地面对体重的反作用力由骶骨传到髂骨及脊柱。骶髂关节和髂骶关节在结构上是可动关节，但在功能上是微动关节，骶髂关节运动是指两侧髂骨绕骶骨的旋转运动，髂骶关节运动是指骶骨在两侧髂骨之间的倾斜运动。

骶髂关节和髂骶关节在病理上是可以紊乱的，骶髂关节紊乱是髂骨相对于骶骨发生旋转移位，髂骶关节紊乱是骶骨相对于髂骨发生倾斜移位。骶、髂骨紊乱在X-Ray上有相应的特殊表现形式，髂骨前后旋转移位引起两侧髂嵴不平、内外旋转引起两侧髋骨不等宽，骶骨前后倾斜移位引起腰骶角异常、左右倾斜引起骶嵴偏移不居中。骨盆骨性标志不对称与腰骶痛密切相关，而骶、髂骨在影像学上的异常表现是临床诊断髂骶关节紊乱的重要手段之一。

一、资料与方法

（一）临床资料

选取 2009 年 7 月~2011 年 3 月，在上海中医药大学附属岳阳中西医结合医院推拿科病房的住院患者，符合骶髂关节紊乱临床研究标准的 104 例，左侧腰骶部痛为主者 56 例，右侧腰骶痛为主者 42 例，两侧腰骶痛者 6 例，患者均有程度不同的疼痛侧活动功能障碍与歪臀畸形。

根据临床实践和影像学检查，104 例骶髂关节紊乱可分 7 例髂骨旋转紊乱和 1 例骶骨倾斜紊乱，96 例髂骨旋转紊乱合并骶骨倾斜紊乱；103 例髂骨紊乱又可分为 6 例前后旋转和 23 例内外旋转紊乱，74 例前后旋转合并内外旋转紊乱；97 例骶骨紊乱又可分为 10 例前后倾斜和 33 例左右倾斜紊乱，54 例前后倾斜合并左右倾斜紊乱。

（二）诊断、纳入及排除标准

1. 诊断标准

参照 2008 年欧盟制定的《骨盆带疼痛的诊疗标准》中有关"骶髂关节紊乱"的诊断标准进行制定：

（1）多有外伤史或孕产史。

（2）单侧或双侧骶髂关节及臀外上方疼痛，且有压痛，翻身疼痛加重。

（3）骶髂关节周围肌肉痉挛，下肢活动受限，不能久坐久行，歪臀跛行。

（4）检查可见患侧骶髂关节肿胀，较健侧凸起或凹陷。

（5）患侧髂后下棘的内下角有压痛、叩击痛，有时可触及痛性结节。

（6）双下肢量比检查以观察双下肢足跟量比差，0.5cm 以上有诊断价值，1cm 以上有确诊意义，通常不超过 2cm。

（7）两侧髂前、后上棘不对称、髂嵴不平，骶嵴不居中或骶沟不对称。

（8）骨盆分离、挤压试验阳性，骶髂关节"4"字试验阳性，下肢后伸试验阳性，单足站立试验阳性。

（9）X 线摄骨盆平片检查，患侧骶髂关节间隙略为增宽，关节面排列紊乱，耻骨联合略有上下移动，晚期病人可见关节边缘增生或骨密度增高。两侧髂嵴左右不等高，髋骨左右不等宽，闭孔左右不对称，骶骨不居中。CT 诊断可见明显关节间隙不对称。

2. 纳入标准及排除标准

（1）纳入标准

①符合骶髂关节紊乱诊断标准者；

②年龄在 18~82 岁之间，性别不限；

③以单侧骶髂关节紊乱为主；

④知情同意，志愿受试。

（2）排除标准

①有其他原因造成的腰腿痛患者；

②妊娠期、哺乳期妇女；

③骶髂关节扭伤（患者下肢无量比差出现，骨性标志对称，X 线摄片无改变）；

④脊柱和骶髂关节结核（无外伤史，有全身症状，如低热、盗汗、消瘦，以及 X 线摄片显示有骨骺破坏），以及肿瘤、骨折和强直性脊柱炎。

（三）观测指标与方法

采用飞利浦 500mA DR 数字摄影机摄片，拍摄条件为 200mA，80V，0.3S，腰椎侧位摄片聚焦在挤下 1cm 处，骨盆摄片平卧聚焦在耻骨联合处，拍摄距离为 100cm，滤过线（+）。拍摄了 104 张骨盆平片，97 张腰椎侧位片。

选用 Neusoft PACS/RIS Ver 3.1 影像分析软件测量数据，在骨盆平片上测量了 104 例髂嵴差即两侧髂嵴的垂直距离，103 例两侧髋骨宽即髋骨内侧缘与外侧缘之间的距离，103 例骶骨左右偏移度即骶嵴连线与垂直轴线的夹角，1 例因退变严重无法测量髋骨宽和骶嵴左右偏移度；在腰椎侧位片上测量 97 例腰骶角即骶骨的水平角。

（四）统计学处理

采用 Microsoft Visual FoxPro 6.0 软件建立数据库及自由表。数据的分析与处理采用 SPSS18.0 for Windows 软件进行统计，计量资料以 $\bar{X}\pm S$ 表示，计数资料用率或百分比表示。分类变量资料组内应用四格表资料的 X^2 检验和配对四格表资料的 X^2 检验，计量资料组内应用独立样本的 t 检验，检验水准 $\alpha=0.05$ 作为显著性检验的标准。

二、结果

（一）髂骨旋转位移的测量资料

104 例髂骨紊乱紊乱患者的骨盆平片，79 例髂嵴不平，占 76.7%；其中 103 例髂骨紊乱紊乱患者的骨盆平片，96 例髋骨宽度不等，占 92.3%。髂嵴平与不平和髋骨宽度等与不等之间比较有显著性差异（$P<0.01$），髂骨内外旋转（髋骨宽度不等）的频率大于前后旋转（髂嵴不平），髂骨紊乱以内外旋转移位多见。

髂骨紊乱引起两侧髂嵴不平，髂嵴差的均值 10.34±0.73mm；以及髋骨不等宽，髋骨宽度差的均值是 6.73±1.01mm，髂嵴差与髋骨宽度差之间比较有显著性差异（$P<0.05$），髂骨前后旋转（髂嵴不平）的幅度大于髂骨内外旋转（髋骨宽度不等）的幅度，髂骨紊乱以前后旋转位移为主（表 5-8）。

表 5-8　髂骨旋转位移的测量资料

名称	n	髂骨旋转（%）	n	差值（$\bar{X}\pm$mm）
髂嵴不平（前后旋转）	104	79（76.7%）	79	10.34±0.73
髋骨宽度不等（内外旋转）	103	96（92.3%）	96	6.73±1.01

注：髂骨旋转，104 例髂嵴平与不平与 103 例髋骨宽度等与不等比较，$X^2=9.65$，$P=0.00$；差值，79 例髂嵴差与 96 例髋骨宽度差比较，表示 $t=-2.77$，$P=0.01$

（二）髂骨旋转紊乱的类型

103 例髂骨紊乱的患者，23 例单纯性髋骨不等宽，6 例单纯性髂嵴不平，73 例髂嵴不平合并髋骨不等宽，仅 1 例髂嵴相平和髋骨等宽，经配对资料的 X^2 检验有统计学差异（$P<0.01$）。髂骨紊乱可以分为前后旋转紊乱（髂嵴不平）和内外旋转紊乱（髋骨不等宽），内外旋转紊乱常合并有前后旋转紊乱，仍然有少数髂骨紊乱患者的 X-Ray 片上未发生明显改变（表 5-9）。

表 5-9　髂骨的耦合旋转位移

名称	髂嵴不平（前后旋转）	髂嵴相平	n of Valid Cases	X^2	P
髋骨不等宽（内外旋转）	73（70.9%）	23（23.3%）	103	0.34	0.00
髋骨等宽	6（5.8%）	1（1%）			

（三）骶骨倾斜位移的测量资料

97 例骶骨紊乱患者的腰椎侧位片，60 例腰骶角异常，占 61.9%，103 例骶骨紊乱紊乱患者的骨盆平片，83 例骶嵴不居中，占 80.6%。腰骶角异常与否和骶嵴居中与否之间比较有显著性差异（$P<0.01$），骶骨左右倾斜（骶嵴不居中）的频率大于前后倾斜（腰骶角异常），骶骨紊乱以左右倾斜多见。

骶骨倾斜紊乱引起腰骶角异常，腰骶角异常的均值是 7.29°±1.86°；以及骶嵴不居中，骶嵴左右偏移的均值是 3.18°±0.47°。腰骶角异常与骶嵴左右偏移之间比较有显著性差异（$P<0.01$），骶骨前后倾斜（腰骶角异常）的幅度大于左右倾斜（骶嵴不居中）的幅度，骶骨紊乱以前后倾斜位移为主（表 5-10）。

表 5-10　骶骨倾斜位移的测量资料

名称	n	骶骨倾斜（%）	n	异常值（$\overline{X} \pm S$，°）
腰骶角异（前后倾斜）	97	60（61.9%）	60	7.29 ± 1.86
骶嵴不居中（左右倾斜）	103	83（80.6%）	83	3.18 ± 0.47

注：骶骨倾斜，97 例腰骶角异常与否和 103 骶嵴居中与否比较，$X^2=8.60$，$P=0.00$；异常值，60 例腰骶角异常与 83 例骶嵴不居中之间比较，表示 $t=-7.72$，$P=0.00$

（四）骶骨倾斜紊乱的类型

97 例骶骨紊乱的患者，33 例单纯性骶嵴不居中，10 例单纯性腰骶角异常，50 例腰骶角异常合并骶嵴不居中，4 例腰骶角正常和骶嵴居中，经配对资料的 X^2 检验有统计学差异（$P<0.01$）。骶骨紊乱可以为前后倾斜紊乱（腰骶角异常）和左右倾斜紊乱（骶嵴不居中），前后紊乱常合并有左右倾斜紊乱，仍然有少数骶骨紊乱患者的 X-Ray 片上未发生明显改变（表 5-11）。

表 5-11　骶骨的耦合旋转位移

名称	腰骶角异常（前后倾斜）	腰骶角正常	n of Valid Cases	X^2	P
骶嵴不居中（左右倾斜）	50（51.5%）	33（34.0%）	97	0.64	0.00
骶嵴居中	10（10.3%）	4（4.1%）			

三、讨论

（一）骶髂关节紊乱

骶髂关节紊乱指骶骨和髂骨的空间位置发生改变，以"关节面位置异常"或"骨缝开错"、"骨缝参差"为病理特征的损伤，本质上是骶髂关节周围的肌肉、韧带和筋膜等软组织的问题，以纤维、软骨关节出现不能自行复位的位移，类似于中医的"筋出槽"、"骨错缝"。骶髂关节紊乱是一个漫长的病理过程，要经历无症状期、有症状期、适应期、骨关节炎期、最后增生融合而达到稳定期。

骶髂关节是由骶骨与髂骨的耳状关节面组成的关节，在结构上呈不规则扭曲走向螺旋状。由于肌肉的作用，特别是站立的结果，使骶髂关节的移位朝两个方向，即骶骨和髂骨的关系是垂直滑动运动及左右摆动运动。通过分析骶髂关节紊乱病人的影像资料和根据 X-Ray 成像原理，我们研究发现骶髂关节紊乱可以分为髂骨的旋转紊乱和骶骨的倾斜紊乱，髂骨的紊乱有绕 X 轴的旋前和旋后位移，绕 Y 轴的内旋和外旋位移；骶骨的紊乱有绕 X 轴的前倾和后仰位移，绕 Z 轴的左右倾斜位移。骶、髂骨紊乱不是简单的单一位移而是复杂的耦合移位，而且髂骨旋转移位常伴有骶骨倾斜移位，使腰腿痛的临床症状更加复杂和顽固。

1. 髂骨旋转紊乱

髂骨与下肢相连且受下肢的影响，当下肢运动，髂骨也随之运动。下肢的功能主要是直立承重与行走，由于重力的作用，髂骨的运动一般为内外旋转运动，前后旋转活动很少。髂骨位移其空间位置会发生变化，在骨盆平片上，髂骨前后旋转引起两侧髂嵴高低不平，髂骨旋前髂嵴升高、股骨头变高、下肢长度缩短，髂骨旋后髂嵴变低、股骨头降低、下肢长度变长；髂骨内外旋转引起两侧髋骨宽度不等，髂骨内旋髋骨变宽、同侧闭孔增大，髂骨外旋髋骨变窄、同侧闭孔减小。

髂骨紊乱可分为前后旋转移位和内外旋转移位，而且两侧髂骨旋转紊乱是联动移位。一侧髂骨旋前移位对侧髂骨代偿性旋后移位，引起两侧髂嵴显著不平，股骨头也随之上下移动，患者两下肢出现长短腿；一侧髂骨内旋对侧髂骨代偿性外旋移位，引起两侧髋骨明显不等宽，股骨头也随之内外移动，患者两下肢出现阴阳脚。髂骨旋转运动是耦合运动，内外旋转移位常合并有前后旋转移位，导致骨盆在矢状位上呈扭转位移。推拿手法能够调整髂骨的旋转位移，恢复股骨头的空间位置，改善股骨头因下肢承重力线失衡而引起的退变和坏死。

2. 骶骨倾斜紊乱

骶骨的力学机制与脊柱密切相关，当腰椎失稳移位，骶骨也相应发生位移。身体向前弯和向后仰，骶骨在两髂骨之间会发生前后倾斜，行走时地面对两脚的支持力不

191

均等，使骨盆左右倾斜，骶骨也随之倾斜。骶骨移位其空间位置会发生变化，在腰椎侧位片上，骶骨前后倾斜腰骶角发生改变，骶骨前倾（低头）腰骶角变大（大于40°），骶骨后仰（仰头）腰骶角变小（小于30°）。骶骨左右倾斜，在骨盆平位片，骶嵴不居中而左右偏移，骶骨底高低不平。

骶骨紊乱可分为前后倾斜移位和左右倾斜移位，骶骨倾斜紊乱也是耦合移位，前后倾斜移位的同时常伴有左右倾斜移位，从而使骨盆在矢状位上呈旋转位移，脊柱的承重力线失衡。骶髂关节紊乱的临床表现与影像学检查有时可能不一致，临床症状和体征较重而影像学表现不明显，反之亦然。也有人认为推拿界所称的骶髂关节紊乱在影像学上的细微病理变化，是由于 X 线摄片时错误的姿势摆放而引起的。正常的骨骼组织可以通过不正确的姿势摆放在影像上表现出假阳性，但异常的组织无论如何摆放也不可能在影像上表现出假阴性来。

（二）骶髂关节紊乱的临床意义

腰腿痛严重困扰着人类的身心健康，因为其发病因素比较复杂。其实早在 20 世纪初，骶髂关节紊乱就一直被认为是腰骶部疼痛的主要来源之一。直到 1934 年，Mixter 和 Barr 发现并描述腰椎间盘突出症是引起腰腿痛的重要原因以来，人们对腰腿痛病因的研究主要集中在椎间盘上，骶髂关节紊乱未受到足够的重视。医学生甚至常被告知骶髂关节是不动关节及不能引起腰腿痛，然而近年来人们越来越关注骶髂关节紊乱和它与腰腿痛的密切关系。

脊柱和骨盆同为人体承重的中轴，解剖和生物力学关系密切。当脊柱的基础部分——骨盆及下肢的任何部分失去长度、角度及空间位置的对称性，就会影响脊柱的承重力学，进而造成脊柱结构和功能的变化及其适应。腰—盆—髋整体学说是欧美整脊治疗的理论基础，揭示了临床中某些顽固性腰腿痛的原因是骨盆紊乱所致。美国 A. M.C.T.脊椎矫正术临床研究表明所有脊椎的病变都会表现在骨盆病变和脚的长短上；日本髋关节矫正术认为股骨头转位会挤压骶髂关节，挤压的骶髂关节会造成腰椎甚至因此往上造成胸椎及颈椎的问题。通过对骶髂关节错位的手法复位治疗，恢复骨盆的正常结构及稳定性，从而恢复脊椎序列和生理曲度，治疗腰椎间盘突出症，在临床上取得满意疗效。脊柱和下肢的问题往往隐藏着骨盆的生物力学失衡，调整骶髂关节为腰椎退行性疾病和下肢髋、膝、踝关节的病痛提供了一个新的认识理念和临床治疗途径。

第六章　骶髂关节紊乱的治疗原则

中国脊柱推拿是中西医结合的产物，它以中医理论为基础，并受到现代科学如解剖学、影像学、生物力学等学科的深刻影响，具有独特的理论特点。但脊柱推拿仍然是祖国医学中的一个重要组成部分，是对传统的中医推拿手法的继承与发展，中医学的整体观念和辨证论治思想对其临床实践有着重要的指导意义。脊柱推拿手法是最理想的中医推拿手法，也是目前最优秀的中医推拿手法，而骶髂关节调整手法是脊柱推拿手法的核心技术，整体观念在其临床实际中得到广泛深入的应用。

第一节　中医整体观念

整体观念认为事物是一个整体，事物内部各个部分是互相联系的。祖国医学从这一观念出发认为人是一个有机整体，构成人体的各个组成部分之间，在结构上是不可分割的，在功能上是相互协调、相互为用的，在病理上是相互影响的。同时也认识到人体与自然环境有密切关系，人类在能动地适应自然和改造自然的斗争中，维持着机体的正常生命活动。这种内外环境的统一性，机体自身整体性的思想，中医称之为整体观念（图6-1）。

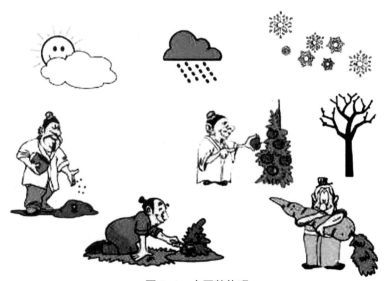

图 6-1　中医整体观

一、筋骨整体观

　　骨关节病变和肌肉、筋膜、韧带为主体的软组织病变是骨伤科疾病的重要组成部分（图6-2），在临床上运用推拿疗法治疗骨伤科疾病时，应建立筋骨整体观的指导思想，重视调整脊柱的动、静力性稳定结构，努力恢复脊柱的内外源性稳定。

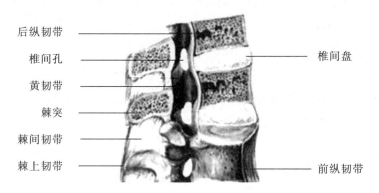

左侧标注（自上而下）：后纵韧带、椎间孔、黄韧带、棘突、棘间韧带、棘上韧带

右侧标注（自上而下）：椎间盘、前纵韧带

图6-2　筋骨整体观

（一）脊柱的稳定系统

　　脊椎、椎间盘及其周围的肌肉和韧带构成脊柱的稳定系统。脊柱的骨组织结构、韧带、关节以及椎间盘构成了脊柱静力性稳定结构（图6-3），形成脊柱的内源性稳定；脊柱周围的肌肉与相应软组织构成了脊柱的动力性稳定结构（图6-4），形成了脊柱的外源性稳定。脊柱的骨关节为其软组织提供框架支撑和三维空间运动轨迹，而脊柱周围的软组织则为其关节提供连接、稳定和动力功能，两者在生理上相辅相成，在病理上相互影响。

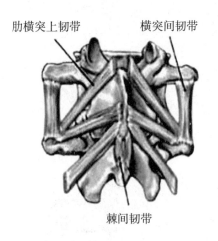

肋横突上韧带　横突间韧带

棘间韧带

图6-3　脊柱的动态稳定系统

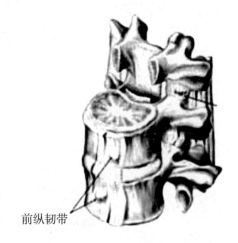

前纵韧带

图6-4　脊柱的静态稳定系统

（二）伤筋动骨、动骨伤筋

脊柱的关节、椎间盘与其周围软组织病变损伤是脊柱疾病演变过程中的两个方面。软组织损伤病变可影响脊柱的稳定和运动功能，从而达到加速脊柱和椎间盘的退变，即伤筋动骨（图6-5）；骨质增生和关节错位也可引起附近软组织损伤及压迫刺激时，可增加软组织损伤的机会，即动骨也可伤筋；两者之间相互关联，且软组织损伤在脊柱疾病的急性发病机制中，具有更为重要的意义。

在临床上运用推拿疗法治疗骨伤科疾病时，应建立筋骨整体观的指导

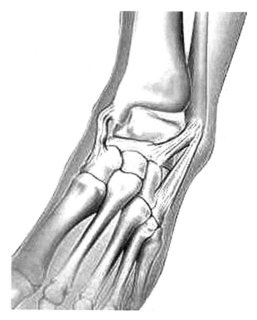

图6-5　伤筋动骨、动骨伤筋

思想，重视调整脊柱的动、静力性稳定结构，努力恢复脊柱的内外源性稳定。然而以往的手法都各有侧重，有的重视调整骨关节的错位，如脊柱推拿、整骨术、按脊疗法等；有的则重视对肌肉的松解，如指压法、按摩法、小针刀等。临床实际表明即使是矫正了骨骼的移位，不解决肌肉和结缔组织的僵硬，不久骨骼仍会回到原来的移位状态。骶髂关节紊乱的治疗要解除腰骶部肌群和臀部肌群的紧张，重点是要消除骶棘肌、臀大肌、臀中肌、梨状肌和闭孔内肌的紧张。

（三）整骨理筋、理筋整骨

脊柱关节调整类手法可解决同一平面的异常位移（包括前、后、左、右向的水平位移及左右向的旋转位移），也可解决不同关节节段的成角位移，通过空间位移效应而发挥治疗作用；同样也可以消除或减轻脊柱周围肌肉、筋膜组织内的本体感觉器发放病理性传入感觉冲动，从而治疗疾病，即整骨可以理筋。刺激类放松手法主要作用于脊柱周围肌肉、韧带、筋膜等软组织，松解肌肉的紧张度，改善软组织的力学特性；同时可改善脊柱关节的稳定性、骨结构及节段运动的协调性，恢复和加强脊柱关节的运动功能，即理筋也可整骨。

（四）松解与调整的辨证关系

脊柱推拿治疗有“肌筋不正，骨缝必错”的论述，骨盆调整手法集松解与调整手法于一体，认识到合理的整脊手法消除了引起肌紧张反射的病理环节，因而是最有效的松解手法，即“正筋先正骨，骨正筋自舒”。治病必求其本，抓住了疾病的根本，用按、揉等手法，将顺损伤肌肉的紧张痉挛，促进软组织的自然修复，提高关节的稳

定性和灵活性，骨入其位，归其槽。也就是说恰当的松解手法解决了造成脊柱运动轴牵拉张力的不平衡问题，因而是最本质的整脊手法。此外，在治疗过程中，要掌握合理的刺激量，因人而异，恰好处处。

1. 肌肉松解手法

从脊椎及软组织两方面考虑，通常手法对脊椎关节位置关系进行必要的矫正及调理外，更注重对软组织病理改变方面的处理。骨盆手法强调软组织、肌肉和筋膜等在骶髂关节功能障碍等病变过程中起着十分重要的作用，而这些病变是可以通过松解来治疗的（图6-6）。如肌肉收缩时其本身内部力的分布特点就是起、止点受到的应力最大，因为其起点宽而止点窄，所以临床上常表现为止点易损伤而出现症状，治疗时应同时注意起、止点的治疗。

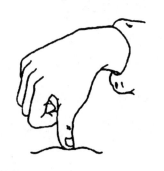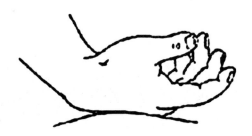

图6-6 肌肉松解手法

2. 骨盆调整手法

脊柱病除椎旁疼痛外，由于神经、血管继发性损害，还可在四肢、头、胸、腹部出现软组织症状和体征。如腰椎间盘突出症患者常在臀部、腘窝及小腿处有反射性肌肉痉挛，按压时有劳损结节和疼痛。传统推拿以病症局部治疗为主，认为半脱位是由于肌肉挛缩引起的。

骨盆手法是以脊柱部位调整为重点（图6-7），认为只要祛除（改善）脊柱病的病理性骨性压迫，临床症状常可立竿见影地减轻或消除，局部病症也可不治而愈，肌肉挛缩是移动受限和半脱位的结果而非原因。但对病程长，症状重的病人，尤其是老年患者，在结束治疗之前，脊柱复位后，应在残余病痛区局部常规施行简易的软组织松解手法，起到促进局部组织康复的作用。只有同时治疗软组织损害，才能促使椎间失稳得到彻底痊愈。

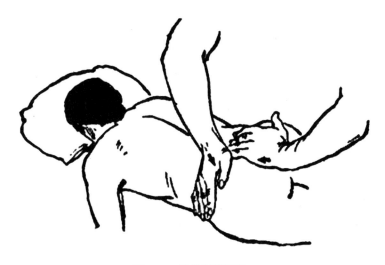

图 6-7　骨盆调整手法

（五）西式整脊

美式整脊主要是针对脊椎关节的矫正和整理，劳根主要运用的指法对脊椎进行调整或矫正；冈斯德根据影像学和生物力学知识，应用手法对脊椎进行更科学的矫正；傅亚伦等采用双下肢不等长的比较，发明枪式激活整脊法。日式脊柱矫正多以患者的骨盆为基座，以髋关节为支点、脊椎为中轴进行压揉调节，以软化肌肉和结缔组织为最大目的，消除肌肉和结缔组织的紧张与僵硬，扩大各关节活动范围的方法。

（六）中国脊柱推拿

中国脊柱矫正医师多从脊椎及软组织两方面考虑，通常手法对脊椎关节位置关系进行必要的调整外，更注重对软组织病理改变方面的处理，同时也注重对脊柱进行综合的整体调整，使其达到一种相对平衡状态。短杠杆脊柱微调手法是将中国传统推拿手法的一指禅推法与西方整脊疗法的短杠杆调整手法有机结合，精选中国推拿的松解手法与美式矫正术的调整方法，功能互补，取长补短，是自然疗法中最理想的方法。

微调手法直接作用在脊椎的横突、后关节突和棘突的体表部位，调整脊柱运动节段的空间排列序列，为神经、血管和脊髓创造一个较为宽松的内环境。脊椎的横突、后关节突和棘突是多裂肌、腰方肌、横突间肌、髂腰韧带等众多肌肉、筋膜、韧带的附着处，含有丰富的本体感受器，微调手法通过按压消除或减轻的本体感觉器发放病理性传入感觉冲动，松解脊柱周围肌肉、筋膜、韧带组织。因此微调手法松解与调整手法于一体，调整中寓于松解，松解有助于调整，是最理想的脊柱手法。

二、脊柱整体观

成人脊柱由 26 块椎骨组成，其中颈椎 7 块，胸椎 12 块，腰椎 5 块，骶骨和尾骨各 1 块。各椎骨之间借韧带、软骨与滑膜关节相连，使脊柱形成一个运动功能整体。为了适应人体复杂的运动形式要求，整个脊柱在冠状面上形成了"S"形结构，而在矢状面上呈一条直线（图 6-8）。

（一）脊柱是一个功能整体

脊柱是人体的中轴，协调并控制头部和四肢的活动，同时也是脊神经根、脊髓和血管通过的地方。从椎间孔发出的脊神经，控制着全身的感觉、运动和大小便，协调着内脏器官的功能；位于椎管内的脊髓是神经的中枢，协调着大脑与躯体的运动；横突孔内的椎动脉和椎间孔的血管为大脑和脊髓提供营养。人体的许多疾病会反映在脊柱的改变上，调整脊柱同样能够治疗许多脊柱相关性疾病。

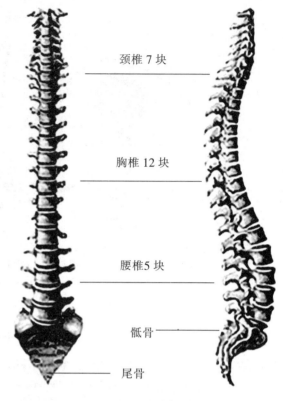

颈椎 7 块

胸椎 12 块

腰椎 5 块

骶骨

尾骨

图 6-8　脊柱

脊柱在结构上作为躯体的中心，为了维持人体的直立状态，其改变不会局限于一处局部的改变，而是一个连锁式的整体改变。脊柱任一运动，均是多个活动节段三维空间运动矢量和的外在表现。任一部分、任一节段的姿势变化，也将由于脊柱承重线的改变，引起韧带、肌肉、关节中本体感受器的兴奋，通过中枢神经系统姿势反射和平衡反射的作用，重新调整脊柱诸活动节段空间排列关系。

（二）脊柱疾病的病理特性

脊柱在结构和功能上是紧密相连的一个整体，病理上也是相互影响的。如颈曲改变合并胸椎侧凸的病例显示，其胸椎侧凸是旋转性的。此旋转源自腰椎的旋转，腰椎旋转侧弯后，继发上段胸椎反向旋转侧弯。胸椎旋转至颈胸枢纽关节后，颈椎反向旋转。颈椎一旦旋转必侧弯，且椎曲也随之改变，这是由骨关节的三维结构压应力所决定的（图 6-9）。

以往习惯于从临床病史和损伤机制上认识脊柱失稳病变，局限于对某个节段分析，导致对一些复杂症状和潜在病变漏诊或误诊。随着影像学技术的发展和认识水平的提高，脊柱多节段病变的发病率有所上升。瑞士人 Hult 于 1954 年就最早报道颈胸椎并发的骨关节炎，命名为颈腰综合征。国内赵定麟首先于 1988 年提出颈腰综合征，

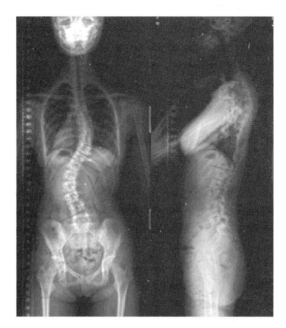

图 6-9　脊柱疾病的病理特性

其概念则与 Hult 不尽相同。以后不断有人报道了颈腰并发椎间盘病，颈胸综合征。中医经典著作《灵枢·经脉》中也有"厥头痛，项先痛，腰脊为应"的论述。

（三）脊柱推拿手法的整体观

脊柱手法除了对目标作用节段具有确切的机械效应如整复关节错位，改善压迫物与神经根之间的空间关系，调整椎间孔、侧隐窝内径等作用外，同样可改善脊柱整体曲度和承重线，改变不同节段的应力分布，从而发挥更好的临床疗效。

以往对脊柱推拿手法的认识主要集中在局部或节段的机械效应方面，而未能对手法对脊柱整体的机械效应进行必要的分析。通过临床实践，沈国权教授提醒人们仅注意手法治疗中的局部脊柱因素是不够的，应该明确脊柱手法中的整体观念。脊柱疾病和脊柱损伤出现后，病变节段结构改变，不仅会产生局部影响，必然波及上下节段而出现相应临床表现。

脊柱手法以中医的整体观为指导思想，上病下治，下病上治，不但善于调整产生症状的病变局部，而且注重调整整个人体脊柱的生物力线。从单节段、局部最优的脊柱调整观念转化为多节段、整体最优的脊柱调整观念。脊柱枢纽学说认为枕寰枢关节、颈椎与胸椎结合部、胸椎与腰椎结合部以及腰椎和骶椎结合部，对整个脊柱运动起到带动、制约和调控的作用。

脊柱手法操作时重视调整脊柱上下端关节及各节段交接的枢纽部。如腰椎间盘突出症不仅要调整腰椎病变局部，还要调整腰骶角、骶髂关节、腰椎与胸椎交接部以及胸椎与颈椎结合部节段，这样才能取得稳定的和有效的治疗效果。临床实践证明，远节段调整手法干预能产生更好的疗效，如微调手法调整颈胸交接部位可以有效地缓解颈椎病的临床症状，纠正骶髂关节紊乱可以增强枕寰枢关节的稳定性。

半脱位必然会导致椎体运动受限，脊柱活动性不足。在椎间盘退化的末期，有时椎骨是完全不活动的，关节粘连、韧带钙化和骨桥形成自然会发生，或者脊柱手术固定融合后。在这个脊柱运动单位，再没有必要施加调整手法，因为骨关节炎已消退，椎体已经融合，建立了新的稳定和平衡。手法重点调整其上下端过度活动而引起代偿性半脱位，尤其是上端，因为脊柱退变往往是上行性发展的。然而，这样的长期退化可能导致无法修补的神经损伤和永久性的功能丧失。只要 X 光片没有显现关节粘连、骨化之前，说明脊椎骨要施加调整，因为偏移和活动性不足仍可被调整。

（四）中医脊柱推拿

中医讲究整体观念和辨证论治。单以颈肩腰腿痛为例，治疗原则是纵观全局，筋骨并举，动静结合，肝肾调补。因为其表现为单一部位发病，其实是整个脊柱骨盆疾病在腰、骶、腿局部的表现，这就要求在治疗腰、骶、腿的过程中不能只着眼于局部，要从整个脊柱出发考虑问题。定位准确是疾病康复的关键，如颈椎病除寰枢椎错动外大部分皆由胸椎错动造成，肩周炎大部分是由颈椎错动造成，腰痛主要来源骨盆不正及骶髂关节错缝。

脊柱推拿从整体上去辨证，从各个角度，从自然界及所能导致脊柱位移的因素都会去考虑，而且会考虑到脊柱的下部。骶骨、骨盆后下位移，必然会导致腰椎、胸椎、颈椎在上方也随之而后下位移。骶曲下前移位，盆底后仰下坠或左倾斜下坠；腰椎的曲线变直，后凸偏左旋或右后位移；胸椎曲线圆弧加大或左平移变直，颈椎曲线变直或反张。骶骨、骨盆和腰椎是人体最受力的椎体，也是位移最多、最严重的椎体。脊柱整体推拿手法不是单个椎体整复，而是整体同一方向同步整复。采用脊柱整体推拿由上而下，骶骨、骨盆、腰椎、胸椎、颈椎逐一调整复位。

三、脊柱枢纽论

脊柱是以骨盆为基座，以脊椎骨为支架，以椎间盘为连接，以肌肉、肌健、韧带、筋膜为保护，以脊髓、神经、经络和血管为通信联络和能量供给的一个立柱状结构。

推拿手法将脊椎上端的枕骨甚至下颌，下端的底座——骨盆都看作"脊柱"的组成部分，以及四肢和锁骨也应看作"脊柱"的辅助部分，均纳入"脊柱"研究的范畴。双下肢是支撑脊柱的底座——骨盆的两根支架，如果双下肢不平衡，骨盆自然会倾斜或旋移，脊椎就会随之代偿弯曲。双上肢就像是脊柱的两翼，对调节"脊柱"的运动平衡和保持稳定亦有着十分重要的作用。

（一）枕寰枢椎复合部

整条脊柱始于颈椎的寰枢椎，止于骨盆的骶尾骨。枕寰枢复合关节和骶髂关节位于脊柱的两端，是脊柱的两个关键部位，过去寰枢椎被认为是手法禁区，邻近生命中枢，骶髂关节被认为是人体骨骼中最稳固的关节，不可能紊乱。除明显异常外，医生很少注意到它们对整个脊柱结构异常的影响。微调手法认为这两个关键部位的任何移位，都会引起整条脊柱代偿、适应性的上下两端力学变化，如果只注意单个症状的脊椎，而看不到两端的主导作用，就不会从根本上解决脊椎的问题。

脊柱在轴向平面上发生旋转，绝对旋转在顶椎（寰椎）达到最大，相对旋转在端椎（骶1）达到最大，而旋转与倾斜是耦合的。在病理上，横轴面上的旋转可导致寰椎旋转、倾斜紊乱，引起枕寰枢椎失稳；横轴面下的旋转可导致骶骨倾斜、旋转，以及骶髂关节紊乱。在矢状面上腰骶轴夹角与颈寰轴夹角必须相等，如果二者角度平衡失调，则产生病理改变，而出现后枕痛或腰骶痛等症状。脊柱在冠状面的平衡应使头部处于骨盆的中心，寰椎与第一骶椎需在中轴线上，脊柱侧凸导致寰枢椎偏移，产生椎动脉和神经刺激症状。

枕寰枢复合关节连接着颈椎与颅骨，作为头颅运动的基础与平台（图6-10）。枕寰枢椎的移位必然要对人体视觉和平衡觉产生重要影响，引起头晕头痛，此外也会对出入枕骨大孔的血管和神经组织造成不良的刺激，影响内环境的稳定，引起或加重一系列的临床问题，如烦躁、失眠多梦、抑郁、血压不稳及头面部五官不适，即面神经炎、三叉神经痛、视力障碍、痉挛性斜颈。很多人认为枕寰枢椎紊乱是所有内因性诱发疾病的关键原因。中医有"怪病"治痰之说，推拿手法认为"怪病"是寰枢椎的问题。

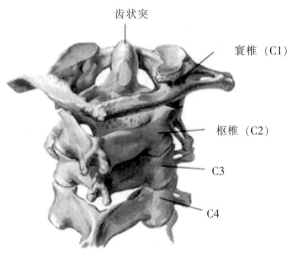

图6-10 枕寰枢椎复合体

脊柱微调手法认为枕寰枢椎的失稳是"怪病"之源，对"上行性"颈椎病的产生和发展具有关键性的影响，是造成颈性眩晕、颈性头痛及许多中枢神经功能紊乱性疾病的重要病理环节。寰枢椎的失稳与精神性疾病也有密切关系，可能是失稳的寰枢椎影响了脑脊液的循环，临床实际也证明调整失稳的寰枢椎是治疗精神性疾病行之有效的方法，如更年期综合征、抑郁症和失眠。枕寰枢复合关节邻近脊髓上端，部分枕寰枢失稳者可出现明显的脑干脊髓受压症状和体征，出现躯体四肢麻木无力和下肢行走困难。

（二）骶髂关节枢纽

骨盆位于躯干的下部，为男子藏精，女子孕育胎儿的场所，是生命的发源地，丹田之气所在之处，身体原气、正气生发之地，是人体生命的核心部位，其生命意义还不为人们所了解。骨盆的生物力学作用是将脊柱所承受的载荷传递到下肢，第5腰椎承受的重力经骶骨几乎平均地传递到髂骨的左右两翼，再经股骶弓或坐骶弓传递到股骨头及下肢或坐骨结节。骨盆是躯干重力传导的核心部位，是脊柱稳定与平衡的基础，维持人体姿势中轴的地基。

骶髂关节是以骶骨为中轴，髂骨为骶骨的两翼，中间的骶骨具有承受和传导重力的作用，两侧的髂骨有维持躯体平衡和稳定的功能（图6-11）。髂骨与下肢相连且受下肢的影响，表现为旋转位移；骶骨在力学机制与脊柱密切相关，当腰椎失稳，骶骨也倾斜位移。微调手法改良传统的骶髂关节斜扳法，充分利用腘绳肌和股四头肌的张力，能够调整骨盆的骨性标志的对称性，纠正长短腿和阴阳脚，改善骶、髂骨的空间位置，是治疗难治性腰腿痛行之有效的方法。

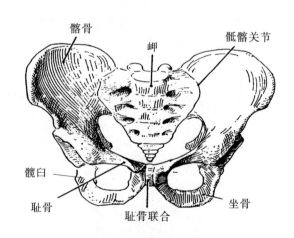

图6-11　骶髂关节枢纽

脊柱与骨盆、下肢同为人体承重的中轴，在结构上是一个复合体；在功能上骨盆是脊柱的稳定和平衡的基础；在病理上脊柱失稳、骨盆紊乱和下肢关节退变常相互影响，共同致病。"腰—盆—髋"整体学说在欧美社会非常风行，有深入的理论和实践基础，是整脊学的基本诊治手段，已成为西方整脊治疗的理论核心。

脊柱疾患往往隐藏着骨盆和下肢生物力学的失衡，微调手法调整骶髂关节和下肢髋、膝关节的力学失衡为腰椎间盘突出症的诊治提供了一个新认识理念和治疗途径。临床实践发现，腰 4~5 椎间盘突出症常合并髂骨旋转紊乱，常规腰椎手法配合髂骨调整手法治疗腰 4~5 椎间盘突出症与髂骨紊乱二联征疗效显著；腰 5 骶 1 椎间盘突出症常合并骶骨倾斜紊乱，常规腰椎手法配合骶骨调整手法治疗腰 5 骶 1 椎间盘突出症与骶骨紊乱二联征疗效显著，均能显著改善腰骶痛和下肢功能障碍，提高患者生活质量。

下肢解剖上与髂骨相连，髂骨旋转移位，下肢的力线就会失衡，为了维持下肢行走功能的正常，髋、膝或踝关节发生代偿性反向旋转移位，引起相应关节的关节囊、滑膜、韧带的损伤甚至骨质的破坏，出现关节肿胀、疼痛、退变和运动受限。脊柱与骶骨力学关系密切，骶骨发生倾斜移位脊柱的平衡与稳定就会受到影响。骶骨引起腰椎在矢状位上失稳会出现下交叉综合征，导致腰椎失稳、滑脱、椎管狭窄及腰椎退行性改变。骶骨引起脊柱在冠状位上失衡，脊柱就会出现"S"侧弯畸形，为了视觉的平衡最终导致寰枢椎失稳。

(三) 脊柱交界区

脊柱的曲度是缓冲弹性的必要条件和基础，但同时也是一个脆弱的环节。推拿手法重视调整脊柱上下端关节及各节段交接的枢纽部，脊柱枢纽学说认为枕寰枢关节、颈椎与胸椎结合部、胸椎与腰椎结合部、腰椎和骶椎结合部以及骶髂关节，对整个脊柱运动起到带动、制约和调控的作用。脊柱疾病的发生与脊柱的运动功能有密切的关系，生理及病理性后凸或前屈是发生紊乱的薄弱环节，有经验的临床医生会发现颈胸和胸腰交界区是疾病多发区。

1. 颈 7 胸 1 交界区

脊柱病变的发生节段常位于能够活动与相对静止区域的交接处。上段胸曲是由颈曲的前凸向胸曲的后凸过渡区，由于关节突关节面和胸椎棘突的限制，颈 7 和胸 1 下段的椎体运动范围均减小，带动头颈和胸廓运动的众多肌腱、韧带均附着于颈 7 的长棘突上。

长期伏案工作容易引起胸大、小肌紧张和枕下肌群痉挛、肩胛提肌与斜方肌、菱形肌和胸锁乳突肌萎软松弛，出现"上交叉综合征"，以圆肩、驼背和头部前倾为特征（图 6-12）。即颈 7 相当于胸 1 前移，胸 1 相当于颈 7 后移，颈椎与胸椎形成前后滑移交叉的状态，也使胸锁关节、肩锁关节产生位移，颈肩及上肢疼痛剧烈，肩关节疼痛活动严重受限。甚至引起头颅后仰，出现"鹅颈"畸形现象。

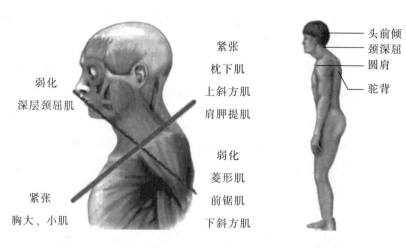

弱化
深层颈屈肌

紧张
枕下肌
上斜方肌
肩胛提肌

弱化
菱形肌
前锯肌
下斜方肌

紧张
胸大、小肌

头前倾
颈深屈
圆肩
驼背

图 6-12　上交叉综合征

2. 胸腰交界区

胸腰结合部位于上为相对固定的胸曲部，下为能够运动之腰曲部之间的转换点，躯干应力集中于此，胸曲的生理后凸和腰曲的生理前凸两曲度的衔接处，关节突朝向由冠状面（后外侧）移行为矢状面（前外侧）的地方，可受旋转负载的破坏。胸腰交界区上一椎体胸 12 的下关节突被下一椎体腰 1 的上关节突外侧的乳突所限制，标志着自旋转到非旋转功能突然转变的位置。

腰椎的侧弯、旋转至胸腰段受到制约和调控，导致胸椎反向的侧弯和旋转；反之胸椎的侧弯、旋转至胸腰段受到制约和调控，导致腰椎反向的侧弯和旋转，胸腰结合部呈铰链状扭曲性侧弯及前凸减小甚至消失，脊柱不能前弯或下腰不能侧弯，使得人出现向前倾姿势站立困难，进行性加重的腰背痛和疲劳感，形成平背综合征。胸腰结合部是脊柱最容易扭伤的部位，也是人体最容易损伤的部位。

3. 腰骶交界区

下腰曲是由腰曲的前凸向骶曲的后凸过渡区，由于关节突关节面和髂腰韧带的限制，腰 5 和骶骨之间运动范围减小。腰骶部位于人体的中点部，为人体躯干和下肢连接的桥梁部位，负重大且活动频繁，是从活动多的腰椎到相对固定的骨盆的衔接处，在活动中所承受的曲折力和剪切力也最大。骶骨承载脊柱的载荷，是躯干负荷应力集中的地方。

久坐工作使腹肌与臀肌萎软无力而腰肌劳损紧张痉挛，长期走楼梯台阶大腿肌肉比较发达强壮，引起"下交叉综合征"，出现髋关节屈曲、膝关节屈曲、骨盆前倾、腰椎前凸增加现象（图 6-13）。即腰 5 和骶 1 均向前倾，腰 5 后下缘与骶 1 后上缘呈前后分离的状态。下肢和骨盆的活动，经腰骶关节作用于腰椎，骨盆的倾斜和下肢力学失衡，脊柱从而产生代偿，腰椎曲度减小，胸椎过度后凸、驼背，头部过度向前牵引，膝关节过度伸展，以维持身体重心。由于身体重力的作用，骶骨倾斜引起腰骶角增大或变小，导致椎弓根峡裂或退行性腰椎滑脱、椎管狭窄。

4. 椎体—椎体交界区

脊椎作为人体的中枢部位，在结构上位于躯体的中心，协调并控制头部和四肢的活动。从每一对椎间孔发出的神经，控制着全身的感觉和运动功能。而脊柱是非常脆弱的，很容易在日常的生活、锻炼、劳动、学习等活动中受到影响，从而使24节脊椎和骨盆发生各种各样的位移，没有发生任何位移的脊椎几乎是不存在的。同时在脊椎的主要连接部——椎间盘中是少有神经分布的，所以人们对脊椎位移的感觉比较迟钝。

当脊椎没有位移并且处于静止、直立状态时，椎间盘承受的压力是均匀的；当椎体发生位移时，椎间盘内部的张力分布很不均匀，极易造成椎间盘的损伤。此外

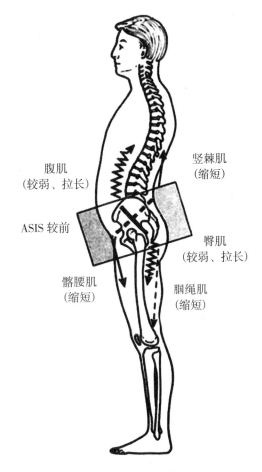

图 6-13　下交叉综合征

脊椎异常的位移还会极大的影响椎间盘的营养供应，从而加速椎间盘的退化。这种不平衡的力学分布和营养退化达到一定程度时，会因一个很小的动作，如咳嗽、喷嚏、弯腰等就可引起椎间盘纤维层的破坏，从而导致髓核突出而压迫神经根或硬脊膜。脊椎结构异常还可使邻近椎体的上下平行位置发生改变，造成关节突关节损伤和椎间孔、椎管狭窄，卡压神经、血管和脊髓。

(四) 神经的调控作用

脊椎肌肉骨骼系统是整个身体的一个重要部分，应该得到足够的重视，应该和身体其他系统一样得到认真的诊断、评价。此外占人体体重一半以上的脊椎肌肉骨骼系统需要大量的能量，而这些能量必须通过人体其他系统来供给，如果脊椎肌肉骨骼系统的结构未处于理想状态，其活动就会增加，能量的需求也必然增大。脊椎的"关节半脱位"所造成的功能障碍，可影响脊椎肌肉骨骼系统有效的工作，也会加重人体其他系统的负担。

人体的神经系统是高度发达的，影响着人体其他所有的系统，在人类健康和疾病

中扮演着一个重要的角色。尽管脊椎肌肉骨骼系统的功能障碍和神经系统之间的确切关系还不十分清楚，但是两者之间的相互影响还是可以肯定的。神经系统可以通过对免疫系统的影响来调节人体抵抗疾病的能力，影响人体的健康。神经系统与内分泌系统相互作用以维持体内的生理平衡。

脊椎的手法调整是通过神经系统及人体其他所有系统来提高人体自我调控的能力，使身体寻求一种相对的稳定。脊柱调整手法通过改善脊椎肌肉骨骼系统的状态来调整神经系统，从而使某些器官的功能障碍、组织的病理改变及综合征状得到改善；通过脊椎调整手法使发生位移的椎体复位，对因椎体位移引起的疾病或症状有良好的效果；而对于因其他疾病造成的脊椎生理弯曲的改变和椎体的位移，脊椎调整对这些疾病的康复也有良好的作用。

四、脊柱—骨盆—下肢复合体

人体的躯干是以脊柱为中轴，骨盆为底座，髋关节为枢纽，肌肉为动力（伸肌和屈肌相互抵抗），韧带为保护和稳定结构，大脑和脊髓为中枢指挥系统，脊神经、体液和经络为信息通道，它们共同组成一个完整的、结构复杂的系统——脊柱系统。

（一）脊柱—骨盆—下肢整体观相关论述

脊柱推拿讲究整体观念和辨证论治，注重从整体上去辨证，从各个角度，从自然界所能导致脊柱移位的种种因素都会去考虑，而且还会考虑到脊柱的下部——骨盆和下肢。因为临床表现为单一部位的病痛，其实是整个脊柱与骨盆、下肢疾病在腰、骶、腿局部的表现。如腰痛主要来源骨盆不正及骶髂关节错缝和下肢的疾患，这就要求医师在治疗腰、骶、腿病的过程中不能只着眼于局部，要从脊柱、骨盆及下肢整体出发考虑问题。

1. 西方整脊整体论

腰—盆—髋整体学说和骶—蝶—枕共轭运动系统是欧美整脊治疗的理论基础，美国脊椎矫正术临床研究表明所有脊椎病变都会表现在骨盆病变和脚的长短上；日本髋关节矫正术（又叫骨盆按揉术）认为股骨头转位会挤压骨盆，挤压的骨盆会造成腰椎，甚至因此往上造成胸椎及颈椎的问题；圆筒枢纽学说将脊柱和躯体作一整体，提出"三圆筒四枢纽"学说；腰骶部综合征包括腰骶后关节错位、腰椎间盘突出症、骶髂关节损伤，是临床上引起腰腿痛的常见原因，可单独存在，也可两种病或三种病同时存在。

2. 中医整体观

脊柱骨盆是人体生命的支柱，"督脉"脊柱也，督脉通则百脉皆通，百脉通则百病皆消也，脊柱骨盆偏移错位被称为"万病之源"。《素问·骨空论》提出督脉治病大法，"督脉生病，治在骨上，甚者在脐下营"。《灵枢·刺节真邪》也指出"腰脊者，身之大关节也"。脊柱骨盆是全身的中轴枢纽，内涵督脉，总督诸阳经，五脏六腑病变均可涉及督脉与脊柱骨盆，而脊柱骨盆与督脉病变也可涉及五脏六腑。其实脊柱—骨盆—下肢整体观在中国传统医学里早已被认识，今天人们已经开始从脊柱—骨盆—下肢整体上寻找那些疾病未解之谜，并从中受益获得健康。

（二）脊柱—骨盆—下肢整体生物力学

脊柱、骨盆与下肢同为人体承重的中轴，解剖和生物力学关系密切。骨盆的生物力学作用是将脊柱所承受的载荷传递到下肢，腰骶关节承受的重力几乎平均地传递到髂骨的左右两翼，再经股骶弓或坐骶弓传递到股骨头或坐骨结节。股骶弓在站立时参与承重，重力线经骶髂关节、髂耻线至两侧髋臼，而副弓线则经耻骨体及耻骨上支到髋臼，形成一闭合的应力环，对骨盆的稳定起着重要的作用；坐骶弓在坐时参与承重，重力线经骶髂关节到两侧坐骨结节，副弓线经耻骨体、耻骨下支至坐骨结节，也形成一闭合的应力环，支持坐骶弓（图6-14）。

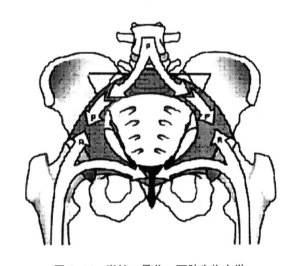

图 6-14　脊柱—骨盆—下肢生物力学

脊柱是一个充满力学特性的复杂生物体，尤其是力的平衡与稳定，而骨盆是脊柱稳定和平衡的力学基础。脊柱在直立、前屈、侧弯和后伸等位置时，其功能的完成，除靠脊柱周围的肌肉功能外，还要靠骨盆的正常位置而得到基础性稳定。骨盆的状态是决定人体姿势是否正直的关键，站立时身体的重力由脊柱通过骨盆及骶髂关节而传递给两侧下肢，步行时骶髂关节能缓解地面支持反力的冲击，减少剪切力，以保护腰椎间盘和股骨。

人体的骨架由脊椎骨所乘托，骨盆连接着第5腰椎成为整条脊柱的底层平台，把整条脊骨平平稳稳的乘托。当站立或走路时，骨盆便会受双脚所承托，双腿的功能犹如大楼的桩柱，成为骨盆、脊椎骨和颅骨的地基。从力学的角度来观察人体，就可发现作为人体地基的两腿应该是等长的，骨盆必须保持在水平位置上，如此脊柱呈笔直状态时，上半身也不会弯曲。如果双脚长度不一，骨盆的角度便会倾斜，直接影响脊椎骨的平衡、活动和形态，情况就如楼宇出现长短桩一样，会产生很多结构上和功能的问题，所有脊椎的病变都会表现在骨盆病变和脚的长短上。

（三）脊柱—骨盆—下肢整体病理机制

脊柱—骨盆—下肢结构复杂，周围肌肉、韧带坚强，形成一个稳固的整体联动系统。尤其是骶髂关节处于这个系统的枢纽部位，其关节面吻合牢固，周围肌肉、韧带、关节囊坚韧，关节活动度很小，在功能上属于微动关节，一般情况下是不易造成移动、错位的。若较大外力使骶髂关节发生错位，则可引发一系列病理改变。向上则可影响脊柱，向下影响下肢，出现常见的腰—骶—臀—腿—足疼痛（图6-15），因此骶髂关节半脱位在腰腿痛病变的病理过程中具有十分重要的意义。

1. 动、静力平衡失稳

骶髂关节间的轻微位移可破坏骨盆、脊柱及下肢的生物力学和功能力学，造成脊柱排列序列改变，使腰部肌肉、韧带及臀筋膜、梨状肌等周围软组织受到不同程度的牵拉刺激，导致肌肉、筋膜等软组织痉挛。而周围软组织痉挛可进一步加重脊

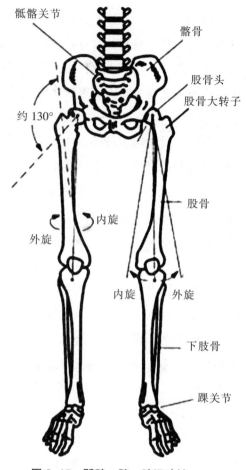

图6-15 骶髂—髋—膝运动链

柱排列序列改变和骶髂关节位移，形成恶性循环。骶髂关节错位和软组织痉挛都可进一步导致邻近神经受到机械性压迫和化学炎症刺激，在临床上表现出一系列神经症状，如腰、臀、腿的疼痛麻木，极似腰椎间盘突出症。Laura Cookson等报道骶髂关节的功能障碍可引起不典型的膝关节钝痛，而膝关节无明显的结构性损伤，可能与骶髂—髋—膝运动链各关节间应力传递的异常以及紊乱的本体、伤害感受器的神经冲动传导有关。

2. 承重力线失衡

人体在整体构造上，左右肌肉系统是均衡对称的。人类是站立在地平面上的，当双下肢发生长短不等时，上半身和下半身肌肉就会呈现紧张、拉扯的现象。当一只腿较长时，该侧的骨盆就会因推挤而被抬高，骨盆会呈现向对侧倾斜的状态，称为"骨盆偏移综合征"；因为骨盆和脊柱呈垂直关系，所以当左侧骨盆抬高时，脊柱自然会从腰部开始向右倾斜，而上半身脊柱却会向左弯曲来保持平衡，使脊柱呈现为"S"

形状，现代医学称之为"脊柱侧弯征"；由于较长侧腿的髂前上棘会向前上隆起，而较短一侧的髂后上棘向后下倾倒，使骨盆有向前后分离扭曲的趋势，结果向前旋转的髂骨和对侧的肩膀之间肌肉就会产生拉扯、紧张现象，引起肩膀往前倾，脊柱必然向后弯曲，因而产生"脊椎后凸症"（图6-16）。

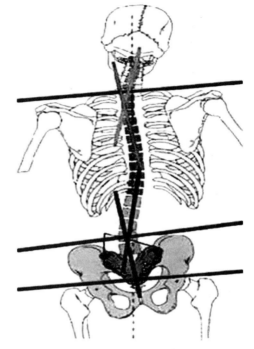

图6-16　脊柱侧弯

3. 神经、血管受压

人体可比作楼房，下肢是地基，骨盆是基础，脊柱是梁柱。如果骨盆移位或下肢不等长，作为梁柱的脊柱就要随之弯曲。脊柱由脊椎骨和骶骨组成，是人体中最容易移位的部分。脊柱侧弯椎体移位，脊髓硬膜就要受到刺激，进而就会压迫脊神经根部（图6-17）。受压部位可以产生痛感，神经传导功能亦可发生障碍，由这些神经所支配的器官的功能也可能受到影响。由于移位椎骨的压迫，韧带和肌肉可发生萎缩，血液和淋巴循环受阻，结果可引起许多疾病。因此治疗的关键是矫正位移的骨盆和长短腿，只有矫正被称为基础的骨盆和地基的下肢，才能扶直梁柱，才能修复屋顶，所有的一切才能恢复原状。

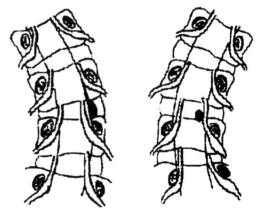

图6-17　脊柱侧弯神经根受压

4. 交感神经刺激

骨盆偏移后导致脊柱侧弯，腰生理曲度发生改变，胸椎发生错动，椎肋关节发生错动后导致胸廓发生改变，胸廓变形长时间得不到矫正，五脏六腑位置发生改变，产生气滞血瘀，出现血压的异常，心脑血管的缺血性病变，肠胃功能的紊乱，肝肾功能的不全，子宫、卵巢功能低下等问题。骨盆倾斜及脊柱侧弯对青少年的影响一开始主要是外貌的，表现在肩膀不对称，弯腰时背部一高一低，俗称剃刀背（图6-18）。随着病情的发展，严重者可有胸廓畸形，肺活量降低，引起气促、心悸、消化不良、食欲不振等内脏功能障碍，对于女性，骨盆倾斜还有可能带来孕育的影响。

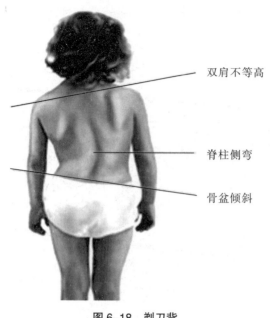

双肩不等高

脊柱侧弯

骨盆倾斜

图 6-18 剃刀背

人体的疾病皆由骨盆偏移引起两腿的长短不一所致，而依腿长短不同的情形将引起不同疾病。也就是说左腿较长时，必然引起消化系统、妇科系统以及泌尿系统的疾病；右腿较长时，胸椎会向左侧弯曲，所以一定会引起呼吸系统、循环系统的疾病；不管左腿还是右腿长，由于脊柱会向前后、左右扭曲的缘由，身体会变得非常容易疲劳，腿较长一侧还会引起坐骨神经痛、膝关节炎、痛风等。同时腰骶部会因肌肉劳损而引起疼痛，由于肩膀向前拉紧而引起肩膀酸痛、颈项僵直，也就是所谓的项背酸痛。

（四）脊柱—骨盆—下肢整体观的临床意义

脊柱与骨盆、下肢构成一个复合体，骨盆和下肢是脊柱承重的基础。脊柱疾病往往隐藏着骨盆和下肢生物力学的失衡，调整脊柱和骨盆的承重力线为髋、膝、踝关节病痛提供新的认识理念和临床治疗途径；同样骨盆和下肢髋、膝、踝关节病痛可引起脊柱生物力学的改变，消除下肢髋、膝、踝关节痛的病理因素可改善脊柱整体曲线和承重力线，改变不同节段的应力分布，从而发挥更好的临床疗效。Henry Pollard 等提出骶髂关节与髋关节、下腰椎在结构和功能上相互影响，调整骶骨的位置可对整个结构产生影响，使得关节组织应力重新分布，恢复脊柱整体力学平衡。

脊柱推拿最主要的特色之一就是分析患者骶髂关节和两腿长度的变化。在尚未对病人治疗之前，先利用影像学检查和触诊方法进行精确的骶、髂骨错位和长短腿判定，再以此做出是否给予矫正及如何矫正的决定。并可依循精确的测试方法确实找出错位的部位，施以精准、安全、有效的矫正。当人体骨架都在正确位置上，则神经、血管不受压迫，肌肉、韧带也不会过度伸张或痉挛，如此内分泌疾病与酸、麻、困、痛即可获得改善。

脊柱与骨盆、下肢整体观，要求医师不仅要调整产生症状的病变部位，还要注重整个脊柱与骨盆、下肢的承重力线和应力平衡。如腰 4~5 椎间盘突出症患者，腰椎常呈保护性侧弯、后凸畸形，从而影响脊柱的整体曲线和承重力线，骨盆随之可产生代偿性倾斜，一侧或两侧骶髂关节可能出现错位。这时若单纯采用腰椎调整手法来实现腰骶神经根减压，疗效不甚显著，如在应用腰椎调整手法的同时配合骶髂关节矫正手法，改善腰椎的整体曲线和承重力线，改变腰椎不同节段的应力分布，从而达到两侧平衡，临床疗效会更加显著。

骨盆及下肢骨关节的生物力学失衡时，也影响脊柱的整体曲线和承重力线。如股骨头坏死、骨性膝关节炎、高足弓伴踝关节内翻往往会引起脊柱代偿性侧弯。若推拿缓解下肢骨关节疼痛症状，就能够有效改善脊柱侧弯的体征，达到脊柱两侧的应力平衡。骨盆按揉术认为所有脊柱疾病的根本原因在于髋关节转位，矫正了这一转位，恢复了人体的自然治愈力，即可达到根本上的治疗。以往习惯于从临床病史和损伤机制上认识脊柱失稳病变，局限于对某个节段分析，导致对一些复杂症状和潜在病变漏诊或误诊。

第二节　推拿手法操作

中国脊柱推拿手法（Spine Manipulation，SM）是指推拿者在与脊柱相关的筋骨、关节等组织及经络、穴位进行手法操作，以治疗脊柱骨关节病变或内脏病变的一种中医临床外治法。推拿疗法的本质具有以力为代表的属性，正确的手法操作方式是形成操作技能的第一环。手法是一种多关节、多肌肉参与的运动，完成一个特定的手法动作可以有多种不同的关节和肌肉运动的组合。

中国脊柱推拿手法可分为松解类手法和调整类手法。松解类手法主要刺激脊柱周围的软组织和相应穴位，松解软组织紧张痉挛，调节脏腑功能，以按、摩、推、拿、揉法等来操作，用于治疗"脊柱相关性疾病"或"脊柱源性疾病"；调整类手法用于调节、矫正脊柱骨关节的空间序列紊乱，改善脊柱的生理曲线和承重力线，主要通过提法、旋转扳法、按压法、拔伸法等运动关节类手法来治疗骨伤科疾病。

一、松解手法

是用手或肢体其他部分，按各种特定的技巧和规范化动作，在受术者体表特定部位进行操作，从而达到防治疾病和保健强身的一项临床技能。松解手法主张从整体观点出发，以中医理论为指导，因人施术为治疗原则。强调手法在临床应用中，既要刚柔相济，以柔为贵；又要刚柔各别，辨证施术，各得其用；在手法操作过程中，要医患合一，形神合一。

（一）松解手法基本要求

熟练的手法操作技术应该具备持久、有力、均匀、柔和、深透、到位的基本要求。"持久"是指手法能持续运用一段时间，保持动作和力量的连贯性，不能断断续续；"有力"是指手法必须具备一定的力量，这种力量不是固定不变的，而是根据治疗对象、病症虚实、施治部位和手法性质而定大小；"均匀"是指手法动作的节奏性和用力的平稳性，动作不能时快时慢，用力不能时轻时重；"柔和"是指手法动作的稳柔灵活及力量的缓和，使手法轻而不浮，重而不滞。

手法做到持久、有力、均匀、柔和，从而达到渗透，甚至直达病所，阻断关键病理环节，便可产生疗效，就是到位。推拿手法，源远流长，派别众多，操作各异，归其一点，无不以"疗效"著称，以"到位"论持。随着人类健康需求的"内涵"越来越趋向技术"到位"这个重要课题，临床和教学要重视推拿手法"到位"这个价值点（图6-19）。由于推拿手法本身是一种富于技巧性的人体运动形式，很难用文字精确地加以描述，学习手法者也难以文字描述正确地理解手法操作方式，以及将手法操作正确地表现还原，正所谓推拿手法就是在用道啊，要悟啊。

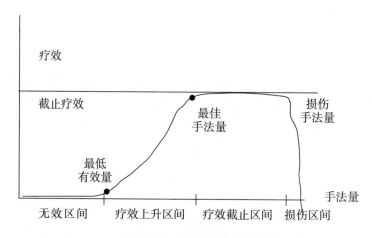

图6-19 松解手法的量效曲线

1. 持久

持久是指"时间"，是指施术者释放能量时，到达患者病灶部位所需的时间，是"量"与"度"的结合。"量"是指操作时间的长短，根据病位深浅和病程长短来决定时间的长短，病深而长者则长，病浅而短者则短；"度"是指能否把握好操作时间的长短，如果时间判断失误，将会导致经气太过或不足，太过引邪深入，不足邪不得散。要精简不必要的操作，缩短手法操作的时间。如何"度"与"量"的结合，要依赖于术者的感应和患者的个体差异来决定，如敏感型患者，在"度"、"量"的把握上只要1s便可，而迟缓型患者也许要30min，否则就不能催经引气，其"疗效"就较差。此乃古人曰"持久"者"度量"也。

2. 有力

有力是指"劲力"，不是施术者的暴力、蛮力，而是身体内在的一种"劲力"，要经过天长日久的苦练，是形、神、意、气相济的产物，是一种意识能量和互动场能，是"内功"的释放。从"形式"上看，推拿是一种肢体技巧动作，是一种简单的体力劳动，无所谓专业化、系统化。从"内涵"来讲，是由上肢近端带动远端发力，既不是身体体重的转换，也不是前臂近端发力，而是在术者身体完全放松的前提下产生的自然向下的坠力，地球对人体产生吸引力的很小一部分。如果要改变这种力的方向，就要靠施术者的意识能量来支配，手摸心会，同时在患者完全放松的配合下，结合呼吸，利用生物互动场能，循经循序渐进，释放自己的能量，使这种能量由表及里由浅入深，催经引气直达患者病所。此乃"劲"起于足，发于腰腿，达于梢，可谓是形、神、意相济的产物。

3. 均匀

均匀是指"规律性"，是施术者操作时的快慢、轻重、节律性以及医患之间肢体接触面运动的规律性。据病灶所在部位的表里不同，施以不同的手法。阴阳、补泻、深浅、轻重不分和目的不明自然事倍功半，不能祛邪扶正、培元固本甚至引邪入内。手法在操作过程中是非常复杂的动作组合过程，如患者肌肉出现粘连时，施术者要进行点按拔揉的手法操作，使气血津液能顺利疏布，则机体修复较快。施术者在操作过程中，要做到该轻则轻，该重则重，该快则快，该慢则慢。只要做到有规律可循，符合人体气血运行节律，不管怎样组合，都能让机体组织快速休复，扶正祛邪，培元固本，达到康复的目的，此乃均匀也（图 6-20）。

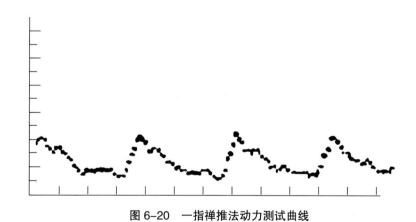

图 6-20　一指禅推法动力测试曲线

4. 柔和

柔和有狭义与广义之分。狭义的柔和是指熟能生巧，只要经常操作，就能柔和；广义的柔和是指刚柔相济，刚中带柔，柔中带刚，重而不滞，轻而不浮，随心所欲，收放自如。这就要求施术者必须有较深的功底，沉肩、垂肘、悬腕、指实、掌虚，力达病所，否则就会执着用力，而不用劲，使自己关节被紧张的韧带"锁住"，不能灵活自如地应用各类手法，劲力无法透达病所，长此以往，不但伤害自己，还会伤及别人，使自己的关节韧带失去弹性，出现各种病症。因为劲力必须是在施术者全身完全放松的情况下才能施展，故用劲则柔又沉，患者不但感觉无痛苦，而且有舒适感，还能保护和锻炼施术者自身关节功能，免除病痛的发生，可谓柔和也。

5. 渗透

渗透是指分析判断病位深浅，使之劲力恰到好处。渗透必须要有一定的功力，是意念和力量的结合，意到力到，内力沿着经络上下内外运行。通过病位阴阳、表里、寒热、虚实的分析，找准病灶部位的层次，浅层表证轻而不浮，深层里证重而不滞，该轻不能重，该重不能轻，若轻者重之，重者轻之，适得其反。如表寒证引起的疼痛，因其病位较浅，要应用放松类的轻手法；而较深或很深的里证引起的症状，因其病位较深，要应用较重的复合式手法。否则不但不能祛邪扶正，还会引邪入内，邪不得散。故分析判断找准病位是关键，使之劲力直达病所是目的，此乃渗透也。

6. 到位

到位是渗透的结果，是形、神、意、气相济的产物。借助患者肌肤为载体，收放自如，随心所欲地催经引气，调理阴阳，扶正祛邪，培元固本，而"疗效"则是"渗透"与"到位"的目的。在手法"到位"的掌握和选择上，要根据疾病的性质、病症的部位、选用的穴位以及患者性别、年龄和体质的强弱、施术者的操作习惯、手法的功力等因素综合分析，配合呼吸之气和全身运气，灵活运用有力、持久、均匀、柔和、深透，从而达到渗透。做到"法虽有定，变通在人"、"到点到位"的高度境界。

持久、有力、均匀、柔和是密切相关，相辅相成，互相渗透的。持久能使手法逐渐渗透有力，均匀协调的动作使手法更趋柔和，而力量与技巧相结合则使手法既有力又柔和，这就是通常所说的"刚柔相兼"。有力、持久、均匀、柔和、渗透是"疗效"的关键，若运用手法不能恰到好处就无所谓渗透，若不能渗透，就无所谓"到位"，若不能"到位"，就无所谓"疗效"之谈。倡导以最轻的手法力量，最短的推拿操作时间来取得最佳的临床疗效，有利于手法安全性和保障病人利益，有利于推拿专业工作者自身的健康，也有利于推动推拿学科的不断发展。

在临床运用手法时，力量是根本，技巧是关键，两者必须兼有，缺一不可。体力充沛，能使手法技术得到充分发挥，运用起来得心应手。反之如果体力不足，即使手法操作技术掌握得很好，运用起来难免有力不从心之苦。要使手法持久、有力、均匀和柔和，达到刚中有柔、柔中有刚、刚柔相济的程度，必然经过一定时期的手法训练和临床实践才能由生而熟，熟而生巧，乃至得心应手，运用自如，做到《医宗金鉴·正骨心法要旨》所说的："一旦临证，机触于外，巧生于内，手随心转，法从手出。"

（二）推拿手法用力

推拿手法关注力的传导，强调全身要协同运动。用力的具体方法是，起于根，顺于中，发于梢。即力由足或丹田起，发于腿，传于腰脊，顺骨节将力传递到上肢，形于手指，发于体表并作用于骨关节。初发力时如涓涓细流，再汇合腿力、腰力、胸力，以身前倾使臂，以臂使指，以身之旋转带动指之旋转，无须用力施术（图6-21）。一指之力乃是一身之力，一指之动乃一身之动。通过全身的协调运动使力量渗透，还有呼吸共振的原理参与其中，同时要避免局部强力造成医生的掌、指关节等的损伤。

推拿手法关键的地方在于按压放松和

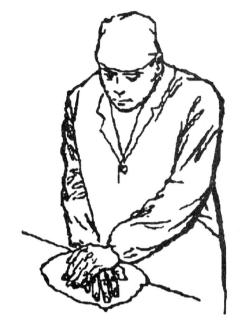

图 6-21　推拿手法用力

牵拉施术。按压如拉弓，放松似放箭。按压如拉弓，实际是在蓄能，也用于定位；发劲似放箭就是在释能，主要是通过杠杆力来调整位移。牵拉可产生向心力，目的是分离脊柱运动单位的后关节。在手法操作过程中，手指以及全身始终要处于放松的状态，切忌僵滞。放松是指精神和机体放松，要求医生做到"松而不懈，紧而不僵"，做到了放松，就可以保证力量运用的整体性，保证力量可以顺畅地传达，才能体现出手法的缠绵不断。

脊柱的运动不同于机械运转，是有弹性的运动，肌肉筋骨都是有弹性的纤维组织。手法弹力不仅速度快，而且具有反弹性，力的弹性越大，反弹速度越快越好。只有弹性力，才能将作用于患者的力快速地反弹出来，以达松解调整的目的。推拿手法善于利用脊柱本身的弹性力来操作，腿脚发力时身体略向前斜，将地面对自身一部分体重的反作用力通过手指传到被术部位，用力至尽头，借助脊柱的弹性作用顺势略往向后仰，如此反复前倾后仰，整个身体形成一个和谐的屈伸运动杠杆，两脚是发力点，手指是作用点。手法操作时要做到自然呼吸，肢体之间完全不能僵滞，脚趾都要在不自觉地随着转动，感到治疗床以及病人都在和自己在一起振动。

心与意合、意与气合、气与力合是一种神经的传导，通过有意识的锻炼来强化对外界信息的处理分析和反应速度，是一种看不到的内在素质。心到意到、意到气到、气到力到是手法用力技巧。手指神经的感知能力，通过神经的敏感支配内在的松紧变化而改变自身力的变化，力的大小根据位移力的大小，由内在松紧而加减，随机应变，使自身的力与病变接触点的力保持大致相等。同时精简不必要的操作，以最小的体力消耗取得最大的效果。所以推拿是一个轻松愉快的工作，技巧没有掌握好，医生自己感觉劳累，病人也感觉疼痛。

（三）手法的用力技巧

手法的技巧是在手法治疗中，使患者、患肢、患处处于哪个角度哪个位置最利于施术，力点不准，再用力，关节也不会移动。在力的应用上如何使用巧劲，用的好常可事半功倍。这个巧往往是靠用力的角度、方向和用力的时机来体现的。在何种情况下用力，也常常是成败之所在。

手法的技巧，一是施术有具体的操作方法，二是操作时力的应用时机与力度应用的掌握。各种手法操作一定要严格、熟练、准确，达到一丝不苟的规范程度。熟练就是对有关手法应掌握要领，并能熟练操作；准确就是一定要按手法所规定的去做，重视患、术者各自在施术过程中的体位。在手法操作中，要医患合一，重点要注意术者、患者双方施术时的体位，以及操作时对患者某些体位的角度和方向要求。施术者除熟练掌握技巧外，也要对所作手法的具体目的及被操作部位的解剖结构了如指掌。

力度应用与掌握也是一个技巧问题。正确的使用手法力度才能真正起到疏通经络、行气活血、扶正祛邪，进而达到平衡阴阳，治愈疾病的目的。手法宜轻，轻到使患者感到操作部位仅有沉重的程度，而在施术者的意念中，功力的渗透更明显于手的机械运动所产生的压力，这就是使患者感到沉重的原因，也谓之轻而不浮的道理。在运用大的力量时，也以患者能忍受为限。在力之所发配合功力的运用时，常会使患者感到酸重大于疼痛，甚至可感到力之深入可透肢体，这就是重而不滞的感觉（图6-22）。

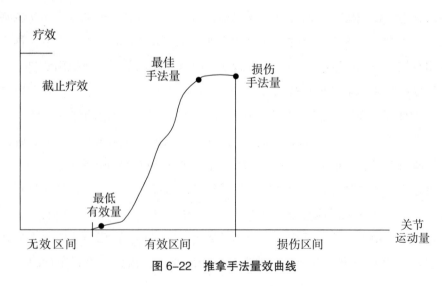

图6-22　推拿手法量效曲线

216

一般在患者体位处于最恰当的角度，感觉肌肉放松已无抵抗的时用力。力的运用有刚、有柔，而多数是刚柔相济，以柔为贵。力之所施应动员全身之力，或轻或重均可实施，爆发力的产生更依赖于要整体发力，就是在发力的瞬间使全身、肢体、肌肉的力量均能协同一致地支持这一力的发出。在这一瞬间术者思想要高度集中，就是要意念归一，把精神集中在这一发力的动作之中，充分控制所发之力，使之作用于病位，收发自如，中病即止。

人体的运动离不开肌肉收缩力，但推拿中只是用来作一点启动力和保持肢体一定姿势的力。真正用力是以身体略向前斜、后仰带动手臂的杠杆，以拇指作支点，其余四指作阻力臂的运动，产生一股浑厚的力量。力是由身体向前倾斜而沿整条手臂传导到手上的、一种源源不断的、大小可随时通过呼吸来调节的。所发之力无僵、笨、拙之态势，发力于无形。身体之僵滞板硬，以其不能利用体重施术，则难以持久耐劳。

(三) 手法中的刚柔相济

推拿手法应讲求一个"柔"字，柔和渗透，柔而不轻，透而不滞，使病人不知其苦，方为手法之大成。"刚"就是强，但刚不同于蛮力、暴力，它与柔相对，代表了手法的有力和渗透。刚与柔同时在手法中表现，也就是"刚柔相济"。

正确的施用手法、力量才能真正起到疏通经络、行气活血、扶正祛邪，进而达到平衡阴阳，治愈疾病的目的。脏腑学说认为，肝主筋，而肝为脏，喜柔而恶刚。当手法操作于筋肉之上或筋骨之间之时，切不可用暴力，以免损筋伤肝。中医认为女子以肝为先天，因为肝主藏血，女子以血为用，故此当一个推拿医生，为女性患者们施术之时，千万不能使用蛮力。清代医家张振鋆《厘正按摩要术》早已言明"筋喜柔而恶刚"，大力、暴力结果只有两个：一是旧病未愈又添新伤，或是无谓的提高了患者的痛阈，使肌肉的紧张度更高。

关于推拿临床用力，沈国权主任主张以最柔和的力、最短时间达到最好的治疗效果，创立了脊柱微调手法。柔和的力给人一种柔和之感，而且穿透性强，抚摸一下力量即可深入骨髓。柔和的力是意识与体力的合力，是长期修养锻炼的结果，与用力的轻重缓急无关，难以用语言表达。力量的产生受意识支配，而功力更有潜意识参与其中，中和之气产生的力才是柔力，性格固执者力多生硬，性格懦弱者力多松软。初学者未练出柔劲，或者手法没做到松静自然，使了拙劲，力量的质地生硬，给人一种生硬干辣难受的痛感。

推拿手法用力技巧贵在刚柔相济，与柔力相对，刚的来源之一是均匀之相对性。如摆动类手法多次重复的来回摆动要求缓而均匀，此即柔的一面；但对于每一次摆动而言，并非绝对均匀，而是来轻去重，就是构成手法柔中带刚的一种基础，而柔中带有适度的刚性，才能使手法达到柔而渗透的要求 (图 6-23)。手法的刚性与施力的大

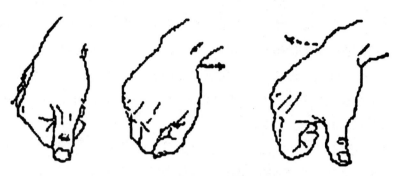

图 6-23 一指禅推

小、方向和作用点有关，刚性的多少决定了渗透作用的强弱，刚性又是副作用之根源。《医宗金鉴》说手法时"尚重者轻提则病莫能愈，轻者重提则旧患虽去而又增新患矣"。

推拿施术要一定的力气但更重要的是技术技巧和功夫，施力时不但要刚柔相济，而且还要内刚而外柔，内之刚使力度渗透有了保障，外之柔则使病人不知其苦且产生肌肉被动拮抗的机会大大降低。"法之所施，使患者不知其苦，方称为手法也"，"推拿要识虚实，揉拉在缓而不痛"。对于施术来说，外之柔可以使施术者对手下力的大小和方向以及患者的反应有了比较清楚的感觉和把握。

推拿手法本身是术者肌肉的收缩作用，肌纤维必然发生紧张从而向外施力，这时若术者内心努力则很容易使肌肉收缩过度，就会产生过刚的蛮力和暴力。因而关键就在于术者施力时是否感觉到肌肉的紧张，如不觉紧张，患者又不知所苦，身上相应的经络穴位却有热胀酸麻等感觉出现，这才真正达到对医患双方均有利无害的结果。对医者可节约体力，提高效率，减轻工作强度；对患者可防止推拿意外。

术者一方面要求自身完成操作，另一方面要体察自身是否紧张僵硬，当这一对矛盾得到和谐处理和支配时就会对外做出刚柔相济、外柔内刚的力度来了。这完全是用力技巧的问题，涉及人的神经系统对肌肉的支配和调控能力，涉及诸多反射弧（习惯）的建立过程，不经过一番苦练积累是成不了真功夫的。

（四）心法

中医很多东西都讲究心法，其中《医宗金鉴》中有正骨心法要旨的论述。心法这个概念个人感觉是非常好的，主要指医者的内心，"所以任物者谓之心"，冥冥之中概括了很多不可言明的东西。手法到了一定的程度其实是要靠心法来支撑的，有内心生出巧妙的手法，以心法来统手法，手法的高度取决于心法的正确和广度。心法是形而上的东西，手法是行而下的东西，"形而上者谓之道，形而下者谓之器"。真正地达到了心手合一的境界再配合深厚的临床基础，那就成高手了。水平高的医生手法极其简单，重在心法的运用，拿捏分寸也极为简单得当，患者往往不知不觉，治疗已经结束了。

手法与心法的融会贯通，说起来简单做起来就太难了，无不是朦朦胧胧的东西，都要靠自己用心去体会，想用语言彻底表达，是有一定难度。名可名非常名，道可道非常道。心内由触诊产生灵感，灵感又操纵心去支配手，治法就从手上表现出来了。所以说"神而明之，存乎其人"。骨错缝、筋出槽往往是形态的改变，治疗机理不外乎心领神会，心里明白了怎么回事，手下就出来了。"一旦临证，机触于外，巧生于内，手随心转，法从手出"。手法是一种灵感，必须触机而发，以巧代力，熟能生巧。手法就是要有整体观，因势利导，避免注重局部而忽略了整体，思维可以放广一些。

（五）手法的功效

功力的"力"不是单纯的机械力，使患者能即刻产生深沉有力，常伴有热、胀、酸、麻等感觉，并可感到"力"透四肢或躯体。手法的功力通过技巧表现出来，运用各种手法技巧所做的有用功可起到纠正解剖位置失常作用，这种"功"可转换成各种能，并渗透到人体内，改变其有关系统的内能。正如《内经》所说"……则按之热气至，热气至则痛止矣"。

功力内涵就是在手法治疗中，经过长期的锻炼和实践所取得的对人体的渗透力与力在技巧中的巧妙应用。有功力者即使是轻用力，病人也感觉是穿筋透骨，但未必觉你有力。这种渗透力和气功中的气一样能产生某种能量与信息，而这种"能量"与"信息"实际上就是人体内的一种潜在的功能，也可称之为"气"。要通过各种形式的修炼来唤起人体的这种潜能，以达到人们的主观目的。

功力的取得与医者对手法的态度，即在施行手法治疗时是否精神专注有密切的关系。这与气功的意念修炼、意念导引实质是相同的。术者在施用手法时有意识地导引力向患者体内渗透，形神合一，久之这种渗透之力即可随意念而深入，甚至患者有一种力渗透躯体直达到体内的感觉，渗透是判断施术者有没有功力的标准。熟练的手法技术应该是具备持久、有力、均匀、柔和、渗透的要求，实际上是对手法功力表现的描述与要求。

在进行手法治疗时，术者的精神意念要随着手法的意图而动，这是取得功力的最简单方法。要使之不断增强，就应增强气功方面的修炼和手法功力的训练。练功是指术者手法技巧与功力的训练方法。手法技巧的训练从发力及手、臂、腰、腿的灵活程度上去训练，功力的训练是以气功导引之术下训练为主，也可在实践中进行自我训练，功力的渗透还与触诊功夫的提高息息相关。

二、调整手法

脊柱调整术主要是通过施术者的手法作用于受术者脊柱体表的某些特定部位，运用各种手法技巧所作的有用功，起到纠正脊柱异常的解剖结构和位置，从而达到治疗疾病的目的。

（一）调整手法的基本要求

调整关节类手法施力与发力的要求是"稳、准、轻、巧"，控制发力时间、大小、方向和角度加以确保手法的安全性和有效性。轻、巧是建立在稳、准基础上之的，没有稳准，轻巧就无从谈起（图6-24）。

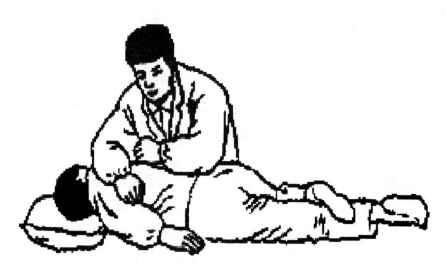

图6-24　斜扳法

1. 稳

稳就是稳妥、稳当、沉稳，包含三方面的意思。①诊断时要情绪沉稳，切忌浮躁。要求对病情认真分析，排除禁忌证，如果触诊发现有骨突偏歪，要注意鉴别是生理性还是病理性的；要分清错位节段、类型、程度及其与主诉之间的关系。②在诊断明确的基础上，根据病情的轻重缓急、所处的阶段（急性期、缓慢期、恢复期）、个人情况（性别、年龄、职业、地域等）等因素综合分析，制定一个安全、有效、稳妥的治疗方案。对病情复杂者，要分析轻重缓急，权衡利弊，先易后难，因势利导，逐步复位，避免急于求成。③治疗时所有发力都要求轻而不浮、重而不滞、沉稳而不粗暴，无论是医生还是病人，准备不充分就不能发力，切忌草率行事。

2. 准

准是准确、精准之意，前提是医生必须拥有扎实的医学基础知识和丰富的临床经验。①通过对脊椎病进行病因分型，来指导准确选用主治手法。②通过对脊椎病进行临床分型，来指导准确选用辅治手法。③通过准确运用触诊定位定性，不但准确诊断出疾病，而且还要明确病因，准确到具体的部位、节段、关节以及受损伤的组织和程度。在诊断疾病的同时，还要明确关节错位的类型，类型选准了，手法才能有针对性，才能准确。

3. 轻

轻是轻柔、和缓，针对以往粗暴的蛮力而言的。不管是针对软组织痉挛或劳损的松解手法，还是纠正关节错位的调整手法，都要求轻。但也不是一味的追求不用力，更不是一定要轻到病人感觉不到才算数。力量的应用要因人、因病而异，对一个年轻体壮的病人来说很轻的力，用到年老体弱的病人身上也许会承受不了。轻是在结合病人性别、年龄、体质以及病情的前提下遵循能轻勿重、先轻后重、能用缓慢复位法解决就不用快速复位法的原则。

4. 巧

巧是巧妙、灵巧。善于把握和利用环境条件，根据发病部位的解剖和生物力学特点，采用独特的针对性强的治疗体位和灵巧的治疗动作，结合杠杆力、对顶力、对拉力、牵引力等不同的发力技巧，以动中求正为指导原则来完成复位动作，避免生拉硬扳。

发劲时应两腿相随，腿弓撑满、五趾抓地、涌泉虚空，以腰为轴引劲上行于脊背，整个脊柱保持一条相对直而内含的弧形，上体含胸拔背，沉肩垂肘使丹田之气自然紧贴背上下通顺。推拿者下肢步法稳固，上肢又有丹田之气为依托能使手法更加浑厚有力、渗透持久到位。因劲力由地而起，故步法的稳固是实现各个动作和发力的保障。如要增大左手向下的压力时，可以利用右手增大向上拉力，中间利用身体进行力的方向转换。也可以将下肢力量传递到上肢，用力从脚传递到腰，再传递到手。手法操作要平稳自然，因势利导，疾发疾收，所谓的"短劲"、"寸力"，发力不可过大，发力时间不可过长。

(二) 调整手法的要领

脊柱调整手法是一系列完整的动作，分为三个阶段操作。首先是姿势准备，要根据脊柱解剖生理运动特点，受术者和施术者摆放特定的姿势，选择合适的姿势是手法调整成功的首要条件；其次是松弛阶段，医生要在病人无痛、肌肉松弛的前提下将病人的脊柱向某特定方向运动至极限位；最后才是加力推冲阶段，即医生以突发的、可控制的动作强制脊柱被动运动到某限制位，达到调整病变活动节段的目的。

在手法操作的前两阶段中，医生应仔细地观察和体验病人对手法的反应，准确地预测或估计脊柱运动已达到的角度和所能达到的角度，并通过适当的姿势调整使需要调整的脊椎节段处于被扳动的支点。如果出现异常疼痛情况，医生应立即中止手法操作。正如《医宗金鉴·正骨心法要旨》所说"法之所施，使患者不知其苦，方称为手法也"。手法的最后阶段，术者的一手应保持不动将脊柱的一端固定，另一手也就是这只手才能加力于脊柱的另一端完成整复脊柱病变节段的任务。类似于拳击的击拳动作，达到目的即迅速收回，即所施之力须用"巧力寸劲"，手法操作要"稳、准、巧、快"。

在人体运动力学中，骨骼是力的杠杆，关节是力的支点，肌肉是力的动力。传统的脊柱调整手法以脊柱为力的杠杆，病变节段为力的支点，手法作用在脊柱的两端肩部和髂骨。而脊柱由椎体及其间的椎间盘和后关节连接形成，并非力学中所说的刚性材料，因此所谓的长杠杆手法其实是多个短杠杆手法的累加，需要较大作用力才能传递到所要调整的部位，副作用大，作用点不易控制。微调手法直接作用在病变椎体的棘突、横突或后关节，或者延长杠杆的力臂来增加杠杆的刚性如单腿拔伸旋转微调手法和髋关节摇法，并且善于根据椎体后关节面的方向掌握作用力的方向和角度，发力轻巧，作用部位准确，副作用小（图6-25）。

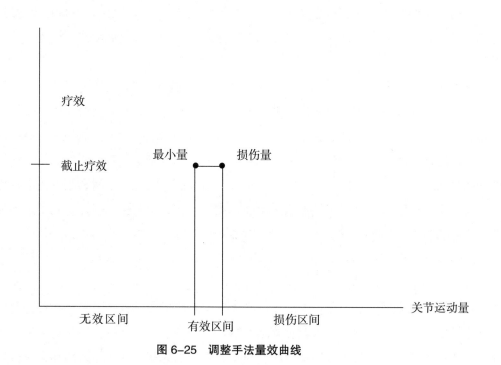

图6-25 调整手法量效曲线

（三）调整手法的相关问题

1. 关于弹响声

传统正骨推拿医师认为在治疗脊柱病变时，所出现的弹响声为手法复位成功的标志。但在临床实际中，有时整复手法出现的弹响声并不能代表关节复位，也不一定出现弹响就会产生良好的临床疗效。弹响声来自关节腔，关节腔内压力小于大气压是负压，腔内负压是关节稳定的因素，而滑液则为灵活因素，在静止时关节稳定因素占优势，灵活因素相对减弱，当关节突然受到牵拉或扭转时，瞬间拉力超过关节腔内中心的负压力，关节腔内周围的气体迅速向中心扩散，形成弹响声。

弹响声是关节腔内气体扩散时的震动声，气体扩散的结果使关节腔内的压力趋于均衡，使关节灵活性增加，这种变化使关节从静态平衡到动态平衡的转变，使肌肉协同收缩以完成随意变动的条件，关节的响声既可在正常关节出现，亦可在紊乱的脊柱复位时发生。因此整脊手法运用中，响声并不能代表紊乱关节复位，更不能把弹响声作为复位唯一标志。但临床中可以证明出现弹响声的关节均为不稳性关节，是脊柱功能失衡的一种重要标志。

脊柱的柔韧性可以用活动度来表示，脊柱的活动度是指脊柱屈伸活动范围的大小。脊柱周围的肌肉和结缔组织柔软且富有弹性，但身体的柔韧性每个人都不相同。在治疗中根据关节的活动或抽拉情况也能判断机体的软硬程度，身体是否变软，术者可用手摸患者肌肉的硬度和张力情况。肌肉和结缔组织僵硬，关节的活动范围就变小，关节拉不开，根本得不到矫正，当然也听不到矫正音，患者有剧痛感或什么感觉也没有；柔软状态矫正时稍用力就能够顺利进行，各关节能发出清脆的矫正音，呈金属样音质，患者感觉舒适无痛苦感，调整后血液循环立刻得到了改善，于是病痛消失。

2. 关于脊椎关节错位

临床根据骨科的分类错位在 1mm 以内为错缝，在 1~3mm 之间的称半脱位，错位超过 3mm 称脱位，而整脊手法在脊柱病的治疗上绝大多数是针对错缝而言。但在临床中发现脊柱解剖位置变异或小关节紊乱并非完全是一种病理现象，而且具有普遍性。因为大多数椎体小关节紊乱是脊柱活动和退变所引起变化的一种生理现象，只要脊柱保持在正常的或仍在生理区代偿的位置时，就不会引起临床症状。

临床中因每人的代偿程度不同，故在相同的病理下临床症状与体格检查并不一定成正比，也就是说影像学检查与临床表现不一致，所以对处于代偿状态下的关节紊乱不能认为是病理现象。在临床中只有少数小关节紊乱，才会压迫或牵拉周围软组织而引起脊柱相关疾病，所以临床医生要对错位现象持宽容的态度。假如整脊师对脊柱所有偏歪棘突和紊乱的小关节加以整复，那么脊柱将产生超过生理范围的被动运动，这就存在一定的副作用和风险性，并打破了脊柱现有的平衡状态，进而增加了患者的病情。所以整脊手法治疗必须从调整脊柱的内外平衡作为出发点和归宿，这样才能有利于疾病的恢复。

3. 关于阳性反应点

在临床诊疗中查找到椎体周围的阳性反应点对诊断治疗十分关键。找到了压痛点就等于找到了该调整的椎体及所对应的脏器部位，有诸内必行于诸外。消除了阳性反应点，椎体的力学平衡就会得到调整，临床症状就会得到缓解或消失。化痛点为非痛点是微调手法的主要目标。阳性反应点可诱发脊柱周围肌肉痉挛，导致肌肉力学平衡失调，进而影响到椎体的力学平衡，导致疾病的发生。故临床治疗中以阳性反应点判断椎体及所对应脏器位置，对诊断和治疗具有积极的意义，只有做到了"点、椎、症"三者相应，方可事半功倍。

4. 关于脊柱侧弯、棘突偏歪、生理曲度变直

临床实际证明，中老年病人脊柱所出现的侧弯、生理曲度变直、棘突偏歪都是不可逆转的病理现象，是人体脊柱退变的代偿性反应。整脊手法是不可能将上述病理现象调整到正常解剖位置，只能调整脊柱的空间排列序列，为神经、血管和脊髓提供一个宽松的内环境，所以临床中应加以改善现存的脊柱内外平衡。假如临床医生把所有侧弯和棘突偏歪都当成病理加以整复，将进一步破坏脊柱的力学平衡系统及代偿反应，导致疾病的发生及加重，同时也是缺乏中医整体观念和辨证施治的理论指导。整脊手法只能对脊柱小关节产生适宜调整，所有整脊手法都从生物力学力度出发，并不能让椎体空间位置发生根本性的变化，这一点在影像学上得到证实，因此临床在运用整脊手法应正确运用和科学的选择适应证，来提高临床疗效。

（四）"调整"理论代替"整复"理论

脊柱旋转手法对目标作用节段具有确切的机械效应如整复关节紊乱，调整脊柱关节之间的空间位置关系，使其正常的解剖结构得以恢复，从而改善压迫物与神经根之间的空间关系、调整椎间孔和侧隐窝内径，减轻对神经根和血管的压迫（图6-26）。同时手法操作过程中，软组织受到一个较大的突然性的拉力作用，也有利于（尤其是深层软组织）痉挛的解除和粘连的松解。

脊柱屈伸调整手法通过对硬脊膜向上或向下的牵伸，使神经根也发生牵伸位移，从而减少对硬脊膜组织的机械刺激。同时调整脊柱矢状轴上的移位，消除了突出节段脊髓及神经根的应力集中载荷，达到局部减压和减张，改善了脊髓血供、脑脊液循环，并进一步使椎管内软组织水肿消散，为临床症状和体征的改善提供可靠的基础。

脊柱某节段解剖位置的异常如紊乱或半脱位影响（嵌压或刺激）交感神经或脊神经，造成该神经所支配的内脏器官的功能异常和病变，使相应的脏腑出现病变，对这些脊柱相关性疾病的治疗就必须根据相关解剖知识，使用脊柱推拿手法来纠正解剖位置、调整生物信息，以改变有关系统的内能，达到治疗的目的。

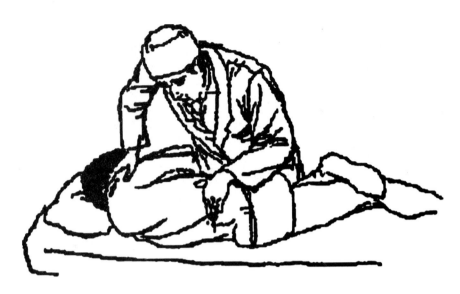

图 6-26　调整手法

脊柱手法以"调整"理论代替"整复"理论，不一定强求解剖复位。手法的应用是通过对运动节段空间排列序列的调整，为神经、血管创造一个较为宽松的内环境，从而阻断疾病的病理循环链。以节段调整代替解剖整复，特点是顺势操作，因势利导，调整病变节段椎体及关节的异常位置。应用脊柱手法时，不以是否发出弹响声、棘突排列是否恢复整齐为疗效判断依据，而以临床症状、体征的改善或消失作为评判手法成功与否的标准。倡导以最轻的力度、最小的关节被动运动、最短的操作时间取得最佳的临床治疗效果。

（五）"微调"理论代替"调整"理论

生物组织生长在各种不同的应力环境中，当周围力学环境发生改变时，活体组织将适应这种应力变化，导致其形态结构和力学特性改变，这种现象为活体组织所特有，称为组织的功能适应性。脊柱与相邻神经、血管、脊髓及其周围的肌肉、肌腱、韧带等软组织有很强的组织适应性。

随着年龄的增长和脊柱退变的发展和稳定性的下降，人群中脊柱紊乱的发生率也开始急剧增高。关节紊乱可能是由于脊柱运动和退变所引起的空间排列序列改变，是一种生理性反应和机体适应性代偿表现。在临床中需注意的是当发现脊柱解剖位置变异或小关节紊乱并非完全是一种病理现象，因为大多数椎体小关节紊乱是脊柱正常生理活动和退变所引起的一种生理现象，仅在特殊情况下造成神经、血管、关节滑膜及本体感受器的压迫、刺激而成为必须纠正的病理状态。临床医生对关节紊乱现象应抱宽容态度，把它看成是对椎间盘退变、"内力"失衡的生理性适应现象。

225

椎间盘的还纳只有在青壮年时期才有可能实现。人到中老年，椎间盘退化、纤维环变性、髓核纤维软骨化后，整个椎间盘弹性减弱乃至消失，所以突出的椎间盘不可能随椎体位移而伸缩。中老年椎间盘突出症，主要病因并非是椎间盘，而是椎体位移后，诱发的椎间孔变形、狭窄，导致椎间盘与神经根卡压，或骶髂关节紊乱、炎症病变，引起急性腰腿痛。所以根据"既能动歪，就能动正"的原理，对中老年急性腰腿痛多采取俯卧位，痛肢外展牵引旋转复位，即单腿拔伸旋转微调手法，调整脊柱骨盆的空间序列，使骨正筋柔。

有文献报道通过对突出髓核的还纳、变位破裂、萎缩变性来解除对神经根的机械压迫，即所谓的"复位"学说。章莹、张显松等测量在腰椎作为旋转手法和斜扳手法下新鲜尸体髓核内压的变化情况，结果发现静止时髓核内压虽然为负值，但是手法过程并不能使髓核内压降低，相反会使髓核内压增高，不能使突出的髓核还纳，且推拿手法治疗前后的 CT 和 MRI 对比研究表明，椎间盘突出的形态、大小和部位仍同推拿前，从而说明症状缓解的原因并非椎间盘复位。有人通过 CT 观察发现手法后虽然突出的髓核无明显还纳，但可见神经根受压情况明显改善，因而推拿手法的治疗机制在于改变突出物与神经根的空间位置关系。

整脊手法只能对脊柱小关节产生适宜调整，并不能让椎体空间位置发生根本性的变化。微调手法的力直接作用在病变节段，无须通过上下椎体依次传递，可以减少对正常椎体的干扰。从手法安全性角度出发，倡导以最轻的力度、最小的脊柱被动运动幅度、最短的关节操作取得最佳的临床治疗效果，即使是几个毫米的节段位移，可使临床症状和体征显著缓解，用微调来代替调整的操作，减少了医源性损伤的产生，使得微调手法的安全性得以提高。

微调手法根据患者的年龄和体质分为快速调整法和慢速调整法。对于青壮年及健壮者，身体的柔韧性好，适用于快速调整法。快速调整法应先选好"定点"及"动点"，在操作中加一个有限制的"闪动力"，以使脊椎关节因受短速有力的"闪动力"而复位。对于儿童及有骨质疏松的老年人，身体的弹性差，适用于慢速调整法，对体质弱和急性期疼痛剧烈不能接受快速调整手法者，也可应用缓慢调整法。缓慢调整法的动作与快速调整法基本相同，只是不用"闪动力"，重复 3~5 次的连续动作，让关节在运动中受"定点"的阻力和"动点"的动力而还纳，从而增加了手法复位的安全性（图 6-27）。

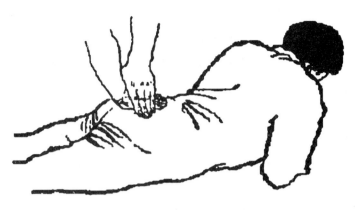

图 6-27　骶骨按压微调手法

第三节　骶髂关节的稳定

一、静力性稳定

骶髂关节中间的骶骨呈倾斜状，底部朝向前上。骶骨底运动朝向前下，而骶骨内侧面的运动朝向后上。这种排列与拱桥上拱心石的作用相似，施加的压力越大，其抵抗力就越大。由于身体重量与地面反作用的关系，使得骶髂关节紧密相接。骶骨耳状关节面的后上方较前上方宽大，而其下方的前部较后部增宽。这种解剖学上的结构特点，可增加骶骨屈伸时的稳定性。

骶髂关节是由骶骨与髂骨的耳状关节面组成的关节，呈不规则扭曲走向螺旋状。男性骶骨耳状关节面的形态类似倒置的"L"形，女性则短小且坡度较大呈"C"形。Kanji 强调"C"形越大或弧度越弯，关节的稳定性越高损伤的可能性越小。而且骶髂关节表面凹凸不平，骶面略为凹陷，髂面稍为凸出，表现出很好的适应性。这些凹凸的增多是为了适应骶髂关节间强大的应力作用，可有效增加摩擦系数。在传导自身重力至下肢时限制了关节面向前滑动，减少韧带系统的应力，增加关节的稳定性。

骶髂关节上下、左右、前后，均有长短各异的韧带连接和固定，对维持骨盆的稳定起着非常重要的作用，以确保骶髂关节的稳定性和持重功能。骶髂关节众多的韧带接受各方向应力的牵拉或扭挫，能有效而又有力的限制关节分离，或向前与向后及上下移动，维持其稳定和对抗骶髂关节长期强大应力作用的功能。妇女经期、妊娠、分娩和产后，由于内分泌的变化，使得包括骶髂关节周围韧带在内的骨盆韧带松弛，造

227

成骶髂关节不稳。

髂腰韧带具有阻止骶髂关节分离和防止骶骨与骨盆带之间紊乱的功能，增强了骶骨的悬吊力，也可以限制骶骨的轴向运动。17 具尸体标本用 MRI 和冰冻切片等方法研究，发现髂腰韧带有一部分与骶髂关节的骨间韧带相融合，称为髂腰韧带的骶髂关节部分，并证明髂腰韧带能直接限制骶髂关节的运动。Pool-Goudzwaard 等在离体实验中发现离断双侧髂腰韧带后骶髂关节在矢状面上的活动度显著增大。临床报道在髂后上棘取骨时，易损伤髂腰韧带，破坏骶髂关节的稳定性。在躯干前屈时，做旋转运动髂腰韧带容易受损。

骶髂前韧带可以阻挡髂骨外旋及垂直剪式应力，有很好的伸缩性，妊娠时能使骶髂关节分离。骶髂骨间韧带对防止骶髂关节沿 Y（垂直）轴和 Z（前后）轴的位移和分离具有重要作用。骶髂后韧带复合体，形成关节后侧的主要力学阻力，可以阻挡剪式应力及髂骨内旋，防止骶骨前移。Tilel 通过力学实验证实，如果保持骶髂后韧带复合体的完整，即使其他韧带均断裂，也不会发生骨盆的上下移位及前后移位，但该复合体控制旋转力的作用较差。骶结节韧带和骶棘韧带同时具有阻止骶骨向腹侧倾斜的作用。

二、脊柱核心肌群

人体肌肉主要分为主要含白肌纤维能产生较快动作的动作肌和主要含红肌纤维的能维持躯体稳定的姿势肌。人体从下肢到脊椎到头颅一块块骨骼的有序排列形成了人体的姿势，当关节处于最佳排列及人体处于最佳姿势时，我们通常称之为人体的"中立位"，这种中立位需要维持人体姿势的姿势肌稳定牵拉。在中立位机体的运动链能实现最有效的能量传递，力量通过各部分运动链的每个关节的中心来传递，这样也同时减少了由于因错误排列所施加的骨头、关节和肌肉的不适当压力所造成的损伤概率。

将人体两侧肩膀和骨盆四点以直线相互连接，人体的躯干就形成了一个方形的"核心盒子"，盒子的上端是由胸椎、胸骨和肋骨共同围成的胸腔，具有足够的稳定性。盒子的下端则只有腰椎这一骨性结构，其他则全部有肌肉软组织所围成，我们称之为核心区域（图 6-28），因此核心区域主要是指环绕我们身体躯干中心的那些提供身体稳定和力量源泉的肌肉群。广义的核心肌则包括了所有胸腔下端到臀部之间的肌肉群，包括腹直肌、腹外斜肌、腹内斜肌、竖脊肌、大腿及臀部肌群。

狭义的核心肌则是由腹横肌、横膈膜、多裂肌和骨盆底肌所组成的一个肌肉框架。

如果把人体的核心躯干看作是一间密闭的圆柱形房子的话，骨盆底肌就是这件房

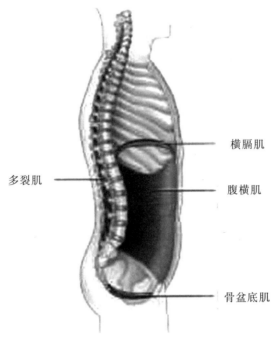

图 6-28　核心区域

子的基底（图 6-29）多裂肌呈斜线状在后背稳定各个脊椎横突和棘突间，好像是稳定住脊柱这根大梁一样（图 6-30）；腹横肌围绕我们身体腹腔像是这间房子的墙壁，它是我们腹部最深层的一条肌肉，其肌纤维如同腰带一样横行走向，和多裂肌联合收缩可以稳定腰椎以及骨盆带；位于腹腔上面的横膈膜就像是房顶，隔开了胸腔和腹腔。透过这些肌群的共同收缩，整个圆柱形房间的体积减小，内部压力增高，从而产生腹内压并给予脊椎各个方向的压力以达成核心区域的稳定。

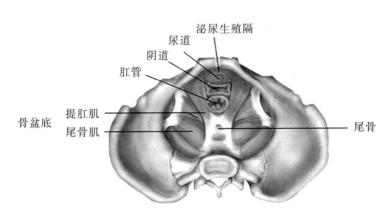

图 6-29　盆底肌

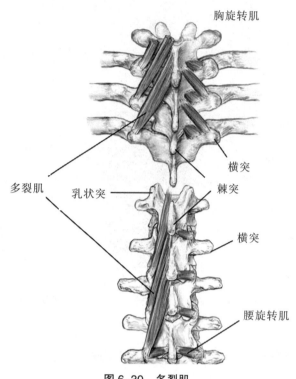

胸旋转肌

横突

棘突

横突

多裂肌　　乳状突

腰旋转肌

图 6-30　多裂肌

　　核心肌群任何一个环节出现故障，均会导致核心稳定性的下降，机体为了维持一定程度的核心稳定性就会出现一系列的代偿现象。如因肥胖或怀孕等因素导致腹部肌肉松弛无力，与腹横肌通过胸腰筋膜相连的多裂肌就会过度收缩以增加代偿，就会出现腰椎深层疼痛。如因腹横肌和多裂肌弱化不足以维持充足的核心稳定性，腰背部浅层的竖脊肌势必在维持较大动作基础上分化出一部分维持核心稳定性和微调核心细小动作的能力，以主要承担动作为主的爆发性肌肉去承担姿势为主的耐力性肌肉的功能，势必导致竖脊肌的劳损从而出现腰椎较浅层的慢性疼痛。甚至呼吸模式的紊乱，导致横膈膜不能有效地运动；或产后盆底肌松弛无力等等都有可能反应到腰痛这一症状上来。同时在人体运动中，肌肉的募集次序也是不一样的。

　　正常情况下，只要人体一产生运动，腹横肌、多裂肌等核心稳定肌与竖脊肌等动作肌相比，更小更弱，不能产生更具整体性的张力，其发挥作用的唯一机会就是维持人体的稳定性，需要在肢体产生动作前先行被激发，只有首先被激发，才能压紧或控制脊椎，减少脊椎关节的移动和转向，以产生瞬时强稳定的中心轴，从而有效发挥竖脊肌、臀大肌等动作肌的工作效率。

　　因此对这一部分腰痛患者，治疗的重点是改善呼吸模式，强化核心肌群的力量，使人体在日常活动中能够维持充足的腹内压。同时对肌肉的募集顺序进行调整，保证核心肌群在一切运动中优先募集以维持核心区域的稳定性。

三、动力性稳定

骶髂关节周围有众多的肌肉和肌腱包绕，强化了骶髂关节及骨盆的稳定性。由于骶髂关节的稳定性，肌肉的收缩活动不会引发骶髂关节的运动，相反肌肉收缩会造成腰骶部组织结构的紧张，有效增加骶髂关节载荷时的稳定性，也是为了对抗骶髂关节强大的剪切力，使之成为人体承受重力和化解重力以及承受下肢反弹力的中心枢纽。

Van Wingerden 等利用具有感应骶骨、髂骨相对运动的彩色多普勒超声成像技术，研究肌肉对骶髂关节的稳定作用，结果表明股二头肌、臀肌、竖脊肌、背阔肌的运动可以增加骶髂关节的稳定性。Pell 等用静态 3D 模型在站立的姿势下，根据骶髂关节剪切力减少的程度，用生物力学分析骶髂关节的稳定性，结果表明髋关节屈肌和伸肌收缩可以使骶髂关节间的压力增加 70%，而骶髂关节的剪切力将减少 20%。Wingerden 等试验证实竖脊肌、股四头肌和臀大肌收缩能够加强骶髂关节的稳定性，并有助于改善负荷自脊柱向下肢传导的效果。

Snijders 等通过肌电图观察得出人体立位和坐位时，腹内和腹外斜肌在承受重力载荷上发挥着显著的作用，有助于维护脊柱和骶髂关节的稳定。Richardson 等认为与其他腹部肌肉相比，腹横肌能明显改善骶髂关节的稳定性。腹横肌和骨盆的肌肉收缩使骶髂关节间的压力增加，Mitchell 等认为腹横肌和盆底肌肉一起对骶髂关节产生直接闭合动力，其相对较长的力臂具有力学上的优势。

人体的背阔肌、胸腰筋膜后层以及对侧的臀大肌，交叉构成了骨盆的稳定系统，骶棘肌在此起到了提高胸腰筋膜后层张力，从而增强骨盆稳定性的作用。Bogduk 等对背阔肌进行形态学及生物力学研究发现，背阔肌对骶髂关节有一定的维持作用，但力量较弱。Snijders 等指出交叉腿坐姿较普通坐位和站立位而言，可相对延长两侧臀部深层的梨状肌，有助于建立骶骨和股骨之间的主动和被动张力，增强骶髂关节的稳定性。Macnab 认为臀大肌收缩外展髋关节，从而牵引髂骨远离骶骨而呈外旋位。

四、功能康复

患者在异常的体位，如半脱位持续几个月甚至数年，脊柱的软组织也将变形、退变以适应这种异常，并将维持在此体位上。一个短促的推拿手法只能使某一关节或一系列关节恢复正常位置，但不可能使已变形变质的软组织恢复正常。因此推拿只会造成弹性变形，不会引起组织静止状态的长度改变。为了使已变形、变质的组织恢复正常，则需要长期的力量和康复锻炼。所以应教会患者如何进行康复锻炼，采取"动静结合，以动为主"的原则，以提高自身支架系统的功能。

脊柱疾病的治疗中，有关固定制动和积极锻炼在不同阶段应各有侧重。固定制动有利于创伤修复，在创伤急性期，短时间适量制动，能尽快减轻剧痛的表现。当脊柱骨盆关节复位，骨性压迫和临床症状明显改善后，如果仍采用卧床或腰带固定制动法，则不但不利于各肌群的锻炼，影响脊柱及其周围组织的血液循环，长期固定还会使有关肌肉韧带出现废用性萎缩，给脊柱的稳定性带来危害。

在急性期，应劝告患者注意休息。有神经脊髓损害的重症患者，必要时可用颈托、腰带和骨盆带作短期制动。康复期（急性症状改善后）则应鼓励患者进行医疗体育，按患者的不同疾病、不同年龄和不同体质，做出适宜的锻炼方案，年轻体壮者炼功宜飞燕式和拱桥式，老年体虚倒走或爬行即可。指导患者进行锻炼，注意防止锻炼不当而加重病情。康复后，要选择一些保健功作为强身健体，如太极拳、气功，增强体质，预防复发。

第七章 骶髂关节紊乱的推拿治疗与康复

　　推拿手法是指以治疗、保健为目的，用手或肢体其他部位，按各种特定的技巧动作，在身体的某些部位或穴位进行操作的方法。推拿手法源于人类最初的本能动作，如摩擦取暖、抚按伤痛、母婴间抚摸及人体间相互触摸等。

　　甲骨文载手法的代称和基本手法为"拊"。江陵张家山早期汉墓出土的《引书》中有"摩足跗"、"摇指"等手法，并记载了颞颌关节半脱位的口内复位法；《五十二病方》中载有按、摩、搔、刮等10余种手法，并有按压止血法、药巾按摩法等。《内经》，则对手法的名称、诊断、定位、作用、机理、适应证、禁忌证等有较详细的论述。汉代张仲景将膏摩列为保健方法。三国时期华佗则提出了推拿失治、误治的观点。晋代葛洪《肘后方》所述手法，已不再是简单的向下按压、摩擦，而有了力点向上的抄举法及挤压、提捏等，并介绍了美容法、指掐急救法等。

　　唐代王焘《外台秘要》集前世医书，载许多手法，其引文均注明出处，为后世探索手法源流提供了线索。宋代的《圣济总录》重在对手法的分析总结，强调中医辨证施法。金代张子和首将推拿列为汗法。明代危亦林《世医得效方》载悬吊复位法，领先世界600余年。明清时期，《保婴神术·按摩经》载的小儿推拿八法，《医宗金鉴》的正骨八法对后世影响极大，并形成了多种推拿流派，如点穴推拿，一指禅推拿、内功推拿等。

　　推拿练功是推拿学的一个重要组成部分，它不仅是推拿医生增强上肢部、下肢部、腰腿部等身体各部力量、提高手法技巧动作的主要方法之一，也是患者达到扶助正气、强壮身体的方法之一。

　　推拿手法是推拿医生防治疾病的主要手段，推拿手法的功力、技巧是疗效差异的关键，良好的手法必须是"均匀、柔和、持久、有力"，这就需要推拿医生有一定的指力、臂力、腰腿力等身体的整体力量和手法所规定的手形、步形；推拿是一种脑力和体力相结合的劳动，因此，推拿医生必须在具备良好心理素质的同时，还必须具备良好的身体素质，推拿练功为推拿医生具备上述条件打下了基础。

第一节　中医功法与推拿

所谓"功"，即功夫；所谓"法"，即练功夫的方法。推拿功法就是推拿医师以自身及患者身体为对象，通过功法训练，扶正强体，平衡脏腑，调和身心，从而提高推拿疗效的方法。

在远古时期，由于恶劣的生活环境，人们逐渐出现气血瘀滞、筋骨萎缩、腿脚发肿，以致活动困难的情况。为了缓解疼痛不适的症状，人们自然会选择活动身体的方式，如摇摆筋骨、活动关节、自我按摩等。于是逐渐出现了早期的"导引"和"蹻（qiāo）"，通过这些健身方式，人们的疼痛不适有所缓解，因此推拿功法的最初形式被保留下来。再后来华佗继承并发展了早期导引，创编出著名的五禽戏（图7-1），宋代养生家又创编出八段锦（图7-2），对全身都有很好的调节作用。

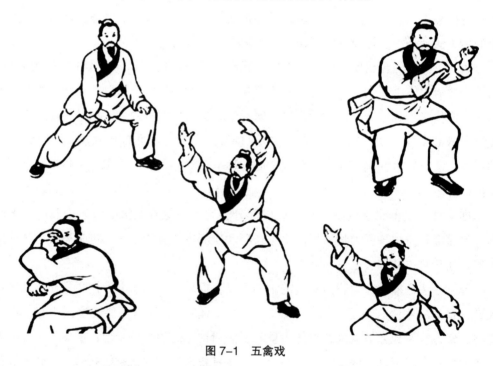

图7-1　五禽戏

明清时期出现的易筋经和太极拳则是功法锻炼的又一次质的飞跃。在当代临床治疗中，推拿工作者常通过练习一些传统功法来提高自身整体的身体素质。推拿练功的常用功法主要有少林内功、易筋经等，皆以调身、调心和调息锻炼为主。练功者思维集中，有意识地自然呼吸，从而自我调整得到适应自身情况的某种有规律的息相。

对患者来说，通过功法的训练，可以调和气血，疏通经络，使阴阳达到平衡状

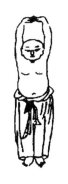 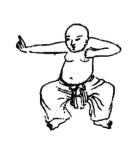 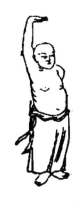 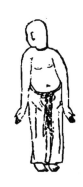

（一）双手托天理三焦　　（二）左右开弓似射雕　　（三）调理脾胃需单举　　（四）五劳七伤往后瞧

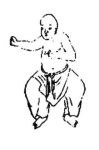 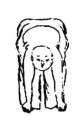 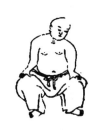 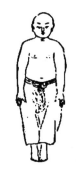

（五）攒拳怒目增气力　　（六）两手攀足固肾腰　　（七）摇头摆尾去心火　　（八）背后七颠百病消

图 7-2　八段锦

态，并且散瘀消积，促进新陈代谢，改善各组织的功能，从而达到防治疾病的目的。

　　总之，作为中医推拿医学的一个重要组成部分，功法不仅能够帮助推拿医师增强上下肢部、腰腿部等身体各部的力量，提高手法技巧动作，还可以帮助患者扶助正气、强壮身体。

一、中国功法的起源与发展

　　保健养生功法，即运用各种特定的精神、气息及肢体动作的自我锻炼，以达到强健身体、内壮神勇、复原病体及延年益寿目的的功法，在我国已有悠久的历史。除此，将养生功法结合自我或医者手法按摩，还能起到防治疾病的效果。

　　究其本源，此类功法均起源于劳动，其历史渊源可一直追溯到人类生活的最原始阶段。正如《素问·移精变气论》记载："远古人民居禽兽之间，动作以避寒，阴居以避暑。所谓"动作"，可解释为运动和劳作，这说明中华先民在原始时期就懂得通过运动与劳动这两种方式来抵御寒暑的侵袭，并起到保健作用。另据《吕氏春秋·古乐篇》记载"昔阴康氏之始，阴多滞伏而湛积，水道壅塞，不行其原，民气郁而滞著，筋骨瑟缩不达，故作为舞以宣导之"可知，通过对各种原始保健方法的总结，远在伏羲时代就产生了一种经过精心编排的医疗健身舞。这种医疗保健目的很明确的引"舞"宣导，就是流传至今并在其过程中得到不断发展和完善的各种导引疗法的源头。同时，为后人在理论上总结出"动摇则谷气得消，血脉得通，譬犹户枢不朽耳"的科学道理，提供了有力的理论依据。

隋唐时期，随着巢元方的《诸病源候论》以及孙思邈的《千金方》的问世，"导引养生"和"导引疗法"在民间得到了广泛应用，并被官方确认为重要的医疗手段之一。隋唐以后，特别是自明清以来直至近现代，民间的各推拿流派根据其主治手法动作的特殊要求，创编了许多自成特色的推拿流派功法，洋洋大观，形成了绚烂多彩的中国推拿流派功法体系。

二、易筋经

"易"是变通、改换、脱换之意，"筋"指筋骨、筋膜，"经"则带有指南、法典之意。《易筋经》就是改变筋骨，通过修炼丹田真气打通全身经络的内功方法。

易筋经包括内经和外经两种锻炼方法，各有12势。易筋经内经采用站式，以一定的姿势，借呼吸诱导，逐步加强筋脉和脏腑的功能。大多数采取静止性用力。呼吸以舒适自然为宜，不可屏气。古代相传的易筋经姿式及锻炼法有12势，即韦驮献杵（有3势）、摘星换斗、三盘落地、出爪亮翅、倒拽九牛尾、九鬼拔马刀、青龙探爪、卧虎扑食、打躬势、工尾势等（图7-3）。

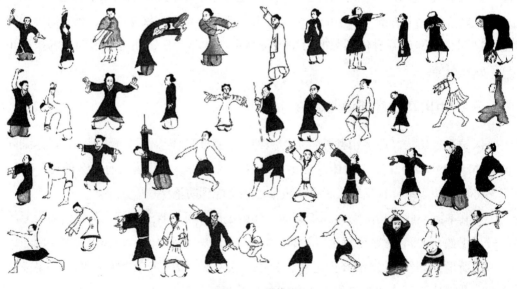

图7-3 易筋经

易筋经通过形体导引，调畅经络气血，促进气血的循行；通过筋经、经络的牵拉运动，调节脏腑机能，使心脏主血脉的功能得到强化；通过神意与形气相合，激发全身之气、培补元真，从而达到强身健体之功。

"推拿功法易筋经"基于易筋经功法中"筋挛者易之以舒，筋弱者易之以强，筋弛者易之以和，筋缩者易之以长，筋靡者易之以壮"的传统观点，以"调身"、"调息"、"调心"为主要锻炼方式，经临床和实验研究证实可强筋健骨、有效增强心肺功能和机体免疫力、提高生活质量，是防治肌肉减少症的绝佳保健法。

（一）第一势　韦驮献杵势（图7-4）

1. 口诀

立身期正下，环拱手当胸，气定神皆敛，心澄貌亦恭。

2. 动作姿势

（1）左足向左平跨一步，两足之距约与肩宽，足掌踏实，两膝微松，蓄腹收臀，直腰拔背，含胸，头端平，目前视，口微开，舌抵上腭，松肩，两臂自然下垂于身体两侧，五指并拢微屈，定心息气，神情安详。

（2）双手向前徐徐上提，在胸前成抱球势，松肩，略垂时，两掌心内凹，五指向内微屈，指端相对，约距2寸。

3. 动作要领

练功时要全神贯注，心平气静，脊背舒展，全身肌肉放松，腕掌松弛，做到似动非动，似静非静，似实非实，似虚非虚，即"动中静，静中动，虚中实，实中虚"，使体内气血运行自如，练习日久，自觉气向下行，蓄气于丹田。

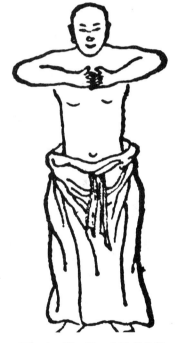

图7-4　第一势　韦驮献杵势

（二）第二势　横担降魔杵势（见图7-5）

1. 口诀

足指挂地，两手平开；心平气静，目瞪口呆。

2. 动作姿势

两足分开，距约与肩宽，足掌踏实，两膝微松，直腰收臀，含胸蓄腹，上肢一字平开，掌心向地，头如顶物，两目前视。

3. 动作要领

两手平开，与肩相平，足跟上提，以前掌、趾着地，身体微前倾，保持身体姿势平衡，意念集中于手掌心和足趾尖，两肩沉重，如负重担。两目圆睁，闭嘴咬牙，是指不能两目乱看，口动粗气。练习日久，可仅用双脚足趾着地。

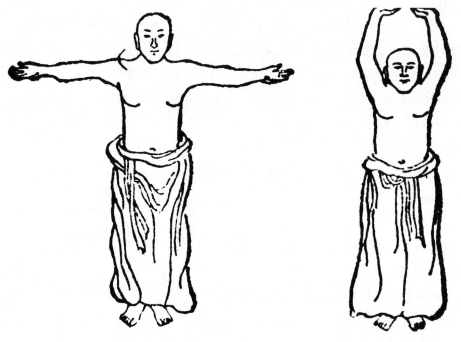

图7-5　第二势　横担降魔杵势　　　　　　　　　　图7-6　第三势　掌托天门势

（三）第三势　掌托天门势（图7-6）

1. 口诀

掌托天门目上视，足尖著地立身端，力周腿胁浑如植，咬紧牙关不放宽，舌可生津将腭抵，鼻能调息觉心安，两拳缓缓收回处，用力还将挟重看。

2. 动作姿势

（1）两足分开，距约与肩宽，足尖着地，足跟提起，腿直，蓄腹收臀，两掌上举高过头顶，掌心朝天，四指并拢伸直，拇指与其余四指分开约成直角，两中指之距约为1寸，沉肩，肘微曲，仰头，目观掌背，舌抵上腭，鼻息调匀。

（2）收势时，两掌变拳，旋动前臂，使拳背向前，然后上肢用劲，缓缓将两拳自上往下收至腰部，拳心向上；在收拳之同时，足跟随势缓缓下落，两拳至腰时，两足跟恰落至地。

3. 动作要领

两臂向上托举，不宜过分贯注力量。双目上视掌背，实指内视，通过天门穴观掌背，不须过分抬头仰目。提足跟时微向外分开，使阴跷脉收而阳跷脉开，三阳之脉气血上升，合络督脉，督脉阳气均衡，则背后三关（玉门、夹脊、尾闾）自然流畅，有利于姿势的稳定。咬牙，舌顶上腭、提肛，以交通任、督二脉。

（四）第四势　摘星换斗势（图7-7）

1. 口诀

只手擎天掌覆头，更从掌内注双眸，鼻端吸气频调息，用力收回左右侔。

2. 动作姿势

右足在前，左足在后，成丁字步，右足足跟与左足内侧缘中点的距离约为一拳，两膝伸直，蓄腹收臀直腰；左手握拳（拇指在里，四指在外，松握拳），松肩，屈左肘，将左拳置于腰后，拳心向后；右手高举过头，掌背朝天，掌盖于头，五指自然微屈，肘略屈，沉肩，头向右后上方偏斜，目视右掌心，舌抵上腭，鼻息调匀。左右相同。

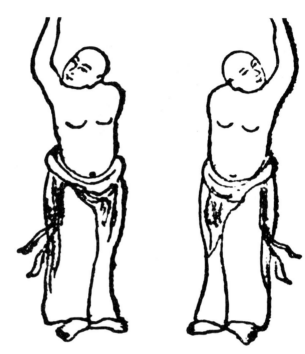

图7-7　第四势　摘星换斗势

3. 动作要领

单手高举，五指须捏齐，屈腕如钩，指端旋向外，肘向胸前，沉肩。头微偏，两目注视掌心是关键，舌抵上腭，口微开，呼吸调匀，身体不可前倾后仰、左右歪斜，臀微收。双脚为丁字步型，前虚后实。

（五）第五势　倒拽九牛尾势（图7-8）

1. 口诀

两腿后伸前屈，小腹运气空松；用力在于两膀，观拳须注双瞳。

2. 动作姿势

（1）左脚向左横跨一大步，较肩为宽，成开立步站势，两手握拳提至腰侧，拳心向上。

（2）屈膝下蹲成马步势，两拳从体侧上提至胸前，由拳化掌，成抱球状。两臂拉开，转掌心各向左右，坐腕缓慢用力左右分推，至肘臂挺直，肩、肘、腕相平，沉肩，腕背伸，向两侧用力推紧。

（3）身体向左转，屈左腿为弓步，右腿蹬直，成左弓箭步势。

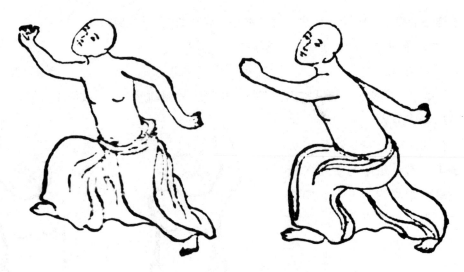

图7-8 第五势 倒拽九牛尾势

3. 动作要领

两腿前弓后箭，前肘微屈，呈外旋向后用力，拳高不过肩，肘不过膝，膝不过足尖，后肘微屈，呈内旋向前用力。双手同时做扭转用劲，如绞绳状。肩松，重心下沉。目视拳头，少腹藏气含蓄，运气于丹田。

（六）第六势 出爪亮翅势（图7-9）

1. 口诀

挺身兼怒目，推手向当前；用力收回处，功须七次全。

2. 动作姿势

两脚直立，两臂前平举，坐腕立掌，掌心向前，四指并拢，虎口相对，两眼怒目平视前方，足跟踏实。吸气时，两掌变拳收回护腰；呼气时，由拳变掌，臂掌放松。连续7次。

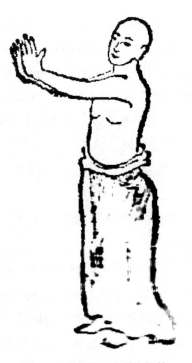

3. 动作要领

并步直立，头如顶物，挺胸收腹，膝挺直，脚趾抓地。坐腕翘指时，肘直腕伸，力贯指端，意念集中于两掌之间。随息收推时，收推动作圆活而缓慢，吸收呼推，初学者呼吸不可过于用力或屏气。

（七）第七势 九鬼拔马刀势（图7-10）

1. 口诀

侧首弯肱，抱顶及颈；自头收回，弗嫌力猛，

图7-9 第六势 出爪亮翅势

左右相轮，身直气静。

2. 动作姿势

（1）身直气静，两膝勿屈，两脚成内八字形。

（2）置于胸前手腕与肩同宽，指端伸直上竖；后钩手，松肩，直肘，屈腕，钩尖向上，臂后伸达30°。

（3）手项相争，同时用力，动作协调，屈颈仰项，勿弯胸腰部。

3. 动作要领

上举下按，两手肘直腕伸，指端分别先左后右。与项争力，颈部端直，不可歪斜，头后仰，

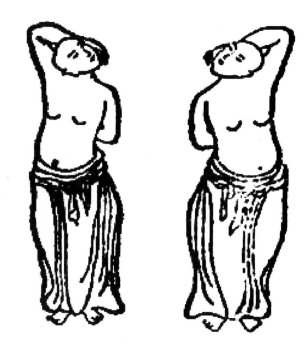

图7-10 第七势 九鬼拔马刀势

与掌、肘臂对抗性用力。按背之手，掌心向前，尽量上提按紧后背。两目须平视，胸、肩放松，身直气静。

（八）第八势 三盘落地势（图7-11）

1. 口诀

上腭坚撑舌，张眸意注牙；足开蹲似踞，手按猛如拿；两掌翻齐起，千斤重有加；瞪目兼闭口，起立足无斜。

2. 动作姿势

左脚向左横跨一步，屈膝下蹲成马步。上体挺直，两手叉腰，再屈肘翻掌向上，小臂平举如托重物状；稍停片刻，两手翻掌向下，小臂伸直放松，如放下重物状。动作随呼吸进行，吸气时，如托物状；呼气时，如放物状，反复5~10次。收功时，两脚徐徐伸直，左脚收回，两足并拢，成直立状。

3. 动作要领

仰掌上托，须向上如托重物。翻掌向下，如拿握重物于膝部上方。头如顶物，上身正

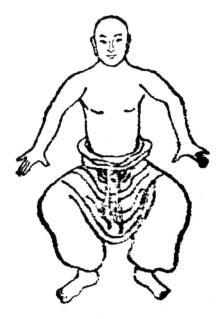

图7-11 第八势 三盘落地势

241

直，前胸微挺，后背如拔，屈膝120°~90°，松肩，两肘向内夹紧。两目平视，舌抵上腭，口微闭，鼻息调匀，提肛，意守丹田。

（九）第九势 青龙探爪势（图7-12）

1. 口诀

青龙探爪，左从右出；修士效之，掌气平实；力周肩背，围收过膝；两目平注，息调心谧。

2. 动作姿势

两脚开立，两手成仰拳护腰。右手向左前方伸探，上体左转。腰部自左至右转动，右手亦

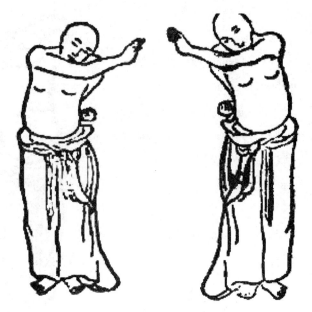

图7-12 第九势 青龙探爪势

随之自左至右水平划圈，围绕两小腿至右膝上方，收回腰侧成仰掌护腰。左右交换，动作相反。连续5~10次。

3. 动作要领

探爪伸指，须仰掌伸向侧前上方，掌略高过肩，手臂充分伸展，松肩直肘，腕部不要屈曲，力注五指。俯身屈腰，须推掌及地，掌按紧，膝挺直，足跟不要离地，抬头，眼睛前视，呼吸自然，不要屏气。围收过膝，掌离地，围绕两小腿前划弧至膝上方，再收回腰侧，起身直立。

（十）第十势 饿虎扑食势（图7-13）

1. 口诀

两足分蹲身似倾，屈伸左右腿相更；昂头胸作探前势，偃背腰还似砥平；鼻息调元均出入，指尖著地赖支撑；降龙伏虎神仙事，学得真形也卫生。

2. 动作姿势

右脚向右跨一大步，屈右膝下蹲，成右弓左仆腿势；上体前倾，双手撑地，头微抬起，目注

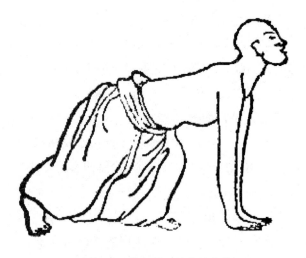

图7-13 第十势 饿虎扑食势

前下方。吸气时，同时两臂伸直，上体抬高并尽量前探，重心前移；呼气时，同时屈肘，胸部下落，上体后收，重心后移，蓄势待发。如此反复，随呼吸而两臂屈伸，上体起伏，前探后收，如猛虎扑食。动作连续5~10次后，换左弓右仆脚势进行，动作如前。

3. 动作要领

前探偃还动作，往返呈波浪起伏，紧贴地面。两肘、两膝伸直时不可硬挺，忌用力过猛。呼气时向前探伸，抬头挺胸，沉腰收臀，两目前视；吸气时向后收紧，臀高背低，胸腹收紧，两臂伸直，蓄势待发。切忌屏气。

(十一) 第十一势　打躬势 (图7-14)

1. 口诀

两手齐持脑，垂腰至膝间；头惟探胯下，口更齿牙关；掩耳聪教塞，调元气自闲；舌尖还抵腭，力在双肘弯。

2. 动作姿势

两脚开立，脚尖内扣。双手仰掌缓缓向左右而上，用力合抱头后部，两手用力使头探于膝间作打躬状，勿使脚跟离地，手指弹敲小脑后24次。

3. 动作要领

双手抱紧枕部，两肘臂向后充分伸展，头往后仰，两手向前按紧，与项争力。弯腰时，头尽量压向裆下，膝挺直，足跟不要离地，虚席自然，切忌屏气。鸣天鼓24次。

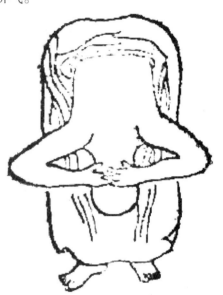

图7-14　第十一势　打躬势

(十二) 第十二势　掉尾势 (图7-15)

1. 口诀

膝直膀伸，推手自地；瞪目昂头，凝神一志；起而顿足，二十一次；左右伸肱，以七为志；更作坐功，盘膝垂眦；口注于心，息调于鼻；定静乃起，厥功维备。

2. 动作姿势

两腿开立，双手仰掌由胸前徐徐上举至头顶，目视掌而移，身立正直，勿挺胸凸腹；十指交叉，旋腕反掌上托，掌心向上，仰身，腰向后弯，目上视；然后上体前屈，

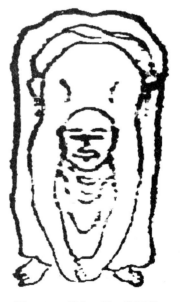

图7-15　第十二势　掉尾势

双臂下垂，推掌至地，昂首瞪目。呼气时，屈体下弯，脚跟勿离地；吸气时，上身立起；如此反复 21 次。

3. 动作要领

十指交叉相握不要松开，上举肘要伸直，身体后仰时，全身绷紧，两膝微屈，足勿离地。俯身推掌时，掌须推至地，肘直，膝直，足勿移动，抬头，眼睛前视，收势配合呼吸，吸气起身提掌，呼气俯身推掌。

第二节　中国脊柱推拿手法的发展与评价

中国脊柱推拿手法遵循了"短杠杆脊柱推拿手法—长杠杆脊柱整复手法—短杠杆脊柱微调手法"的发展规律，短杠杆脊柱推拿手法是"以痛为腧"和"以指代针"，长杠杆脊柱整复手法是推拿手法科学化的产物，短杠杆脊柱微调手法是中西医相结合的最新成果，是当今最理想的脊柱推拿手法。

中国脊柱推拿（Spine Manipulation，SM）是祖国医学中的一个重要分支，是中医推拿手法的核心部分。脊柱推拿的发展与中国医学的历史一脉相承，源远流长，它不仅以中医理论为基础，辨证施术，而且具有独特的推拿理论体系，尤其是受到现代科学如解剖学、影像学、生物力学等学科的影响，吸收了西方整脊医学和按脊疗法的精华部分。脊柱推拿手法发展到现在，理论不断完善，技能不断提高，临床应用日益广泛，已经成为一门完全独立的临床学科。

一、中国脊柱推拿手法发展源流

中国脊柱推拿起源于远古，盛行于殷商，总结提高于秦汉，正名昌盛于当代，在脊柱及其相关疾病的防治方面积累了系统的理论知识、临床技能和实践经验，现已形成了一门完全独立的学科。

（一）短杠杆脊柱推拿手法

按摩法具体应用于脊柱，《内经》称之为"脊推法"。《素问·气府论》认为"督脉生病治督脉，治在骨上"。《素问·骨空论》明确指出通过调整脊柱骨关节可以治疗督脉病变，同时用针刺加以手法按压脊旁穴位的治法，这是最早的短杠杆脊柱手法。《灵枢·背腧》记载背腧穴病变疼痛"按其处，应在中而痛解"，指用按压相应穴位治病，乃按脊法之一。《内经》特别强调"肾"功能与"腰脊"的关系，认为"腰者肾之府，转摇不能，肾将惫矣"。《灵枢·刺节真邪》也指出"腰脊者，身之大关节也"，认为脊柱是全身的中轴枢纽，内涵督脉，总督诸阳经，五脏六腑病变均可涉及督脉与脊柱，而脊柱与督脉病变也可涉及五脏六腑。《肘后救卒方》中葛洪治腹痛方所介绍的"拈取其脊骨皮，深取痛引之"的方法，可谓是最早的捏脊法。清代《捏骨秘诀》中的脊椎整复手法和腰椎整复手法就采用直接按压病变节段棘突的脊柱短杠杆手法，对我国古代脊柱推拿手法的发展做出了重大的贡献。

（二）长杠杆脊柱整复手法

《十问》中的"禹问於师癸"是中医古典脊柱推拿的医论，师癸以正骨摸法诊出禹颈椎多节位移、颈椎病、寰枢椎半脱位，并使用"移"法即脊柱旋转复位法和"觉寝而引阴"即寰枢关节半脱位复位法，均为长杠杆脊柱整复手法。《导引图》有"螳螂"、"引项"、"以杖通阴阳"、"坐引八维"等中医正骨脊柱推拿图式，全方位的介绍了颈、胸、腰椎及其他骨关节推拿复位法。最优秀的是"坐引八维"脊柱旋转复位法，跪姿人体五点稳定结构，超出了现代医学人体生物力学研究的范畴，使施术者单人即可完成对患者全脊柱旋转复位术。

《诸病源候论》记载应用旋转法治疗脊椎病。孙思邈在《老子按摩经》中介绍抱头旋转法，旋转脊柱以防治腰背痛。明代名医危亦林所著《世医得效方》记载了利用身体的重力牵引复位的各种方法，特别是髋关节脱位的倒吊复位法和脊椎骨折的悬吊复位法，以身体下坠力来替代拔伸手法。《医宗金鉴·正骨心法要旨》对正骨推拿手法总结出"摸、接、端、提、按、摩、推、拿"的正骨八法；提出了手法操作的要领；对骨折、脱位的手法诊治意义，不仅提出有整复的作用，而且提出有康复价值。随着对外交往的日益增多，近年来欧美的整脊疗法（Chiropractic）也传至我国，这两种传统的脊柱推拿手法也开始交流，相互学习，取长补短，其理论和一些推拿术式也开始影响并融入我国的脊柱推拿。

（三）短杠杆脊柱微调手法

现代在临床上，使用较多的是冯天有脊柱旋转手法、王福根的牵引下斜扳手法和龙层花的垂直牵引下的脊柱整复手法。由于长杠杆手法本身的缺陷，力大且不易控制。细腻、柔和的治法，这是最早的短杠杆脊柱手法。《灵枢·背腧》记载推拿意外时有发生。近十几年来，沈国权教授在传统中医脊柱正骨手法的基础上，并以中医整体观念、辨证论治思想结合现代科学的解剖学、影像学、生物力学等学科作为理论指导，特别是吸收了近二三十年来动物实验和临床试验研究的最新成就，综合国内外各种手法的精华，独创短杠杆脊柱微调手法，已形成别具一格的脊柱推拿流派。与传统的长杠杆脊柱整复手法相比，短杠杆脊柱微调手法准确性高，可控性强，操作安全，疗效显著。

二、中国脊柱推拿手法流派评价

中国脊柱推拿是指推拿者在与脊柱相关的筋骨、关节等组织及经络、穴位进行手法操作，以治疗脊柱骨关节病变或内脏病变的一种中医临床外治法。中国脊柱推拿手法可分为松解类手法和整复类手法。松解类手法主要刺激脊柱周围的软组织和相应穴位，松解软组织紧张痉挛，调节脏腑功能，以一指禅、擦、按、揉、推、拿法等来操作，用于治疗"脊柱相关性疾病"或"脊柱源性疾病"。整复类手法用于调节、矫正脊柱骨关节的空间序列紊乱，主要通过提法、旋转法、按压法等运动关节类手法来治疗骨伤科疾病。

纵观中国脊柱推拿手法发展的历史，不难看出脊柱推拿手法遵循了"短杠杆脊柱推拿手法—长杠杆脊柱整复手法—短杠杆脊柱微调手法"的发展规律。以按压法为主的短杠杆脊柱推拿手法是"以痛为腧"和"以指代针"，在临床应用中有一定的局限性；以旋转扳法为代表的长杠杆脊柱整复手法是推拿手法科学化的产物，在实际操作中常会出现一些安全性问题；以调整手法为主的短杠杆脊柱微调手法是中西医相结合的最新成果，是当今最理想的脊柱推拿手法。脊柱微调手法直接作用于脊柱病变节段上下椎的棘突、横突和椎间小关节，不干扰其他节段的稳定性。微调是以最小的节段被动运动幅度，达到为神经、血管组织提供一个较为宽松的内环境的目的，避免了传统的腰椎手法大幅度被动运动和暴力推扳的潜在不良作用。

三、脊柱微调手法

脊柱微调手法精巧、细腻、柔和，法之所施，患者不知其苦，坚持走"精细化"的道路。表现为操作过程的可控性，体现在力的大小、方向、角度以及作用节段和运动幅度的可控性。微调理论更加丰富、先进，坚持"多元论"的学术思想。以中医的整体观为指导思想，上病下治，下病上治，不但善于调整产生症状的病变局部，而且注重调整整个人体脊柱的生物力线。

微调手法从单节段、局部最优的脊柱调整观念转化为多节段、整体最优的脊柱调整观念。重视脊柱两端和各阶段的交界区，即寰枢关节、骶髂关节和颈胸交界区、胸腰交界区及腰骶交界区。脊柱疾病的病理变化表现为脊柱空间排列序列的紊乱，寰枢关节邻近生命中枢，骶髂关节是躯干与下肢的枢纽，对整个脊柱起着主导地位。脊柱的交界区是相对静止的胸椎、骨盆与活动的颈椎、腰椎之间的交界区，对整个脊柱起到带动、制约和调控的作用。从人的整体平衡出发，以骨盆为基础，以脊柱为中心，施以正确的调整手法。

脊柱与骨盆、下肢同为人体承重的中轴，在结构和功能上是一个整体，脊柱问题往往隐藏着骨盆和下肢生物力学的失衡，解决骨盆问题为脊柱及髋、膝、踝关节病痛提供新的认识理念和临床治疗途径。微调手法从筋骨整体观念出发，摒弃了整脊手法与松解手法作用机理的人为割裂，认为合理的整脊手法消除了引起肌紧张反射的病理环节，因而是最有效的松解手法；恰当的松解手法解决了造成脊柱运动轴牵拉张力的不平衡问题，因而是最本质的整脊手法。

脊柱微调手法以"调整"理论代替"整复"理论，即脊柱手法的应用是通过运动节段空间序列的调整，为神经、血管创造一个较为宽松的内环境，从而阻断疾病的病理循环链。根据病人的临床症状，通过仔细的触诊和体格检查，并借助专业 X 线阅片、核磁共振摄影（MRI）或断层摄影技术（CT），准确地找出患者脊椎的问题，利用脊柱的黏弹性施以适当的调整手法。不以是否发出现弹响声、棘突排列是否恢复整齐为疗效判断依据，而应以临床症状、体征的改善或消失作为评判手法成功与否的标准。

微调手法从经验性采用手法处理转变为在深入分析病情及脊柱影像检查资料的基础上，从生物力学角度出发决定手法的应用。认为脊柱推拿疗效高低并不取决于手法力的大小和操作时间的长短，而取决于手法能否去除关键病理环节，或用行话表述为"手法是否到位"。从手法安全性角度出发，倡导以最轻的手法力量，最短的推拿操作时间来取得最佳的临床疗效，不仅有利于手法安全性和保障病人利益，有利于推拿专业工作者自身的健康，同时也有利于推动推拿学科的不断发展。

第三节 骶髂关节的松解手法

推拿手法的名称多达 400 多种，临床上常用的手法也有 100 余种。手法不在多而在精，要把手法做精、做细、做到极致，只有不断练习手法、不断提高自己，才能体现推拿的精妙之处。

人体可分为头、颈、躯干、四肢这四大部分，而上肢则可以分为上臂部、肘部、前臂部、腕部、手部等，当然还可以继续细分。此外，手法也可分为多种类型，既有单式手法，也有复合手法。在操作时，应根据具体的部位选择相应的手法，把"有限"的手法着重操作于重点部位。有句话叫"细节决定成败"，手法也要精细，只有精益求精，才能提高疗效。

其实，我们在诊疗患者的时候也一样，双手所到之处的解剖结构都应在脑海中有清晰的印象，等找到问题后，着重对这一问题进行多方面的剖析。同时，在手法的选择上也需要灵活应用，同一部位的手法操作可以是多种多样的，应从多维度、多角度、多层次上进行手法的选择与操作，而这往往会带来一些意想不到的效果。

一、一指禅推法

一指禅推拿学术流派相传为达摩所创，但并无证据。目前认为是 19 世纪末 20 世纪初，江苏扬州丁凤山师承中原李鉴臣推拿医术，以"一指禅推法"为主的推拿手法，在扬州、上海一带发展、创立的推拿流派。在 20 世纪 40 年代，丁氏后人丁季峰又在一指禅推拿的基础上创造了滚法操作手法，形成了滚法推拿流派，应用范围涉及临床各科。一指禅推手法是中医推拿手法的特色和精华，虽然现在临床应用日渐稀少，但是它仍然是推拿手法的基础，一切手法的灵魂和精髓。

（一）一指禅推姿势

一指禅推法前，必须摆正姿势。端坐，含胸拔背；肩关节放松，肩胛骨自然下垂；上臂肌肉放松，肘部屈曲下垂，略低于腕部；腕关节放松，垂屈；四指自然屈曲，握成虚拳；拇指伸直，指端自然着力于一点，指掌侧遮盖拳眼，指间关节纹正好与示指桡侧缘相贴。

（二）一指禅推操作

操作者上肢除腕关节外，是否已经完全放松（初学者腕关节处可能有紧张感）。如感到某处僵硬不舒服，应随时调整之。只有在完全放松的基础上，才能做到动作灵活，操作持久，蓄力于掌，发力于指，刚柔相济，力透溪谷。否则，可能把动作练僵而不易纠正。

上肢完全放松后，再做动作。先将肘关节略伸，前臂前摆旋后，腕部前移，带动拇指外展、伸直，虎口张开，以罗纹面接触米袋；随后，肘关节略屈，前臂回摆旋前，腕部后移，带动拇指内收、屈曲（也可不屈曲），以指端近指甲处接触米袋。把上述动作连续起来操作，不使有瞬间停顿，就成为一指禅推法操作。操作中还应注意，前摆时前臂尺侧低于桡侧，回摆至极限时，前臂背面持平（图 7-16）。

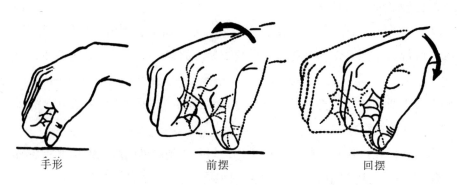

手形　　　　　　　　前摆　　　　　　　　回摆

图 7-16　一指禅推法

（三）一指禅推要领

一指禅推法操作时，要求动作协调灵活，压力均匀柔和，不可时轻时重，时快时慢。一指禅推法初练时，要求拇指端吸定于一点，不能随着前后摆动而滑移。然后在吸定的基础上，再练习拇指沿一定路线移动的控制能力，要求其在操作过程中，能使指端随心所欲地沿着一定的路线（通常为经络路线）往返移动，做到紧推慢移。此外，操作时拇指端不可有意识向下按压，操作频率为每分钟 140~160 次。

（四）一指禅推功效

一指弹推法接触面小而柔软，对经络穴位发挥持续不断，柔和有力的刺激，适用于全身穴位、经络路线的操作。有疏经通络、行气活血、调节内脏功能的作用，尤适宜于内、妇、儿科疾病的治疗，对头痛、失眠、口眼歪斜、泄泻、便秘、月经不调有较好的治疗作用。

（五）一指禅的练习

1. 提高拇指的耐力和触觉灵敏度。在长期习练中，拇指的耐疲劳程度逐渐提高。一指禅强调练习时心要静，注意力集中在拇指上，加之拇指端的感觉神经丰富，长期习练对提高指端的触觉灵敏度十分有帮助。

2. 长期习练一指禅，不仅能增加手的灵活度，还能提高医生和自我身体进行交流的能力，这种自我交流的能力在职业生涯中十分重要，在临床操作中，具备这种能力，可以时刻提醒医生纠正不良的工作姿势，及时的调整身体，对减少职业病有重要意义。

3. 一指禅手法练习较好的人，学习起其他手法来都很快，可能是一通百通吧。特别是应用到小儿推拿中，一指禅的练习基础越好，小儿推拿的手法就越流畅。手法的舒适度就越高，小儿的接受程度就越好。

4. 长期练习一指禅，可以提高一个人性格上的定力和耐力。这个名字中的"禅"虽是借用了佛家的称谓，但是前人在命名时应该细致的考虑过，练习一指禅时强调心要入静，这个过程和修禅相似。对初学者来说，入静很难，久练者，自能体会练习中的快乐。

二、揉法

（一）揉法姿势

揉法操作前，应摆正姿势。操作者站立，两脚略前后分开，上身前倾；肩关节放松，肘关节屈曲呈 140°，肘部距胸前壁为一拳左右；手指自然弯曲，手背沿掌横弓排列形成弧面，以手掌小鱼际缘接触患者体表。

（二）滚法操作

在姿势正确的基础上，先将肘关节略伸，前臂前摆旋后，腕关节逐渐掌屈前移，带动手背弧面向前方滚动，直至第二、三掌骨间隙接触患者体表，紧接着，前臂后摆旋前，腕关节逐渐背伸后移，使手背弧面向后方滚动，直至以手尺侧缘接触体表。将上述操作连续起来，不使间断、停顿，就形成了轻重交替，持续不断的压力波动刺激（图7-17）。

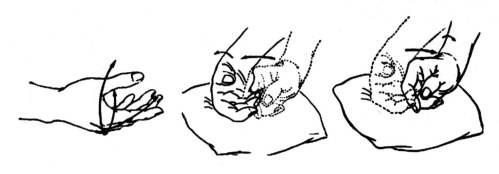

图 7-17　滚法

（三）滚法操作要领

滚法操作使操作者手背弧面在患者体表上形成滚动运动，若二者之间产生相对滑移（拖动）或手背相对体表而空转，都是不对的。滚法操作过程中，要控制好腕关节的屈伸运动，不使腕关节出现折刀样的突变动作而造成跳动感。滚法操作时也不可有意识向下用力顶压，压力、频率、摆动幅度要均匀一致，动作协调而有节律性。

（四）滚法功效

滚法的压力大，接触面积也大，刺激刚柔相济，适用于颈项、肩背、腰臀、四肢大关节等肌肉丰厚部位的操作。具有舒筋通络、滑利关节、增强肌肉、韧带活动能力，促进血液循环及消除疲劳的作用。治疗软组织损伤、运动系统与神经系统疾病具有独特的疗效。

三、拿法

拿法与捏法操作非常相似，在命名上也随作者的习惯称呼之，概念不十分清楚。捏法是指捏拿皮肤及少量皮下组织的操作。在捏法的基础上，增加捏拿组织的体积和力量，将肌肉连同皮肤、皮下组织一起捏起上提，再让肌肤逐渐从手指间滑出，为拿法。

拿法刺激性较强，故提拿时，手指应伸直，以平坦的指面着力于肌肤，类似夹子的动作。不可将手指屈曲，以尖锐的指端着力，形成钳子样的动作，以免患者感觉不舒适（图7-18）。

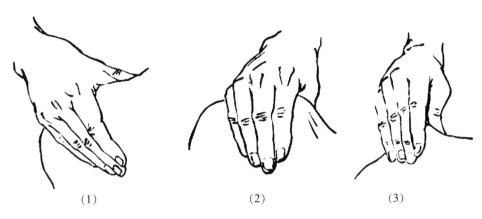

| （1） | （2） | （3） |

图7-18　拿法操作分解

拿法操作时，腕部放松，捏拿动作连绵不断，用力由轻到重、由重到轻。拿法适用于颈项、肩部和四肢肌肉丰厚处操作，具有疏通经络、放松肌肉、解表发汗、止痛活血的作用，治疗头痛项强，关节痹痛、肌肉酸胀、感冒等症。

四、揉法

在摩法操作的基础上，增加向下的垂直压力，减小环旋运动的幅度，使操作者指、掌黏附于患者体表皮肤保持相对不动，而带动皮下浅层组织在深层组织界面上环转揉动，就成为揉法。故《保赤推拿法》说："揉者，医以指按儿经穴，不离其处而环转之也。"《厘正按摩要术》称："揉法以手宛转回环，宜轻宜缓，绕于其上也，是从摩法生出者。"

揉法操作宜轻快柔和，压力不可过大，摆动频率为每分钟 120~160 次（图 7-19）。揉法刺激轻柔缓和，其适用范围较广。指腹揉多用于小儿推拿。掌揉法常用于脘腹、

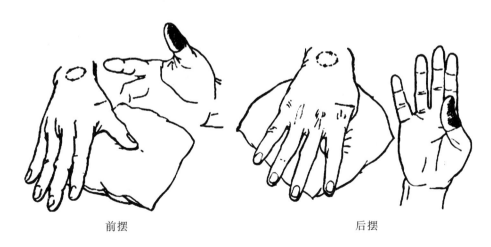

前摆　　　　　　　　　　　　　后摆

图 7-19　拇指桡侧揉

胁肋、腰背等大面积平坦部位的操作，大鱼际揉适用于头面部，胸胁部操作，拇指外侧揉适用于眼眶周围、肋间隙操作，具有宽胸理气、健脾和胃、活血化瘀、舒筋解痉、消肿定痛的作用，治疗胸闷胁痛、脘腹胀满、泄泻便秘、头痛眩晕、神衰失眠、口眼歪斜、外伤肿痛等症。

五、推法、擦法

推法的用意是推动气血在经脉中运行，故推法是单方向的推动。擦法的用意是使手掌与皮肤间及组织各层间的相互摩擦转化为热能，故擦法须往返操作法（图 7-20）。擦法的压力不能过大，以摩擦时皮肤不起皱迭为宜；擦法的移动速度较平推法快，一般掌握在每分钟 100~120 次。

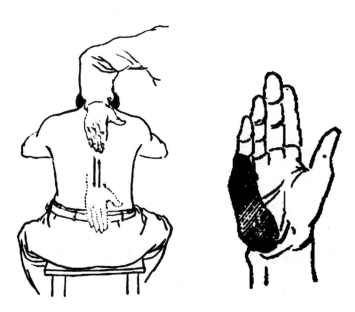

图 7-20　擦法及其接触面

掌指伸直，以手掌小鱼际部位紧贴皮肤，做直线往返摩擦。本法温热作用较强，适用于腰背、骶部、小腹等处操作，有温经散寒、补肾强身，活血祛风作用，常用以治疗腰背疼痛、筋脉拘急、小腹冷痛、体质虚弱等。

擦法操作时，可在局部涂少许润滑剂，既可保护皮肤，又可使热量渗透。擦法使用后，皮肤可能轻度损伤，故擦法多在其他手法之后应用。不可在擦法之后再在局部应用其他手法，以免破皮。

六、振法

振法根据操作者接触部位的不同而分为掌振法和指振法两种，但其姿势、操作方

252

式基本相似。操作者肩关节外展 30°左右，肘关节屈曲约 140°。

掌振法腕关节略背伸，手指自然伸直，以手掌面轻按于患者体表某部位，然后，操作者可用两种不同的运动方式产生高频振动。一种为痉挛性肌震颤方式，前臂和手部肌肉强烈地作静止性收缩，产生振颤动作，振动频率可达每分钟 600~800 次。本法容易学习，但由于肌肉持续痉挛，影响本身血液循环，很快疲劳。第二种为交替性肌收缩振动，操作者肌肉放松，前臂屈肌和伸肌作快速交替性收缩，不产生明显的手部运动，而是产生细微振动，振动频率一般为每分钟 300~400 次（图 7–21）。本法掌握困难，但由于肌肉交替地收缩、舒张、血液循环不受影响，不易疲劳。

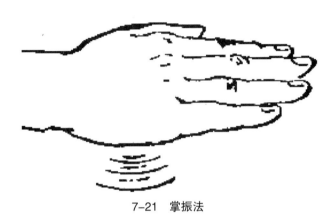

7–21　掌振法

振法操作的能量消耗较大，应保持自然呼吸，切忌憋气，以免影响操作者自身健康，也可在操作时将意念集中于操作部位上，即所谓"运气推拿"。本法可使局部产生温热舒适感，多用于脘腹胀痛、消化不良、中气下陷等症的辅助治疗；具有健脾消积，调节胃肠蠕动的功能。

七、按法

用手指或手掌面着力于体表一部位或穴位上，逐渐用力下压，称为按法。在临床上有指按法和掌按法之分。按法亦可与其他手法结合，如果与压法结合则为按压法。若与揉法结合，则为按揉法。

（一）指按法

用拇指指面或以指端按压体表的一种手法，称为指按法。当单手指力不足时，可用另一手拇指重叠辅以按压。在临床上常与揉法结合使用。

按压力的方向要垂直向下，用力要由轻到重，稳而持续，使刺激感觉充分达到机体深部组织。切忌用迅猛的暴力，按法结束时，不宜突然放松，应逐渐递减按压的力量。指按法能解痉止痛，温经散寒，主治疼痛等症。

（二）掌按法

用掌根或全掌着力按压体表的一种方法，称为掌按法。掌按法可单掌亦可双掌交叉重叠按压。同样也可与揉法相结合使用。

按压后要稍作片刻停留，再做第二次重复按压。为增加按压力量，在施术时可将双肘关节伸直，身体略前倾，借助部分体重向下按压。适应部位：腰背部、腹部等体表面积大而又较为平坦的部位。主治腰背疼痛，脊柱侧突，脘腹疼痛等症。

八、点法

用屈曲的指间关节突起部分为力点，按压于某一治疗点上，称为点法。它由按法演化而成，可属于按法的范畴。具有力点集中，刺激性强等特点。有拇指端点法、屈拇指点法和屈示指点法三种。

拇指端点法：用手握空拳，拇指伸直并紧贴于示指中节的桡侧面，以拇指端为力点压于治疗部位。屈拇指点法：是以手握拳，拇指屈曲抵住示指中节的桡侧面，以拇指指间关节桡侧为力点压于治疗部位。屈示指点法：是以手握拳并突出示指，用示指近节指间关节为力点压于治疗部位。适用全身各部位，尤适用于四肢远端小关节的压痛点。

九、压法

用拇指面、掌面或肘部尺骨鹰嘴突为力点，按压体表治疗部位，称为压法，在临床上有指压法、掌压法、肘压法之分，具有压力大、刺激强的特点。压法的功效舒筋通络、解痉止痛，主治：腰背部顽固性痹痛，腰肌强痛。

十、弹拨法

用拇指深按于治疗部位，做如弹拨琴弦样的往返拨动，称为弹拨法。本法有广泛的适应性，若能掌握得好，可用于肢体的一切痛症。

手法要领：拇指深按程度依病变组织而定，一般要深按至所需治疗的肌肉、肌腱或韧带组织，待出现有酸胀、疼痛的指感后，再做与上述组织成垂直方向的往返拨动。若单手拇指指力不足时，可以双手拇指重叠进行弹拨。

本法对深部组织刺激较强，所以在使用本法后局部应加以轻快的揉摩手法，以缓解疼痛反应。适用于四肢、颈项、腰背诸部，功效有解痉止痛，松解粘连，主治慢性软组织损伤及痛症，关节屈伸不利等症。

十一、摇法

(一) 摇腰法

1. 患者取坐位，腰部放松。医者坐于其后，用一手按住其一侧腰部 (拇指与四指分开，拇指按住腰间，其余四指按放于腰侧季肋部)，另一手扶住对侧肩部，两手协调用力，将腰部缓缓摇晃。

2. 另一种摇腰法可嘱患者取俯卧位，下肢伸直放松。医者用一手掌按住腰部；另一手以前臂托于双下肢股前远端，并用力将下肢抬起，然后作过伸位的腰部顺时针方向或逆时针方向的摇动。此法对医者的体力要求较高，而且仅限于腰部运动障碍恢复期应用。一般以坐位摇腰法即可。常用于腰部酸痛、板滞、活动不利等病症。

(二) 摇髋关节法

1. 患者取仰位，下肢自然放松。医者站立于患侧，用一手扶住其膝前；另一手托起足跟 (或握住踝关节)，先将患肢屈髋、屈膝，达90°左右后双手协同作髋关节顺时针方向或逆时针方向的摇动。

2. 另一种摇髋关节法，可嘱患者取俯卧位，下肢自然放松。医者站立于患侧，用一手按住臀部；另一手置于患肢股前远端，并用力将下肢抬起，然后做过伸位的髋关节顺时针方向或逆时针方向的摇动。常用于腰腿痛、髋关节活动不利等病症。

第四节　骶髂关节调整手法

一、骶髂关节拔伸手法

(一) 准备姿势

患者处于仰卧位，两腿分开，在其会阴部放置一较厚的软垫。术者站于其足端，身体呈前屈弓背状态，以一侧足跟部抵在患者会阴部的软垫上，右侧腋部夹住患者患肢的踝部，右臂则从患者小腿下面绕过，抓住自己左侧前臂，左手则抓住患者的膝部，将两手锁定患者下肢，不易滑脱，增加拔伸力量。

(二) 发力动作

术者的下肢前蹬，身体后仰，利用躯干肌肉的力量将患者下肢向其足端持续拔伸。本法适用于各种骶髂关节错位整复手法前的准备，也可作为骶髂关节中立位固定的整复手法 (图7-22)。

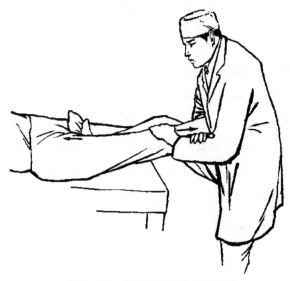

图 7-22　仰卧位骶髂关节拔伸法

（三）操作变化

1. 仰卧位骶髂关节内旋拔伸法

骶髂关节周围由于强大的肌肉和韧带的存在而使得要造成有效牵拉必须付出很大的力度。若骶髂关节错位的方向，在下肢内旋和外旋位时拔伸，可充分利用其周围肌群的牵拉力量，实现以较轻巧力度达到有效拔伸的目的。患者的准备体位与上法相同，下肢处屈膝屈髋内旋位，术者两手握住小腿下端，然后嘱患者咳嗽，术者在患者咳嗽咳出时，突然将屈曲的下肢沿与水平面45°角方向快速拔伸拉直，使骶髂关节在拉拽中得以松动（图7-23），本法适用于治疗骶髂关节屈曲性损伤或屈曲性固定。

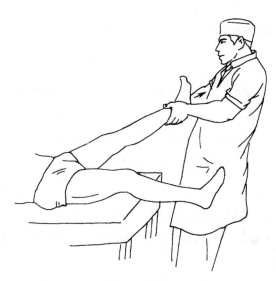

图 7-23　仰卧位骶髂关节内旋拔伸法

2. 仰卧位骶髂关节外旋拔伸法

患者的准备体位与上法相同，下肢处屈膝屈髋外旋位，术者两手握住小腿下端，然后嘱患者咳嗽，术者在患者咳嗽咳出时，突然将屈曲的下肢沿与水平面 10°角方向快速拔伸拉直，使骶髂关节在拉拽中得以松动（图 7-24），本法适用于治疗骶髂关节伸展性损伤或伸展性固定。

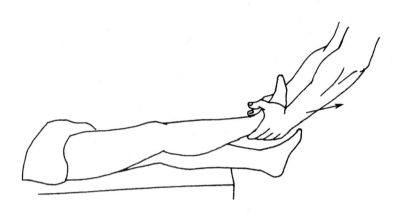

图 7-24　仰卧位骶髂关节外旋拔伸法

3. 仰卧位下肢内旋拔伸法（屈膝）

（1）准备姿势

患者的准备体位与上法相同，下肢处屈膝（屈膝 90°）屈髋位，足底平放与治疗床面。术者一手握住小腿下端，一手从膝关节外侧穿过膝后方用手指抓握住膝关节内侧。

（2）发力动作

然后在固定术者小腿下，抓握患者膝关节的手一面将其下肢沿股骨干方向拔伸，一面将其股骨缓慢内旋并进一步带动髂骨内旋，感到手下有明显骨质移动感停止。然后检查一下患侧髂前上棘是否与对侧等高。若仍高于对侧，则应重复上述拔伸过程。若已对称或已低于对侧，则提示拔伸手法已奏效。

本法适用于治疗骶髂关节屈曲性损伤或屈曲性固定。改变手的抓握部位到胫骨内髁，可用于治疗膝关节退行性关节炎。

4. 骶髂关节拔伸内旋微调手法

患者俯卧位，两手抓住头端床沿。助手抓住患者两腋部，身体后倾，做对抗用力。操作者以两手握住患者患侧下肢踝部，身体后倾，利用躯干腰背肌力量，将患者下肢向远端持续拔伸以拉开造成骶髂关节失稳，再逐渐将其下肢外旋，使患者髂骨与骶骨之间随下肢外旋而逐渐扭转。当见到骨盆开始随之扭转时，突然加大下肢外旋力量，可使后旋的髂骨复位（图 7-25）。该手法适用于治疗骶髂关节伸展型错位尤其适合合并骨质疏松症患者的治疗。

257

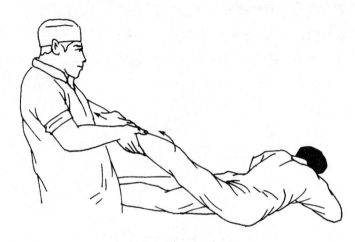

图7-25 骶髂关节拔伸内旋微调手法

5. 骶髂关节拔伸外旋微调手法

患者俯卧位，两手抓住头端床沿。助手抓住患者两腋部，身体后倾，做对抗用力。操作者以两手握住患者患侧下肢踝部，身体后倾，利用躯干腰背肌力量，将患者下肢向远端持续拔伸以拉开造成骶髂关节失稳，再逐渐将其下肢内旋，使患者髂骨相对骶骨内旋。当见到骨盆开始随之扭转时，突然加大下肢内旋力量，可使前旋的髂骨复位（图7-26）。该手法适用于治疗骶髂关节屈曲型错位尤其适合合并骨质疏松症患者的治疗。

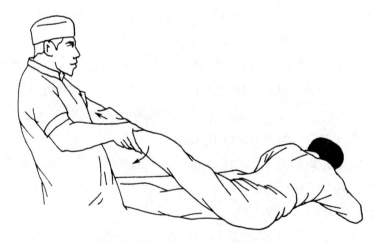

图7-26 骶髂关节拔伸外旋微调手法

6. 腰椎单腿拔伸旋转微调手法

患者俯卧位，两手抓住头端床沿。助手抓住患者两腋部，身体后倾，做对抗用力。操作者以两手握住患者患侧下肢踝部，身体后倾，利用躯干腰背肌力量，将患者下肢向远端持续拔伸以拉开腰椎间隙（图7-11），再逐渐将其下肢外旋，使患者腰椎随下肢外旋而自下而上逐渐扭转。当见到病变节段开始随之扭转时，突然加大下肢外旋力量，可使旋转和（或）侧向移位的腰椎回复原位。该手法适用于治疗骶髂关节伸展型错位、退行性腰椎滑脱症、腰椎后关节紊乱等症，尤其适合合并骨质疏松症患者的治疗。

二、骶髂关节按压手法

（一）俯卧位操作

基本操作方式：俯卧位骶髂关节微调法（髂后上棘、骶骨下端）。

（二）准备姿势

患者俯卧位。术者站于其健侧，一手掌根按于患者髂后上棘，另一手掌根按于骶骨下端。

（三）发力动作

嘱患者咳嗽，术者的两手在患者咳嗽咳出时，加大按压的力度对抗之，当患者适应术者的操作时，在患者某一声咳嗽中，按髂后上棘之手向患者腹、外、头侧的方向加力冲压，按骶骨下端之手向患者腹、头侧方向冲压，使骶髂关节两侧关节面相互错动。此法适用于骶髂关节屈曲性损伤的治疗（图7-27）。

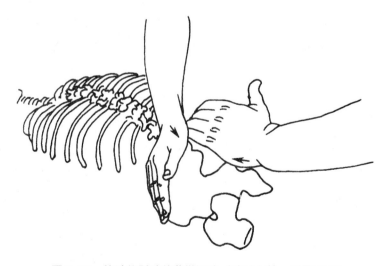

图 7-27 俯卧位骶髂关节微调法（髂后上棘、骶骨下端）

（四）操作变化

1. 俯卧位骶髂关节微调法（髂后上棘、骶骨下端，下肢后伸）

俯卧位骶髂关节微调法操作时，还可在患者大腿下面垫以枕头，使髋关节后伸而股直肌紧张，利用股直肌的杠杆力来提高松动的效率。

2. 俯卧位骶髂关节微调法（坐骨结节、髂骨上端）

若用以治疗骶髂关节伸直性损伤，则应改变术者两手的接触部位及冲压力的方向，一手掌根按住坐骨结节的内侧而向患者腹、外、头侧冲压，另一手按于髂骨上端而向患者的腹、头侧冲压，使骶髂关节向相反方向松动错移（图7-28）。

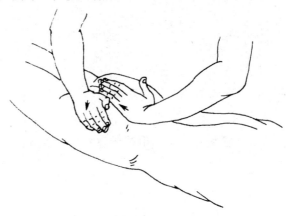

图7-28 骶髂关节微调法（坐骨结节、髂骨上端）

3. 俯卧位骶髂关节微调法（双人操作）

俯卧位骶髂关节微调法还可由两人进行操作，以增加按压的动力。术者站于患侧，面对患者足端，双手重叠按在患侧髂骨翼的后上方，做好向下推冲的准备；助手站在患者健侧，面对患者头端，两手重叠按在坐骨结节上，做好向上推冲的准备。嘱患者咳嗽，术者和助手乘患者咳嗽时，同时推冲髂骨上下端，使之与骶骨间产生错动而在周围韧带张力作用下整复。然后，术者两手交叉按在髂后上棘两侧，及骶髂骨向两边分推之。本法适用于整复骶髂关节伸展性错位或治疗骶髂关节伸展性损伤。

4. 骶骨按压复位法

患者俯卧，腹部垫枕，两下肢外展分开，身体放松。操作者以两手掌根相叠，接触于患者后凸骶骨下端，向其腹侧、头侧方向按压；嘱患者咳嗽，待其咳嗽咳出，肌肉松弛时，适时以躯干发力方式，将骶骨冲击，即可复位（图7-29）。本法适用于骶骨后移错位。

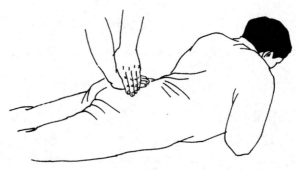

图7-29 骶骨按压复位法

5. 骶髂关节按压松动法

患者俯卧。操作者站于其健侧，以一手掌根按住髂后上棘向患者前外方用力，另一手掌根抵住骶骨下端向患者前上方用力；嘱患者咳嗽，待其咳嗽咳出，肌肉松弛时，适时以肩臂发力，作一突发有控制推压，使骶髂关节面两侧互相错移扭转而得以松解（图7-30）。本法适用于骶髂关节错位而髂后上棘后凸者。

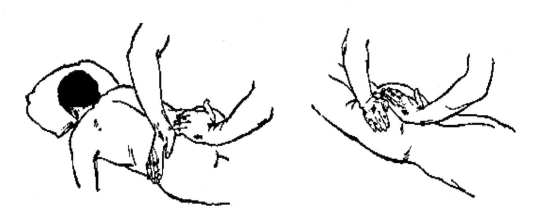

图7-30 骶髂关节按压松动法

此外，复位时还可在患者大腿下面垫一枕头，使髋关节后伸而利用股直肌紧张的杠杆力，协助松动。若患者髂后上棘凹陷，则医生按压的部位及用力方向均要相应改变，一手掌根按住骶骨上端向患者前下方用力，另一手掌根按压坐骨结节内侧向患者前外上方用力，使骶髂关节向相反方向扭错，即能松动。

三、骶髂关节推扳手法

（一）坐位操作

1. 坐位屈曲扳法

（1）基本操作方式

坐位骶髂关节屈曲扳法。

（2）准备姿势

患者坐于治疗床的一端，健侧下肢自然下垂于床边，患侧下肢屈膝屈髋，足跟踏在床端。术者坐于其身后，两手从患者身体两侧向前抱住其屈曲的膝关节。

（3）发力动作

患者下肢尽量后扳靠近其胸腹部，至弹性限制位后嘱其咳嗽，待患者咳嗽咳出时，加力扳动患者后肢，使髂骨相对骶骨后旋而整复（图7-31）。本法适用于治疗骶髂关节伸展性损伤。

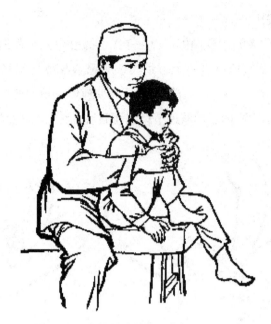

图 7-31　坐位骶髂关节屈曲扳法

2. 坐位后伸扳法

（1）基本操作方式

坐位骶髂关节后伸扳法。

（2）准备姿势

患者取坐位。术者站于其身后，以双手从患者两腋下向前环抱其身体，一侧屈曲的膝关节顶住患侧髂嵴。

（3）发力动作

先将患者身体向后上方徐徐拔伸并使之向患侧旋转至弹性限制位，嘱患者咳嗽，术者乘患者咳嗽时，以突发有控制的动作，两手扩大脊柱旋转幅度，膝部前顶髂嵴，使骶髂关节产生内翻扭转而得以整复。本法适用于治疗骶髂关节屈曲性损伤。

（二）侧卧位操作

1. 侧卧位旋转扳法

基本操作方式：侧卧位骶髂关节旋转扳法。

骶髂关节错位也可采用类似腰椎旋转扳法的操作方式予以整复，为了增加整复的杠杆力，一般采用肩膝施力的变法，但整复的成功率不高（图 7-32）。

2. 骶髂关节改良旋转扳法（肩、髂后上棘）

（1）准备姿势

患者取健侧侧卧位，两手在胸前交叉抱住自己对侧肩部，胸腰椎脊柱伸直位，使脊柱后关节处于交锁状态，扭转力容易集中作用于骶髂关节；下侧下肢取伸膝略屈髋

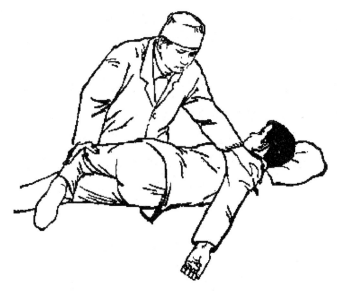

图 7-32　侧卧位骶髂关节旋转扳法

的位置而上侧下肢取屈膝屈髋位置。术者一手抵住患者上侧肩部，另一手掌根抵住患者后凸的髂后上棘。

（2）发力动作

嘱患者在深吸气后缓缓呼出，术者在患者呼气过程中前推患者肩部，后扳臀部，使骶骨与髂骨间产生扭转。一般经过 2~3 次呼吸过程后，即可将脊柱扭转至弹性限制位，然后在下一呼气过程中，术者推肩部之手不动，稳定脊柱的上端；扳髂后上棘之手做一加力冲推，冲推方向指向患者股骨纵轴，常可在冲推过程中听到弹响声，同时患者疼痛突然缓解，提示错位的骶髂关节已经整复（图 7-33）。

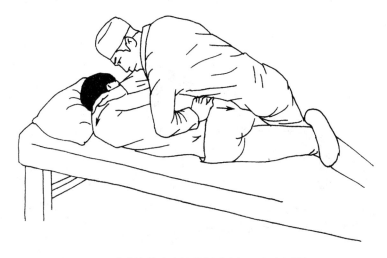

图 7-33　骶髂关节改良旋转扳法（肩、髂后上棘）

263

　　本法适用于整复骶髂关节屈曲性错位（在脊柱后伸时发生关节错位，体检见患侧髂后上棘较健侧下移，较健侧凸出）。

　　3. 侧卧位骶髂关节改良旋转扳法（肩、坐骨结节）

　　若旋转扳法用于整复骶髂关节伸展性错位（在脊柱后伸时发生错位，髂后上棘较健侧上移，较健侧低陷），则患者的体位应改为将上侧下肢处于伸膝屈髋状态，同时术者加力推扳的着力部位应移到患者坐骨结节处，加力冲推的方向则应指向患者下颌与下侧肩关节连线的中点；在整复过程中还可利用自己的大腿配合，加大患者上侧下肢的屈髋幅度，以便利用腘绳肌的杠杆力来增加髋骨后旋幅度，促使骶髂关节复位（图 7-34）。

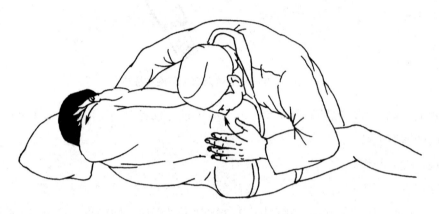

图 7-34　骶髂关节改良旋转扳法（肩、坐骨结节）

　　4. 侧卧位骶髂关节改良旋转扳法（肩、骶骨缘）

　　患者的体位改为健侧在下的侧卧位，而术者加力推扳的着力部位则移到患者下侧骶髂关节内方的骶骨外缘处，加力冲推的方向则应指向患者髂前上棘，则可整复骶骨垂直轴向旋转错位（图 7-35）。

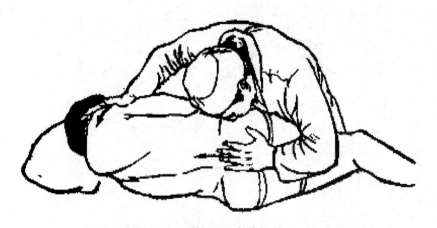

图 7-35　侧卧位骶髂关节改良旋转扳法（肩、骶骨缘）

（三）仰卧位操作

1. 仰卧位骶髂关节屈曲扳法（伸膝屈髋）

要使增强髂骨相对骶骨后旋的动力，则可通过紧张腘绳肌来增加髂骨后方的杠杆力。当仰卧位屈膝屈髋扳法不能有效松动骶髂关节时，可考虑采用屈髋伸膝扳法，在患者下肢屈膝屈髋至极度后，突然以连贯的动作，一手推其膝关节，另一手扳小腿后部，并将下肢向上拔伸，使膝关节在最大屈髋幅度的条件下伸直（图7-36）。本法适用于治疗骶髂关节伸展性损伤、腰椎间盘突出症，并可用于骶髂关节伸展性错位的整复。

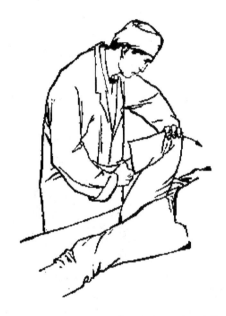

图 7-36　仰卧位骶髂关节屈曲扳法（屈髋伸膝）

2. 仰卧位骶髂关节屈曲扳法（髋屈曲、外旋，膝伸展）

在屈髋伸膝扳动前，调整好髋关节的旋转角度，更有利于骶髂关节的松动和整复。若患者为屈曲性损伤或错位，则将髋关节调整到极度外旋位（膝关节旋到外侧，足跟旋向内侧），然后将其下肢突发伸直（图7-37）。本法用于整复骶髂关节屈曲性错位或治疗骶髂关节屈曲性损伤。

3. 仰卧位骶髂关节屈曲扳法（髋屈曲、内旋，膝伸展）

屈髋伸膝扳法也可用于整复骶髂关节伸展性错位或治疗骶髂关节伸展性损伤。不过在突发的下肢伸直扳动前，应将患者髋关节调整到内旋位置（膝关节旋向内侧，足跟旋向外侧）（图7-38）。

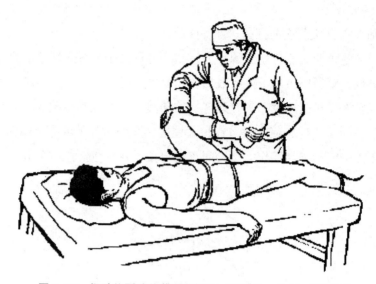

图 7-37　仰卧位骶髂关节屈曲扳法（髋屈曲、外旋，膝伸展）

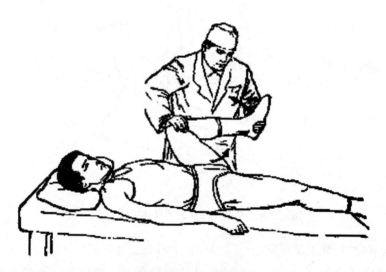

图 7-38　仰卧位骶髂关节屈曲扳法（髋屈曲、内旋，膝伸展）

4. 仰卧位骶髂关节屈曲扳法（屈膝屈髋）

患者仰卧位，屈膝屈髋。操作者以一手按于患者并拢之两膝部，另一手托住两小腿下端；然后带动患者两下肢作环转摇动，使患者骨盆与腰椎间亦产生环转运动。顺时针方向与逆时针方向各摇 5~10 次（图 7-39）。本法用于整复骶髂关节伸展性错位或治疗骶髂关节伸展性损伤。

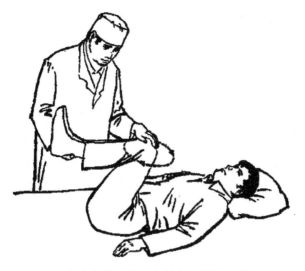

图 7-39 仰卧位骶髂关节屈曲扳法（屈膝屈髋）

（四）俯卧位操作

1. 基本操作方式

俯卧位骶髂关节后伸扳法。

2. 准备姿势

患者取俯卧位。术者站于健侧，以一手掌根部按于骶骨背面，另一手抓住患者患侧膝部。

3. 发力动作

将患者下肢逐渐后伸至弹性限制位，嘱其咳嗽，待患者咳嗽咳出时，术者乘势作一突发有控制的动作，加大下肢后伸幅度，利用股直肌紧张的杠杆作用使髂骨相对于骶骨发生前旋扭转而整复（图 7-40）。

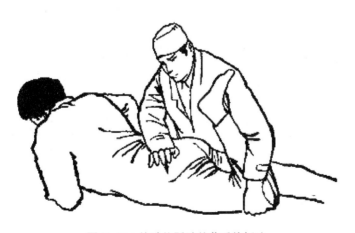

图 7-40 俯卧位骶髂关节后伸扳法

267

四、骶尾关节整复手法

（一）骶尾关节肛门内复位法

1. 基本操作方式

患者俯卧位或胸膝卧位。术者站于其后面，以中指指腹触及肛门外。

2. 发力动作

术者先以中指腹轻轻按压肛门，克服肛门括约肌的痉挛后慢慢伸入肛门内；翻转中指，使指腹朝上，沿骶曲弧度伸进 3~4cm；然后轻轻将中指向上抬起，觉指下弹响，为骶尾关节整复的标志（图 7-41）。

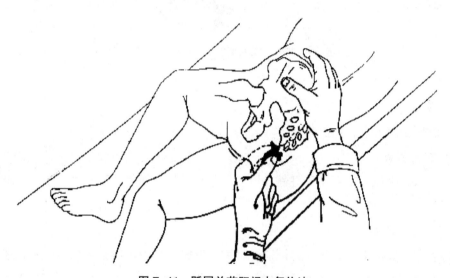

图 7-41　骶尾关节肛门内复位法

（二）骶尾关节按压整复法

1. 基本操作方式

患者体位同上。术者用一手掌尺侧缘按住骶骨的下缘，另一手掌尺侧缘按于尾骨背侧。

2. 发力动作

嘱患者咳嗽，术者在患者咳嗽时，以连贯而快速的的动作先将骶骨下端下压，再将尾骨沿一弧线路线向上推提，使之与骶骨对合整复。

第五节　骶髂关节紊乱的稳定

骶髂关节由骶骨与髂骨的耳状面相对而构成，相对的关节面之间间隙很小，关节面粗糙不平，使两关节面密切相嵌，为使关节面稳定性得到进一步加强，关节软骨上可能覆盖一层纤维软骨，到青年时期，这些软骨板紧密融合，关节腔甚至完全阻塞。在关节面周围特别是后部，骨骼极为粗糙，骶髂前韧带、骶髂后短韧带、骶髂后长韧带、骶髂骨间韧带、骶结节韧带、骶棘韧带的附着点，这些韧带对该关节起着重要的加固作用。一般没有强调外力，骶髂关节是不易错缝的。

骶髂关节周围的肌肉对骨盆起着稳定作用，但是没有肌肉直接控制骶髂关节和耻骨联合的运动。只有下腰椎和髋关节周围许多附着于骶骨或骨盆上的肌肉运动会影响到骶髂关节和耻骨联合的运动。骶髂关节的稳定靠的不仅是韧带的稳定也需要肌肉的锻炼。

脊柱所承负的重量必须通过两侧骶髂关节才能传达到下肢，而来自足底或坐骨结节的力量也必须通过骶髂关节才能达到躯干。正常的骶髂关节只有少许的前后旋转活动，以缓冲弯腰和负重时脊柱所承担的外力。承受压力、传递重力以及缓冲支撑反作用力主要是关节的纤维部。此部韧带除了人体在卧位状态外，经常处于重压之下，易于损伤，一旦骶髂关节纤维部损伤，滑膜连结难以维持关节的完整性。青春后期的女性，此关节的活动范围增加，到妊娠最后 3 个月尤为显著，分娩后 3~5 个月可完全恢复。由于女性在生理上的特点，故患骶髂关节疾病者较男性多，而且稳定性较差。

一、骶髂关节紊乱骨性结构的稳定

骶髂关节紊乱系指骶髂关节因外力而造成关节的微小移动，不能自行复位，且引起疼痛和功能障碍者而言。骶髂关节紊乱又叫骶髂关节错缝，亦称骶髂关节半脱位。本症多呈急性发作，症状严重者常无法站立，甚至卧床不敢移动。少数也可转为慢性病程，迁延可达数月之久。随着年龄的增长，骶髂关节逐渐融合，骶髂关节紊乱类似于骨折，手法复位后需要卧床静养。

（一）睡适合的床休养

人体正常脊椎生理结构从侧面看呈一个"S"形的生理弯曲，如果睡太硬的板床，不能配合人体脊椎的正常曲线，腰部得不到支撑，时间长了还容易造成劳损，加重腰酸背痛等症状。建议睡硬板床并不是说直接睡硬板上，而是在床板上要垫 3~5cm 的软垫，即上面比较柔软而下面是硬木板的床，这样才符合人体脊椎的正常曲线（图 7-42）。

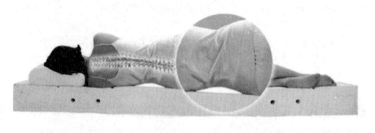
太硬

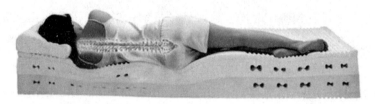
合适

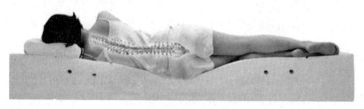
太软

图 7-42　合适的床的选择

睡觉也是整骨好时机，其实在睡觉时，有些姿势也是压迫到骨盆的。如果你是习惯双腿伸直仰卧的人，就在膝盖下方垫一个枕头，如果习惯侧睡，身体的重量就很容易集中在腰部。建议在上方的脚下面或是膝盖与大腿间再垫一个枕头，这样可以减少对骨盆的压迫。

1. 软硬床

过硬的床，对身体突起骨头、关节还有一定的影响。尤其是骶髂关节紊乱的患者，硬床对骶髂关节有挤压，平卧感觉疼痛不适。睡在过硬的床上，只有头、背、臀、脚跟几个点来承受压强，脊柱会处于僵挺紧张状态，需要腰背肌肉来支撑，睡眠时达不到应该有的放松效果。

2. 合适的床

（1）床的软硬度

床垫不能硬到不变形，也不能软到变形太大。按照 3:1 的原则进行，3cm 厚的床垫，手压下陷下去 1cm 合适，10cm 厚的床垫也一样，稍微陷下去 3cm 软硬较适中，以此类推。

过于柔软的床，人躺在上面会使脊柱呈弯曲状态，短期会感到腰酸背痛；长期还会造成身体中段下陷，身体上部肌肉松弛，下部肌肉被拉紧，容易造成腰肌和骨质劳损，甚至引发脊椎弯曲或扭曲。生长发育期的儿童如果长时间睡软床，会影响其脊柱的发育，导致驼背、脊柱弯曲变形。

（2）床的贴和度

合适的床垫能使脊椎保持自然的伸展度，与肩、腰、臀完全贴合，不留空隙。平躺在床垫上，手向颈部、腰部和臀下到大腿之间这三处明显弯曲的地方往里平伸，看有没有空隙；再向一侧翻个身，用同样的方法试一试身体曲线凹陷部位和床垫之间有没有间隙。若手能轻易在缝隙中穿插，即表示床太硬。若手掌紧贴缝隙，就证明这个床垫与人在睡眠时颈、背、腰、臀和腿的自然曲线贴切吻合。

（3）床的厚度

床垫可不是越大越厚就越好，而是与它的承托力有关，尤其是弹簧床垫，若弹簧长度不变，底面垫料加厚，换来的并不是良好的承托力。弹簧床垫比较理想的厚度是12~18cm。当弹簧因质量问题发生变形时，则会影响承托力，不利于维持人体脊柱的正常生理弯曲。一般来说8~10年的床垫弹簧已进入衰退期，再好的床垫15年也该及时更换了。

3. 选适合的床

（1）泡沫床垫

泡沫床垫为身体提供坚实支撑，能缓冲身体动作造成的震动，即使枕边人频繁翻身，也不会影响睡眠。但是泡沫床垫较硬，适合发育期的青少年形成良好身姿，或者一些喜欢睡硬床的男性使用。

（2）乳胶床垫

乳胶床垫有空隙可以让空气循环流通，还经久耐用。天然乳胶柔软而充满弹性，能为整个身体提供精确支撑，吸水性能好，感觉舒适。乳胶密度大，所以这种床垫显得很沉，而且恢复性强，适合体重较高人士，而对于体重很轻的人则效果不那么明显。

（3）弹簧床垫

弹簧床垫把身体的重量平均分布在整张床垫上，避免身体任何部分受到过度压力。适合不易被同伴打扰，对床垫弹性和支撑力需求较高的人。

（4）丝棉床垫

丝棉床垫则是非常的柔滑，更贴近皮肉，透气性很好，与皮肤不粘贴。是很适合女性睡眠的床垫，但由于其质地的原因，对于睡觉爱翻滚的男性则很不适合。

（二）骨盆带固定

骨盆带也称骨盆矫正带，是利用物理方法矫正骨盆的一种方法（图7-43），近年来随着人们产后护理意识的增强，骨盆带主要用于产后骨盆的恢复，选用得好对产后妇女骨盆快速恢复，保持身材，增强自信极有帮助。

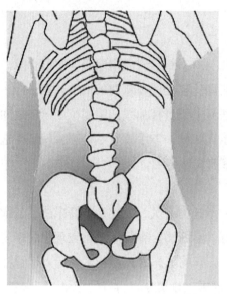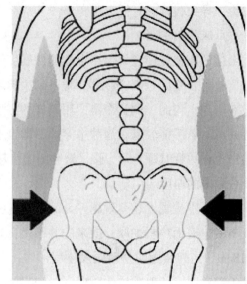

图 7-43　骨盆带矫正

通过使用骨盆矫正带，可以矫正歪斜的骨盆，让血液、淋巴液可以正常的循环，肌肉的作用以及神经的传达，引起自然治愈力的提高，也会使身体恢复到正常的状态，而且骨盆带具有非常明显的产后塑身以及康复作用。

骶髂关节紊乱又称骶髂关节骨错缝，因外力作用使关节周围韧带被牵拉而引起的损伤并可由于韧带松动而引起关节移位。与女性怀孕时荷尔蒙的作用使骨盆扩张，分娩时骶髂关节、耻骨联合被撑开位移相似。骨盆出现前倾或者后凸臀，都会令腹肌衰弱，加上平时姿势不正确，骨盆无法直立，相反会向前倾，令臀部过度后移突出，需要进行骨盆矫正，现在大多使用菱形骨盆带进行矫正。

菱形骨盆带，它是利用双菱形力学结构结合人体工程学、生物力学原理研究发明，是现今比较科学的一种骨盆矫正带，带体由双菱形组成，可以有效固定骨盆，左右平衡，可最大化达到助收骨盆效果，使用起来也比较简单方便、舒适自然，科学实用，目前产科医生比较看好。

二、骶髂关节紊乱的康复锻炼

(一) 单腿屈膝屈髋

患者仰卧位，一侧下肢伸直，另一侧髋、膝关节尽量屈曲，患者两手交叉抱紧下肢，或者施术者可一手推膝使髋、膝关节尽量屈曲，另一手按压另一侧下肢膝关节使下肢尽量伸直，使臀部离开床面，腰部被动前屈，腰骶关节和骶髂关节可随之运动。单腿屈膝屈髋主要针对一侧髂骨旋前，另一侧髂骨旋后。髂骨旋前侧下尽力屈膝屈髋，旋后侧下肢尽量伸直（图 7-44）。

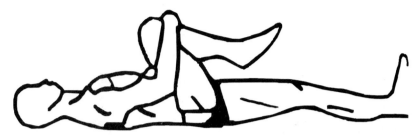

图 7-44　单腿屈膝屈髋

　　完成屈髋动作的主动肌有股四头肌和髂腰肌，对髂骨有旋前功能；完成伸髋动作的主动肌有臀大肌、股二头肌、半腱肌、半膜肌等伸髋肌群，对髂骨有旋后功能。曲髋肌群与伸髋肌群是主动肌与拮抗肌的关系，主动或被动屈膝屈髋，通过伸髋肌群的收缩能有效制约屈髋肌群的作用，防止过度屈髋，纠正髂骨的旋前移位；主动或被动屈膝屈髋，通过屈髋肌群的收缩能有效制约伸髋肌群的作用，防止过度伸髋，纠正髂骨的旋后移位。

　　（二）髋关节摇法

　　患者仰卧位，一侧下肢伸直，一侧屈膝屈髋，施术者一手扶按其膝部，另一手握其足踝部或足跟部，将其髋、膝屈曲的角度调整到90°左右，然后两手协调用力，使髋关节做顺时针或逆时针方向的摇转运动。髂骨内旋将其顺时针摇转，髂骨外旋将其逆时针摇转（图 7-45）。

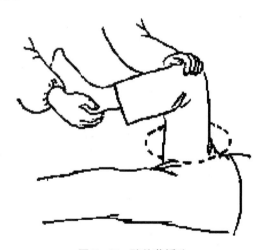

图 7-45　髋关节摇法

　　完成内收髋关节的主动肌有大腿内收肌群，对髂骨有内旋功能；完成外展髋关节的主动肌有阔筋膜张肌、臀部肌群，对髂骨有外旋功能。内收髋关节的肌群与外展髋关节的肌群是主动肌与拮抗肌的关系，被动或主动内收髋关节，通过内收髋关节肌群的收缩能有效制约外展髋关节肌群的作用，防止髋关节过度内收，纠正髂骨的内旋移位；被动或主动外展髋关节，通过外展髋关节肌群的收缩能有效制约内收髋关节肌群的作用，防止外展髋关节过度，纠正髂骨的外旋移位。

（三）直腿抬高锻炼

仰卧平躺，双腿伸直抬起与床面呈45°左右，尽可能坚持一会儿，然后放下休息一下，反复做10~20次，主要锻炼腰大肌及骶髂关节韧带。

平躺在床上，将两腿伸直，手放在身体的两边。每次练习一条腿的股四头肌。绷紧（收缩）大腿上方的肌肉（股四头肌），同时尽量伸直膝关节，使大腿的后侧尽可能地贴近床面，尽可能坚持一会儿，然后放松，两腿交替反复练习，主要锻炼股四头肌。

（四）坐硬凳子

一个良好的坐姿首先需要一把舒适的椅子。椅子不宜"太深"，坐下时臀部能把椅子坐满，让腰背部完全紧贴着椅背；两脚要能平放地面，使膝盖同高或稍高于臀部；其次找一个舒适的靠垫，最好能和腰椎完全贴合，材质稍微硬一点，有一定的支撑强度。腰部紧贴靠垫，不能"只垫不靠"；最后，如果有时不得不"弯腰驼背"，不妨把椅子拉近桌子一步，或者将桌上的电脑显示器挪近一点。沙发也不要太软（图7-46）。

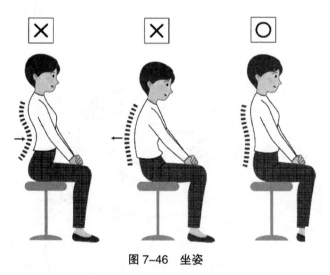

图7-46 坐姿

别翘二郎腿，或靠在沙发上。当你翘二郎腿的时候，整个骨盆会往后拉，肚子则会往前凸，重心就移到骨盆的尾底骨上，以致于坐骨结节无法完全承受上半身的重量，这是骨盆不正的一大原因。正确的坐姿是：身体的重心应该要放在坐骨结节，也就是骨盆下方的两块骨头上，尾底骨是要翘起来的。当坐在坐骨结节上的时候，你会发现自己的背可以很轻的挺直，就像一只优雅的猫。别太用力夹紧大腿，另一个女孩子常做的动作就是，双腿夹紧。由于在穿裙子的时候都会害怕曝光，所以坐下来之后就会把双腿夹紧。这样的动作会让大腿内缩肌紧张，如果肌肉太过紧绷，弹性疲乏之后不但容易松弛，也会影响到骨盆。所以坐在椅子上的时候，请保持松腿自然张开，膝盖向前就好。

如果你一天有大部分时间都是坐着，请别再黏在椅子上了，一定要偶尔站起来，改变一下姿势，做些往后仰、伸展双臂、伸伸懒腰，或是走一走，对舒展筋骨、端正姿势会有不错的效果。

（五）打坐静养

在中医药学上，静坐养气也是为医理所提倡的，中国古代的医学典籍《黄帝内经》就谈到：恬淡虚无，真气从之；精神内守，病安从来？它是集中注意力，达到心神合一的一种途径，是一种通过冥想实现的心理暗示疗法，近年来西方包括日本等国对于静坐进行的科学理论研究，就是对这门古老的放松疗法的现代医学诠释。

坐的姿式要端正自然，下颌内敛，挺胸收腹，肩与胯上下垂直一线。双腿最好结跏趺坐，如果不能双盘，更不要勉强，避免腿痛不利于久坐。但散盘容易使身体后仰，失去重心，所以散盘时要用一个薄一点的枕头垫在臀下，有利于身体平衡。两手圈结在小腹下面，平放在胯骨部分，两手心向上，把右手背平放在左手心上面，两个大拇指轻轻相拄，左右两肩稍微张开，使其平整适应就好。打坐时呼吸要调匀，意念要集中，由于骨盆周围的肌肉、韧带、筋膜的平衡锻炼，增强骨盆的稳定（图7-47）。

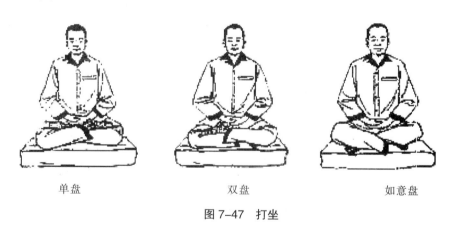

单盘　　　　　　　　双盘　　　　　　　　如意盘

图7-47 打坐

（六）散步

慢步走是最简单最优良的身体活动，老少皆宜。慢步走适合所有人，而且提供多种保健益处。建议成人的主动身体活动量平均每天6000步。坚持有规律的步行，可以提升耐力和体能，舒缓压力，改善睡眠，增加健康信心。

人在直立状态下，身体重心位于骶3和耻骨的连线上。靠近髋关节水平，骨盆处于平衡状态的位置上，但是步行当中的每一步单足着地时，地面反作用力由该侧下肢传递，并使该侧髋关节抬高，对侧髋关节则由于重力而降低。耻骨联合因此受到上下的剪切力，使得一侧耻骨上升，另一侧下降。

一般情况下，耻骨联合自身的结构和周围的韧带会阻止这些运动，但当女性分娩，或者是长期重心压在一侧又坚持剧烈运动或者跑步时就会导致耻骨上缘不重合，从而出现骶髂关节跟着做出代偿性调整。耻骨联合和骶髂关节一旦损伤，有利于附着在耻骨联合和骶髂关节周围的肌肉韧带张力力量的平衡锻炼。

1. 高跟鞋不宜太高

穿上高跟鞋，身体会微微前倾，为保持平衡，腰部会向后凹，脚跟会往上抬，重心将落在前脚掌上，骨盆也会有往前倾的现象，造成屁股往上翘的效果。使腰部肌肉，关节及骨盆受压，时间长了会导致腰骨痛及腰肌劳损等，严重者还会出现脊椎移位，甚至坐骨神经痛等。

走路时，地面对人体会产生反作用力。如果穿平跟鞋，这股力量能被脚底的三个支点分解掉；穿高跟鞋，脚底支点只剩下两个，鞋跟达到七八厘米时整个脚掌只有一个着力点，地面的反作用力完全直指脑部，使大脑受损，这是有人长时间穿高跟鞋会头痛的原因。

常穿 5cm 以上的高跟鞋，人的机体就会不适应，腰椎则会过度前弯，从而加速腰椎关节压迫以及背后肌肉长度的缩短，产生腰酸背痛的现象。这种对脊椎的损害发生与发展都比较缓慢，很容易被人们忽视。穿上高跟鞋后，整个脊柱开始加速退行性改变。

2. 不宜爬楼梯、爬山

爬楼梯上楼相当于做有氧运动，可以锻炼心肺功能，同时还能够锻炼腿部肌肉群，能起到一定的锻炼功效。但下楼梯时，膝关节、踝关节要承受整个身体的重量，不断重复这个动作，会人为加大这些关节的活动量，受压的强度会急剧增加，关节受到磨损的可能性就会增大，不利于骶髂关节的稳定。

爬楼梯或爬山属于负重运动，腰部以下的关节都要承受自己身体的重量，尤其膝盖受力最多。当身体爬阶向上时，膝盖负担的重量会瞬间增为平常的 4 倍左右。以一个体重 60kg 的人为例，平路行走时两边膝盖各承重 60kg，但爬楼梯或爬山时膝盖负重竟变成高达 240kg。而且如果速度加快，对膝盖产生的压力就愈大。而重量正是膝关节最大的敌人，爬楼梯或爬山时膝盖除了承重增加，还要前后移动、侧向扭转，尤其膝关节前端的髌骨部位承受压力最大，对半月板等关节软组织也会造成磨损，对骶髂关节也有影响。

孕妇和体重过重的人，爬楼梯和爬山因为任何多余的体重对膝盖都是加倍的负担。有退化性关节炎的人，因为膝盖软组织已经过度磨损，继续不当使用会使症状加剧。有髌骨外翻问题的人，因为髌骨先天不稳定，常爬楼梯或爬山会使外翻问题更严重。O 型腿的人内侧膝关节磨损较多，过度爬楼梯或爬山会加速膝盖内侧软组织磨损、退化，使 O 型腿症状更明显。

有心血管疾病的人爬楼梯或爬山时也要小心，因为心脏对氧气的需求会增加。若一下子氧气不够时，可能导致心肌梗死，如果没有及时送医救治，甚至可能猝死。40岁以上的人，因身体各部位功能渐差，建议最好也要少爬楼梯或爬山，原地踏步都比爬楼梯或爬山好，损害程度也小。

（七）游泳

游泳是一项全身运动，上肢、颈项部、肩背部、腹部及下肢的肌肉全都参与。游泳特别是蛙泳进行呼气时要低头划行，吸气时头颈部要从平行于水面向后向上仰起，这样头颈始终处于一低一仰的状态，正好符合颈椎病功能锻炼的要求，可全面活动颈椎各关节，有效促进颈周劳损肌肉和韧带的修复；长期坚持蛙泳，能够有效地改善颈椎不适，颈肩背酸痛有望得到缓解。

在游泳时，人的大部分时间处于水平位，躯体和四肢只须克服水的阻力而不用克服重力，脊椎也能得到很好地放松和调整。奋力向前游时，头上顶，颈直背挺，臀夹腿直，这样的角度最能放松脊柱。定期而适度游泳运动，能够保障脊椎间组织的营养供应，从而保持其弹性，提高脊椎抵抗外来冲击的能力。同时，游泳时上肢划水的动作可活动肩关节和背部肌群，仰头吸气的动作可活动颈椎关节；而且仰头吸气与低头伏案正是两个相反的动作，这可促进脊柱骨盆劳损肌肉与韧带的修复。

（八）深呼吸

常见的呼吸模式可简单分为胸式（颈式）呼吸和腹式呼吸。良好的呼吸模式应该是胸式和腹式共同参与的而不是仅仅推崇某一种呼吸模式。

在良好的呼吸模式中，处于躯干中的横膈膜与骨盆底肌应该是水平的，这个时候横膈膜、骨盆底和腹横肌会调控出最佳的腹内压，让腰椎和骨盆处于稳定的状态。横膈膜的功能异常会影响胸腔和骨盆的位置，增加下背痛（腰痛）发生的概率。良好的呼吸模式不仅能有效增加身体的氧气供给，净化血液、强化肺部，还能稳定核心、提高动作效率，预防下背痛。

医学研究发现，现代人呼吸普遍很浅，大多数人以胸式呼吸为主。究其原因是因为现代人久坐不动造成圆肩驼背体态，导致颈部、肩部出现肌肉的不平衡，胸廓出口减小压迫膈神经，膈神经损伤导致膈肌的半侧瘫痪或双侧损伤，腹式呼吸减弱，渐渐演化成胸式呼吸为主。胸式呼吸只使用到 1/3 的肺，另外 2/3 的肺都沉积着旧空气，再加上现代都市空气污染严重，身体摄取不到充分氧气，进而影响到血液输送养分和细胞活性，导致很多健康问题的出现。

缓慢匀速的吹气球是放松神经系统最好的方法之一，在吹气球时通过完全的吐气，可以排空平时因浅呼吸残留的空气，横膈膜能回到最放松的位置，有利于脊柱和肋骨回到最佳位置。气球在呼气时形成的阻力能够有效地激活腹横肌和骨盆底肌肉，同时还能募集到更多的腹部肌群发力，让核心更加稳定，这样能够有效地缓解腰部疼痛。

（九）打太极拳

太极拳的价值属性是在强身、健体之余，还有追求世外情趣、心灵幽情和归真的真谛。太极拳绵绵不断，"以心行意，以意行气，以气运身"的运动特点，已经远远超出了简单的肢体运动。松静自然、中正安舒的外表，内外合一、形神兼备的运动理念，无不使练习者在得到身体锻炼的同时，起到调节心理、愉悦心情的作用，太极拳的休闲理念成为太极文化的表现方式。

1. 太极拳呼吸与动作的配合能有效提高肺脏的功能

太极拳运动要求人们在练习的过程中始终保持舌抵上腭、齿轻叩、唇轻闭，用鼻子呼吸，这样沟通了任脉和督脉，有利于清气上升，浊气下降，既保证了吸气、呼气匀、细、深长，又增加了呼吸的深度，不仅提高了肺的通气量，而且还能延长新鲜空气在肺部的停留时间，保证了肺换气的效果。所以长期练习太极拳，肺活量会明显提高，肺换气能力显著加强，肺脏的功能得以改善和提高。

2. 太极拳对于人体运动系统的调节作用

运动系统由骨、骨联结和骨骼肌等部分组成。太极拳缠绕螺旋的运动方式产生合理的生理负荷，使骨骼、关节、肌肉得到系统全面的锻炼，增强其柔韧性、协调性和力量，将人体筋骨肌肉连得又有弹性又有力量，从而保证了关节和骨骼的正常活动。此外，还可以改善骨质的结构，如骨密质增厚，骨径变粗，骨小梁的排列更加整齐规律。这些变化会增强骨的新陈代谢，在形态结构上产生良好效果，从而提高了抗折、抗压、抗扭转等性能。在太极拳练习中配合桩功、静功练习，将起到事半功倍的效果。

3. 太极拳对情志有着良好的调节作用

现在工作压力大，生活节奏快，使年轻人疲于奔命。而太极拳讲究心静气和，节奏过快的生活正好成为一个反比。练习太极拳让自身在压力中得到充分的放松，以更好的精神状态面对接下来的工作。有人可能认为，年轻人出去唱歌吃饭也是放松精神啊。是的，我们精神是放松了，但是我们的耳朵、脑子和肠胃并没有放松，还是处于紧张状态，因为它们在承受外界的声音和我们吃下去的东西。太极拳以意识指导动作，要求做到意到身随，以意领气，以气运身，通过意念引导阻断不良因素对气血的干扰，防止气血的逆乱，从而起到身心愉悦，气定神闲的作用。长期练习太极拳，可以改变暴躁、焦虑、易怒的性格，使人豁达乐观、积极向上。

第八章　骶髂关节紊乱与腰椎间盘退变之间的相关性研究

　　腰腿痛严重困扰着人类的身心健康，长期以来腰椎间盘突出症被认为是引起腰腿痛的主要病理因素。但很大部分腰椎间盘突出症患者经传统手法或外科手术局部治疗后临床疗效不显著，且常反复发作，久治不愈，最终发展成为慢性顽固性腰腿痛。对患者的生活质量、工作能力产生严重的负面影响。目前腰腿痛的致病因素已成为国内外医学界研究的热点和重点。

　　腰腿痛的致病因素比较复杂，人们对它的认识也发生着深刻变化。早在20世纪初，骶髂关节错位一直被认为是腰腿痛的主要来源。直到1934年，Mixter和Barr发现并描述腰椎间盘突出症是引起腰腿痛的重要原因以后，此种观念才逐渐发生改变，于是人们把腰腿痛的致病因素主要归因于腰椎间盘突出。但是随着CT、MRI等影像学检查技术的发展，近年来越来越多的证据表明骶髂关节的退行性改变、炎症破坏等病理学特征的改变，仍然是引起腰腿痛的一个重要的因素。

　　脊柱与骨盆在结构和功能上是一个复合体，共同构成人体承重的中轴。通过长期临床实践，沈国权教授观察到腰椎间盘突出症和骶髂关节紊乱之间有相关性。腰椎间盘突出症常合并有骶髂关节紊乱，骶髂关节紊乱也伴有腰椎间盘突出症，二者相互影响且有因果关系，共同存在于腰腿痛疾病中，并提出腰椎间盘突出症和骶髂关节紊乱是"二联征"的假说。在该观念的指导下，运用腰椎微调手法配合骶髂关节微调手法治疗腰椎间盘突出症和骶髂关节紊乱"二联征"，取得显著的疗效，并认为骶髂关节紊乱的正确诊治，是这类疑难病例取得疗效的关键，为久治不愈的慢性顽固性腰腿痛提供了一个新的认识理念和治疗途径。

第一节　骶髂关节紊乱与腰椎间盘退变之间相关性的流行病学研究与生物力学分析

　　随着现代科学技术特别是影像学的发展，使得对腰腿痛病理因素的认识不断明晰。腰椎间盘突出症和骶髂关节紊乱均能引起腰腿痛，从临床实践来看，多数有骶髂关节紊乱的患者常合并腰椎间盘突出症、第三腰椎横突综合征等腰部疾患，腰椎间盘突出症患者也常合并骶髂关节紊乱，部分腰椎间盘突出症患者尤其是女性患者，其神经根压迫症状缓解后会出现典型的骶髂关节紊乱的症状和体征。自 2009 年 8 月~2010 年 10 月，对骶髂关节紊乱与腰椎间盘突出症之间的关系进行了研究，现总结报告如下。

一、资料与方法

（一）临床资料

纳入研究的 129 例腰椎间盘突出症患者为 2009 年 8 月~2010 年 10 月在上海中医药大学附属岳阳中西医结合医院推拿科就诊者，男 69 例，女 60 例；年龄 18~80 岁，中位年龄 45 岁；病程 0.5~144 个月，中位病程 3 个月。所有患者为单节段椎间盘突出，L4~5 椎间盘突出 61 例，L5~S1 椎间盘突出 68 例；腰椎间盘突出症合并骶髂关节紊乱 88 例。L4~5 椎间盘突出症患者 61 例，男 37 例，女 24 例；年龄 20~75 岁；病程 1~144 个月；初发 21 例，复发 40 例。L5~S1 椎间盘突出症患者 68 例，男 32 例，女 36 例；年龄 18~76 岁；病程 0.5~240 个月；初发 20 例，复发 48 例。

（二）诊断、纳入及排除标准

1. 诊断标准

（1）腰椎间盘突出症的诊断采用《中医病证诊断疗效标准》中腰椎间盘突出症的诊断标准。

①有腰部外伤、劳损或受寒湿史，大部分患者在发病前有慢性痛史，常发生于青壮年。

②腰痛向臀部及下肢放射，腹压增加如咳嗽、喷嚏时疼痛加重。

③脊柱侧弯，腰椎生理弧度减小，病变部位椎旁有压痛，并向下肢放射，活动受限。

④下肢受累神经支配区有感觉过敏或迟钝，病程长者可出现肌肉萎缩。

⑤直腿抬高或加强试验阳性，膝、跟腱反射减弱或消失，拇趾背伸或屈曲肌力减弱。

⑥X 线检查脊柱侧弯，腰椎生理前凸减小，病变椎间隙变窄，相邻边缘有骨赘增生。CT 或 MRI 检查可显示椎间盘突出的部位及程度。

（2）骶髂关节紊乱的诊断采用《骨盆带疼痛的欧洲诊疗标准》中骶髂关节紊乱的诊断标准。

①多有外伤史或孕产史。

②单侧或双侧骶髂关节及臀外上方疼痛，且有压痛，翻身疼痛加重。

③骶髂关节周围肌肉痉挛，下肢活动受限，不能久坐久行，歪臀跛行。

④检查可见患侧骶髂关节肿胀，较健侧凸起或凹陷。

⑤患侧髂后下棘的内下角有压痛、叩击痛，有时可触及痛性结节。

⑥双下肢量比检查以观察双下肢足跟量比差，0.5cm 以上有诊断价值，1cm 以上有确诊意义，通常不超过 2cm。

⑦两侧髂前、后上棘不对称，髂嵴不平，骶嵴不居中或骶沟不对称。

⑧骨盆分离、挤压试验阳性，骶髂关节 "4" 字试验阳性，下肢后伸试验阳性，单足站立试验阳性。

⑨X 线摄骨盆平片示，患侧骶髂关节间隙略为增宽，关节面排列紊乱，耻骨联合略有上下移动，晚期患者可见关节边缘增生或骨密度增高。两侧髂嵴左右不等高，髋骨左右不等宽，闭孔左右不对称，骶骨不居中。CT 诊断可见明显关节间隙不对称。

2. 纳入标准

(1) 符合上述腰椎间盘突出症诊断标准。

(2) 年龄 18~80 岁；病变部位在 L4~5 或 L5~S1。

(3) 椎间盘向后外侧突出；同意参与本项研究，签署知情同意书。

3. 排除标准

(1) 其他原因造成的腰腿痛患者。

(2) 合并严重的原发性心、肝、肺、肾、血液疾病或其他影响其生存的严重疾病者。

(3) 骶髂关节扭伤者。

(4) 合并脊柱和骶髂关节结核、肿瘤、骨折及强直性脊柱炎者。

(5) 入院前已接受过手术、牵引或推拿等治疗者；妊娠期、哺乳期妇女及精神病患者；有酒精或药物滥用史者。

二、流行病学研究方法

(一) 骶髂关节紊乱与腰椎间盘突出症的关系

采用病例对照研究的方法计算骶髂关节紊乱对腰椎间盘突出症发病的危险度。

(二) 腰椎间盘突出危险因素分析

采用流行病学调查的方法确定腰椎间盘突出的有关因素，患者的一般情况如年龄、性别、病程、职业；症状与体征，如腰痛、腰部压痛、活动障碍、直腿抬高试验、加强试验、"4" 字试验；腰椎与骨盆在 X 线片上的表现，如腰椎曲度、腰椎侧弯、腰骶角以及髂骨与骶骨的对称性。然后采用单因素分析对自变量进行筛选，最后通过 Logistic 回归分析确定腰椎间盘突出的危险因素。

（三）分组

腰椎间盘突出的部位主要在 L4~5 和 L5~S1，而且 L4~5 和 L5~S1 椎间盘突出的力学机制不同，采取的治疗方法也不同，所以根据腰椎间盘突出的部位不同分为 L4~5 和 L5~S1 椎间盘突出症两组，分别探讨两组椎间盘突出与骶髂关节紊乱的关系。

（四）统计学处理

采用 SPSS18.0 统计软件对所得数据进行统计分析，骶髂关节紊乱与腰椎间盘突出的关系计算采用单因素危险度估计，腰椎间盘突出的危险因素的分析采用 Logistic 回归分析，检验水准 $\alpha=0.05$。

三、结果

（一）骶髂关节紊乱与腰椎间盘突出的关系

129 例腰椎间盘突出症患者，其中 88 例合并骶髂关节紊乱（68.2%），单因素危险度估计（$OR=4.61$，$P=0.00$）；61 例 L4~5 椎间盘突出症患者，其中 47 例合并骶髂关节紊乱（77.0%），单因素危险度估计（$OR=11.27$，$P=0.00$）；68 例 L5~S1 椎间盘突出症患者，其中 41 例合并骶髂关节紊乱（60.3%），单因素危险度估计（$OR=2.31$，$P=0.03$）（表 8–1）。

表 8–1　骶髂关节紊乱对 LDH 影响的单因素分析

部位	n	LDH	LDH+SI	OR	P	95%CI
L4~5 DH	61	14（23.0%）	47（77.0%）	11.27	0.00	4.85~26.21
L5~S1 DH	68	27（39.7%）	41（60.3%）	2.31	0.03	1.12~4.58
LDH	129	41（31.8%）	88（68.2%）	4.61	0.00	2.73~7.78

（二）与腰椎间盘突出有关的因素

经流行病学调查共确定了 17 个与腰椎间盘突出症有关的因素。如果选择 L4~5 椎间盘突出症者为病例组，那么 L5~S1 椎间盘突出症患者就为对照组；反之如果选择 L5~S1 椎间盘突出症患者为病例组，那么 L4~5 椎间盘突出症患者就为对照组（表 8–2）。

表 8-2　与腰椎间盘突出有关的因素及赋值说明

因素	变量名	赋值说明
年龄	X_1	<40=1，40~60=2，>60=3
性别	X_2	男=0，女=1
病程	X_3	<3 个月=1，3~6 个月=2,，>6 个月=3
职业	X_4	体力=1，脑力=0
腰痛	X_5	无痛=0，轻痛=1，中痛=2，重痛=3
腰部压痛	X_6	无痛=0，轻痛=1，中痛=2，重痛=3
活动障碍	X_7	无=0，有=1
直腿抬高试验	X_8	阴性=0，阳性=1
加强试验	X_9	阴性=0，阳性=1
"4"字试验	X_{10}	阴性=0，阳性=1
腰椎曲度	X_{11}	30°~50°=0，<30°或>50°=1
腰椎侧弯	X_{12}	无=0，有=1
髂嵴	X_{13}	相平=0，不平=1
髋骨	X_{14}	对称=0，不对称=1
腰骶角	X_{15}	30°~40°=0，<30°或>40°=1
骶骨	X_{16}	居中=0，偏移=1
脉压	X_{17}	30~40 mmHg=0，<30 mmHg 或>40mmHg=1
腰椎间盘突出症	Y	病例=1，对照=0

（三）腰椎间盘突出危险因素

经单因素筛选，最终对各个变量进行 Logistic 回归分析（$\alpha_入$=0.05，$\alpha_出$=0.10）。结果显示：年龄、"4"字试验、腰椎侧弯为腰椎间盘突出的保护因子，腰部压痛是 L4~5 椎间盘突出症的危险因素；腰痛、髂嵴不平、腰骶角异常为腰椎间盘突出的危险因素，活动障碍是 L5~S1 椎间盘突出症的危险因素。其中，腰骶角异常为 L5~S1 椎间盘突出症的高危险因素，$OR=14.23$，$P<0.05$；髂嵴不平为 L4~5 椎间盘突出症的高危险因素，$OR=21.38$，$P<0.01$（表 8–3）。

表 8–3　腰椎间盘突出有关因素 Logistic 回归分析结果

变量	L4~5 椎间盘突出			L5~S1 椎间盘突出		
	B 值	OR 值	P 值	B 值	OR 值	P 值
年龄	−1.57	0.20	0.01	−1.58	0.21	0.01
"4" 字试验	−2.93	0.05	0.00	−3.12	0.04	0.00
活动障碍	–	–	–	2.03	7.60	0.05
腰痛	1.36	3.92	0.09	1.44	4.23	0.05
腰椎侧弯	−0.76	3.31	0.07	−3.16	0.04	0.01
腰部压痛	−0.99	3.37	0.04	–	–	–
髋骨不对称	–	–	–	−3.23	0.04	0.03
髂嵴不平	3.06	21.38	0.00	1.98	7.21	0.04
腰骶角异常	0.79	2.21	0.06	2.66	14.23	0.02

（四）腰椎间盘突出症的 Logistic 回归方程

经逐步回归，得 L4~5 椎间盘突出症的 Logistic 回归方程为：$Y=1.626−1.135X_1$（年龄）$−2.074X_{10}$（"4" 字试验）$+1.805X_{13}$（髂嵴不平）；L5~S1 椎间盘突出症的 Logistic 回归方程：$Y=0.879−1.745X_{10}$（"4" 字试验）$+0.897X_{15}$（腰骶角异常）（表 8–4）。

表 8–4　逐步回归的参数估计和检验

相关因素	L4~5 椎间盘突出			L5~S1 椎间盘突出		
	B 值	OR 值	P 值	B 值	OR 值	P 值
年龄	−1.135	0.321	0.003	–	–	–
"4" 字试验	−2.074	0.126	0.000	−1.745	0.175	0.001
髂嵴不平	1.805	6.078	0.007	–	–	–
腰骶角异常	–	–	–	0.879	2.419	0.002
常量	1.626	5.078	0.048	0.897	2.452	0.002

四、讨论

早在 20 世纪初，骶髂关节紊乱就被认为是引起腰骶部疼痛的主要原因。直到 1934 年，Mixter 等发现并描述了腰椎间盘突出引起腰腿疼痛的现象以后，人们才开始逐渐将腰腿痛病因的研究集中到腰椎间盘突出上。然而近年来人们又开始逐渐关注骶髂关节与腰腿痛的关系，并且发现腰椎间盘突出症患者常合并有骶髂关节紊乱。

（一）腰椎间盘突出症与骶髂关节紊乱密切相关

脊柱和骨盆同为人体承重的中轴，解剖和生物力学关系密切，脊柱的问题往往隐藏着骨盆和下肢生物力学失衡。无论是何种原因引起的腰椎间盘突出症，临床上均会出现脊柱保护性侧弯、生理曲度改变和椎体旋转移位等问题，从而影响脊柱的整体曲线和承重力线，导致骨盆代偿性倾斜，引起骶髂关节紊乱。龙层花等在临床中发现，在其采用非手术治疗的腰椎间盘突出症患者中约 40% 合并骶髂关节损伤和骨盆旋移综合征。杨万宏认为 65% 的顽固性腰椎间盘突出症患者合并骶髂关节损伤。在笔者所纳入的 129 例腰椎间盘突出症患者中 88 例合并骶髂关节紊乱，占 68.2%。

（二）骶髂关节紊乱与腰椎间盘退变之间的力学机制

骶髂关节由髂骨与骶骨的耳状关节面组成呈螺旋状，是人体重力上下传导的枢纽，属于微动关节。骶髂关节紊乱可分为髂骨紊乱和骶骨紊乱。髂骨的运动方式为旋转移位，髂骨的紊乱包括前后旋转错位和内外旋转错位；骶骨的运动方式为倾斜移位，骶骨紊乱包括前后倾斜错位和左右倾斜错位。髂骨旋转移位引起髂嵴的空间位置发生变化，两侧髂骨前后旋转移位引起髂嵴不平；骶骨倾斜移位引起骶骨底的空间位置发生变化，骶骨前后倾斜移位引起腰底角异常。

1. 髂骨旋转移位是 L4~5 椎间盘退变的力学因素之一

当外力作用迫使一侧髂骨相对骶骨及对侧髂骨出现旋转移位超过允许位移量时，即出现髂骨旋转紊乱。由于两侧髂嵴前后分离，附着在髂嵴上的髂腰韧带牵拉 L4 和 L5 旋转、倾斜，引起 L2 椎体代偿性旋转，使椎管、椎间盘的正常生理功能受到限制，也使纤维环中某一方向胶原纤维处于过度抑制状态，继而发生蠕变、疲劳甚至断裂，并继发椎管内神经根炎症反应、椎管狭窄等慢性病理变化。如果这种变化得不到有效纠正，由于髂骨的后旋及 L4 椎体旋转、倾斜，在重力的持续作用下必然引起 L4~5 椎间盘退变和突出。笔者研究表明髂骨旋转移位是 L4~5 椎间盘退变的危险因素之一（图 8-1）。

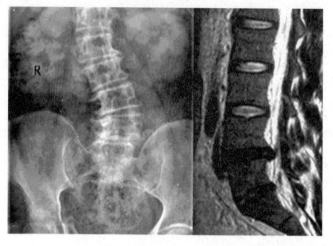

男，75 岁，髂骨紊乱合并 L4~5 椎间盘突出

左图 X 线片髂骨旋转移位，髂棘棘不平，L4 旋转、倾斜

右图 MRI 示 L4~5 椎间盘突出

图 8-1　髂骨紊乱合并 L4~5 椎间盘突出

2. 骶骨倾斜移位是 L5~S1 椎间盘退变的力学因素之一

脊柱有一个自然退变史，主要表现为腰椎曲度减小及顶椎下移，使 L5 椎体前倾移位；人类骶骨的融合增加了其稳定性，但降低了其运动功能，使腰骶角相对腰椎曲度变大，骶骨后上缘与 L5 椎体后下缘有前后滑移的趋势。由于腰椎退变使重力线后移，L5~S1 的运动轴心位于椎间盘中心。L5~S1 椎间盘位于相对稳定的骶骨和屈伸活动频繁的 L5 椎体之间，椎间盘后缘易承重挤压变窄及应力集中，引起纤维环破裂及髓核膨出或突出。

腰—盆—髋整体学说是欧美整脊治疗的理论基础，揭示了临床中某些顽固性腰腿痛的原因是骨盆紊乱所致。日本髋关节矫正术认为股骨头转位会挤压骨盆，挤压的骨盆会造成腰椎侧弯。笔者研究提示骶骨倾斜移位是 L5~S1 椎间盘退变的危险因素之一（图 8-2）。

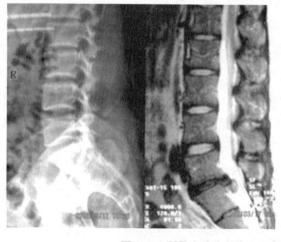

男，35 岁，髂骨紊乱并 L5~S1 椎间盘突出

左图 X 线片腰曲顶椎下移，L5 前倾，骶骨前倾

右图 MRI 示 L5~S1 椎间盘突出

图 8-2　骶骨紊乱合并 L5~S1 椎间盘突出

（三）腰椎间盘突出症与骶髂关节紊乱是二联征

腰椎间盘突出症和骶髂关节紊乱是临床上引起腰腿痛的常见原因，可单独存在，也可两种疾病同时存在，而且相互影响且有因果关系，任何一方的发生是另一方发生的原因和结果，共同存在腰腿痛疾病中，使病情更加复杂和顽固。沈国权称这种相互作用的关系谓"二联征"，即 L4~5 椎间盘突出症与髂骨旋转紊乱是二联征，L5~S1 椎间盘突出症与骶骨倾斜紊乱是二联征，并提醒人们仅注意手法治疗中的局部脊柱因素是不够的，应该明确脊柱手法中的整体观念。在临床实际中，治疗难治性 L4~5 椎间盘突出症配合调整髂骨旋转移位，L5~S1 椎间盘突出症配合调整骶骨倾斜移位，从单节段、局部最优的脊柱调整观念转化为多节段、整体最优的脊柱微调观念，取得了可喜的疗效，为久治不愈的慢性顽固性腰腿痛提供了一个新的认识理念和临床治疗途径。

第二节　腰椎间盘突出症与骶髂关节紊乱之间的相关性流行病学调查

随着现代科学技术特别是影像学的不断发展，人们对腰腿痛病理因素的认识在不断明晰，近年来研究表明腰椎间盘突出症和骶髂关节紊乱均能引起腰腿痛。脊柱与骨盆在结构和功能上是一个复合体，共同构成人体承重的中轴，解剖和生物力学关系密切；腰椎间盘和骶髂关节在生理上相互联系，相互为用，协调运动以维系骨盆和脊柱的平衡和稳定；腰椎间盘突出症和骶髂关节紊乱在病理上相互影响且有因果关系，共同存在于慢性顽固性腰腿痛疾病中，使腰腿痛的病情更加复杂和顽固。

从临床实际来看，骶髂关节紊乱和腰椎间盘突出症之间存在密切相关性。多数骶髂关节紊乱的患者常合并有腰椎间盘突出症、腰 3 横突综合征等重症腰部疾患，即骶髂关节紊乱是引起腰椎间盘突出症的发病因素之一。腰椎间盘突出症的患者也常合并有骶髂关节紊乱，部分腰椎间盘突出症患者尤其是女性在神经根性压迫症状出现缓解以后会出现典型的骶髂关节紊乱的症状和体征。即腰椎间盘突出症可引起脊柱保护性畸形和骨盆运动肌群的动力失衡，也可以反过来引起骶髂关节错位或紊乱。

一、一般资料

（一）研究对象的选取

选取 2009 年 8 月~2010 年 10 月期间，确诊为腰椎间盘突出症的患者 129 例，腰 4~5 椎间盘突出症 69 例，腰 5 骶 1 椎间盘突出症 60 例。其中男性 69 名，女性 60 名；

年龄最小的 18 岁，最大的 80 岁，平均年龄为 44.95±13.27 岁；病程最短的 0.5 月，最长的 144 月，平均病程是 3 月。

（二）诊断标准

1. 腰椎间盘突出症的诊断标准参照 1994 年国家中医药管理局发布的《中华人民共和国中医药行业标准·中医病证诊断疗效标准》（ZY/T001.8—94）中"腰椎间盘突出症"诊断标准进行制定。

（1）有腰部外伤、劳损或受寒湿史，大部分患者在发病前有慢性痛史，常发生于青壮年。

（2）腰痛向臀部及下肢放射，腹压增加如咳嗽、喷嚏时疼痛加重。

（3）脊柱侧弯，腰椎生理弧度减小，病变部位椎旁有压痛，并向下肢放射，活动受限。

（4）下肢受累神经支配区有感觉过敏或迟钝，病程长者可出现肌肉萎缩。

（5）直腿抬高或加强试验阳性，膝、跟腱反射减弱或消失，拇趾背伸或屈曲肌力减弱。

（6）X 线检查脊柱侧弯，腰椎生理前凸减小，病变椎间隙变窄，相邻边缘有骨赘增生。CT 或 MRI 检查可显示椎间盘突出的部位及程度。

2. 骶髂关节错位的诊断标准参照 2008 年欧盟制定的《骨盆带疼痛的诊疗标准》中有关"骶髂关节紊乱"的诊断标准进行制定。

（1）多有外伤史或孕产史。

（2）单侧或双侧骶髂关节及臀外上方疼痛，且有压痛，翻身疼痛加重。

（3）骶髂关节周围肌肉痉挛，下肢活动受限，不能久坐久行，歪臀跛行。

（4）检查可见患侧骶髂关节肿胀，较健侧凸起或凹陷。

（5）患侧髂后下棘的内下角有压痛、叩击痛，有时可触及痛性结节。

（6）双下肢量比检查以观察双下肢足跟量比差，0.5cm 以上有诊断价值，1cm 以上有确诊意义，通常不超过 2cm。

（7）两侧髂前、后上棘不对称，髂嵴不平，骶嵴不居中或骶沟不对称。

（8）骨盆分离、挤压试验阳性，骶髂关节"4"字试验阳性，下肢后伸试验阳性，单足站立试验阳性。

（9）X 线摄骨盆平片示，患侧骶髂关节间隙略为增宽，关节面排列紊乱，耻骨联合略有上下移动，晚期患者可见关节边缘增生或骨密度增高。两侧髂嵴左右不等高，髋骨左右不等宽，闭孔左右不对称，骶骨不居中。CT 诊断可见明显关节间隙不对称。

（三）纳入标准

1. 符合腰椎间盘突出症诊断标准者。

2. 年龄在 18~80 岁之间，性别不限。

3. 病变部位在腰 4~5 椎间盘或腰 5~骶 1 椎间盘者为主。

4. 后外侧型腰椎间盘突出症为主要观察对象。

5. 病程不限，未经外科手术、牵引或推拿者。

6. 知情同意，志愿受试。

二、流行病学调查

采用流行病学调查的方法前瞻性列队研究腰椎间盘突出症的危险因素，调查的项目有腰椎间盘突出症患者的一般资料、症状和体征以及脊柱和骨盆在影像上的表现，还有骶髂关节紊乱的症状与体征，以及腰椎和骨盆骨性标志触诊的结果。

（一）腰椎间盘突出症可能的危险因子与赋值

见表 8-4。

表 8-4 腰椎间盘突出症 17 个可能的危险因子与赋值

因素	变量名	赋值说明
年龄	X_1	<40=1，0 ~ 60=2，>60=3
性别	X_2	男 =0，女 =1
病程	X_3	<3 月 =1，3 月 ~ 6 月 =2，>6 月 =3
职业	X_4	体力 =1，脑力 =0
腰痛	X_5	无痛 =0，轻痛 =1，中痛 =2，重痛 =3
腰部压痛	X_6	无痛 =0，轻痛 =1，中痛 =2，重痛 =3
活动障碍	X_7	无 =0，有 =1
直腿抬高试验	X_8	阴性 =0，阳性 =1
加强试验	X_9	阴性 =0，阳性 =1
"4"字试验	X_{10}	阴性 =0，阳性 =1
腰椎曲度	X_{11}	30 ~ 50=0，<30 或 >50=1
腰椎侧弯	X_{12}	无 =0，有 =1
髂嵴	X_{13}	相平 =0，不平 =1
髋骨	X_{14}	对称 =0，不对称 =1
腰骶角	X_{15}	30 ~ 40=0，<30 或 >40=1
骶骨	X_{16}	居中 =0，偏移 =1
脉压	X_{17}	30 ~ 40=0，<30 或 >40=1
腰椎间盘突出症	Y	病理 =L4~5DH，对照 =L5~S1DH

（二）影像指标测量

采用飞利浦 500mA DR 数字摄影机和 16 排螺旋 CT 摄片，拍摄条件为200mA 80AV 0.3S，卧位腰椎摄片聚焦在脐下 1cm 处，骨盆摄片聚焦在耻骨联合处，拍摄距离为100cm，滤过线（+）。选用 Neusoft PACS/RIS Ver3.1 影像分析软件测量数据。测量 DR 腰椎平片 124 张，腰椎侧位片 119 张，骨盆平片 103 张，CT 片 76 张。

1. 腰椎侧凸：脊柱侧凸 Cobb 角测量法。

2. 腰骶角：腰骶角水平角测量法。

3. 腰椎曲度：腰椎轴夹角测量法。

4. 髂嵴差：两侧髂嵴最高点水平切线间的距离。

5. 髋骨的宽度：髋骨内侧缘连线与外侧缘切线间的距离。

6. 骶骨的偏移度：骶棘连线与垂直轴线的夹角。

具体测量方法图 8-3。

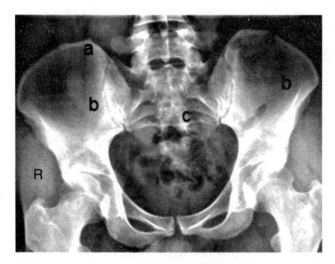

骶髂骨关节紊乱
髂骨旋转
a. 髂峭不平
　　左高右低
b. 髂骨不对称
　　左窄右宽
c. 骶骨不居中
　　骶骨底右倾

图 8-3　骶髂关节紊乱在 X-Ray 上的表现

（三）统计分析方法

采用 Microsoft Visual FoxPro6.0 软件建立数据库及自由表；数据的分析与处理采用 SPSS18.0 for Windows 软件，计量资料以 $\bar{x} \pm SD$ 表示，计数资料用率、百分比或中位数表示。计数资料用 Chi-square 检验或秩和检验，计量资料用 t 检验或方差分析，流行病学调查采用单因素危险度分析和二分类 Logistic 回归分析。单因素筛选标准，逐步回归分析方法筛选危险因素，检验水准 $\alpha=0.05$。

三、结果

（一）LDH 有上行性发展的趋势

L4~5DH 患者年龄较 L5~S1DH 的大（47.54±12.86 岁 VS 42.07±14.21 岁），P=0.03<0.05（表 8-5）。

表 8-5　LDH 患者的一般情况

名称	n	L4~5DH	n	L5~S1DH	t or X^2	P
年龄	61	47.54 ± 12.80	68	42.07 ± 14.21	2.24	0.03
病程	60	3（1~12）	51	3（1~12）	0.25	0.83
患者性别						
男性	37	60.7%	32	47.1%	2.39	0.12
女性	24	39.3%	36	52.9%		
发病情况						
复发	40	65.6%	48	70.6%	0.37	0.54
初发	21	34.4%	20	29.4%		

（二）LDH 危险度估计

骶髂关节紊乱是 L4~5DH 的一个危险因子，OR 值为 11.27，OR 值的 95%可信区间是 4.85~26.21；MH 和 CMH 法检验：骶髂关节紊乱与 L4~5DH 显著相关（P<0.01）（表 8-6）。

表 8-6　骶髂关节紊乱对 LDH 影响的单因素分析

部位	n	LDH	LDH+SID	OR	P	95%CI
L4~5 DH	61	14（23.0%）	47（77.0%）	11.27	0.00	4.85 ~ 26.21
L5~S1 DH	68	27（39.7%）	41（60.3%）	2.31	0.03	1.12 ~ 4.58
LDH	129	41（31.8%）	88（68.2%）	4.61	0.00	2.73 ~ 7.78

（三）L4~5DH 危险度估计

髂嵴不平是 L4~5DH 的一个危险因子，*OR* 值为 5.22，*OR* 值的 95%可信区间是 1.59~17.19；MH 和 CMH 法检验：髂嵴不平与 L4~5DH 显著相关（*P*=0.00<0.01） （表 8-7）。

表 8-7 髂骨旋转移位对 L4~5DH 影响的单因素分析

名称	*n*	L4~5DH	L5~S1DH	*OR*	*P*	95%CI
两侧髂嵴						
相平	17	5（11.9%）	12（41.4%）	1.00		
不平	54	37（88.1%）	17（58.6%）	5.22	0.00	1.59~17.19
两侧髋骨						
对称	6	3（7.0%）	3（10.3%）	1.00		
不对称	66	40（90.0%）	26（89.7%）	1.54	0.06	0.29~8.21

（四）二分类 Logistic 回归分析

参与分析的 17 个变量中，对 L4~5DH 有显著影响的变量（*P*<0.10）有"年龄"、"4 形字试验"、"腰痛"、"腰部压痛"、"腰椎侧弯"、"髂嵴不平"、"腰骶角异常"，除"年龄"、"4 字试验"、"腰部压痛"、"腰椎侧弯"是保护因素外，其余均是危险因素，其中"髂嵴不平"是高危险因素，*OR* 值为 21.38，*P*=0.00<0.01，*OR* 值 95%可信区间是 2.99~152.63（表 8-8）。

表 8-8 L4~5DH 的危险因子二分类 Logistic 回归分析（*n*=129）

名称	B	S.E	*OR*	*P*	95%CI
年龄	−1.57	0.56	0.21	0.01	0.07 ~ 0.63
"4"字试验	−2.93	0.88	0.05	0.00	0.09 ~ 0.30
腰痛	1.37	0.80	3.92	0.09	0.82 ~ 18.83
腰部压痛	−0.99	0.48	0.37	0.04	0.14 ~ 0.95
腰椎侧弯	−0.76	0.42	3.31	0.07	0.20 ~ 1.07
髂嵴不平	3.06	1.00	21.38	0.00	2.99 ~ 152.63
腰骶角异常	0.79	0.42	2.21	0.06	0.98 ~ 5.01

四、讨论

（一）腰椎间盘突出症是上行性发展疾病

腰椎间盘突出症是慢性退行性疾病，其自身发生、发展、转归与预后具有一定的规律性。在腰椎间盘退变性疾病的自然过程中，最先受累的是 L5~S1 椎间盘，接着是 L4~5 椎间盘，很少累及 L3~4 以及 L2~3 椎间盘。98%的腰椎间盘突出位于 L4~5 或 L5~S1 之间，年龄较轻的人多易发生 L5~S1 椎间盘突出，老年人多见 L3~4 和 L2~3 椎间盘突出。我们的研究表明腰椎间盘突出症的病程长，复发率也高，而且随年龄增加而有上行性发展的趋势，腰 4~5 椎间盘突出症患者的年龄较腰 5~骶 1 椎间盘突出症的大，多因素 Logistic 回归分析也表明年龄是腰 4~5 椎间盘突出症的保护性因素（OR 值为 0.33，$P<0.05$，表 8-8）。可见腰椎间盘突出症是上行性发展的退行性疾病。

（二）腰椎间盘突出症常合并有骶髂关节紊乱

腰腿痛严重困扰着人类的身心健康，因为其病理因素比较复杂。早在 20 世纪初，骶髂关节紊乱一直被认为是腰部疼痛的主要来源。直到 1934 年，Mixter 和 Barr 发现并描述腰椎间盘突出症是引起腰腿痛的重要原因以来，人们对腰腿痛病因的研究主要集中在腰椎间盘上，骶髂关节紊乱未受到足够的重视。然而近年来人们又越来越关注骶髂关节和它与腰腿痛的密切关系，并且发现腰椎间盘突出症常合并有骶髂关节紊乱。

脊柱和骨盆同为人体承重的中轴，解剖和生物力学关系密切，脊柱的问题往往隐藏着骨盆和下肢生物力学的失衡。腰椎间盘突出症，无论是何种原因引起的，临床上均会出现脊柱常呈保护性侧弯、生理弧度改变和椎体旋转移位，从而影响脊柱的整体曲线和承重力线，骨盆随之产生代偿性倾斜，引起骶髂关节紊乱。龙层花非手术治疗腰椎间盘突出症中并发骶髂关节损伤和骨盆旋移综合征者约占 40%；黎秉衡临床研究发现 44.44%腰椎间盘病变者兼有髂骨旋移；杨万宏认为 65%顽固性腰椎间盘突出症合并骶髂关节损伤。我们的研究提示，68.2%的腰椎间盘突出症患者合并有骶髂关节紊乱，其中在腰 4~5 椎间盘中是 77%（$P<0.01$，表 8-5）。可见腰椎间盘突出症合并骶髂关节紊乱的发病率是比较高的。

（三）骶髂关节紊乱对腰 4~5 椎间盘突出症的影响

骶髂关节由髂骨与骶骨的耳状关节面组成，在结构上呈螺旋状是可动关节，骶髂关节紊乱可分为髂骨紊乱和骶骨紊乱。骶髂关节在功能上为上下重力传导的枢纽，是微动关节，髂骨的运动是旋转移位，髂骨的紊乱可分为前后旋转错位和内外旋转错位；骶骨的运动是倾斜移位，骶骨紊乱可分为前后倾斜错位和左右倾斜错位。两侧的髂骨旋转移位引起髂嵴的空间位置发生变化，前后旋转移位引起髂嵴不平（图 8-4），

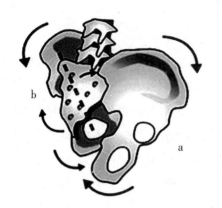
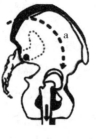
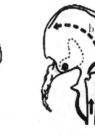

a.髂骨旋前位移　　　　b.髂骨旋后位移

图 8-4　骶髂关节联合错位

我们研究提示 88.1%腰 4~5 椎间盘突出症患者的髂嵴高低不平，二分类 Logistic 回归分析髂嵴不平是腰 4~5 椎间盘突出症的高危险因素（OR=21.38，P<0.01，表 8-8）。

当外力作用迫使一侧髂骨相对骶骨及对侧髂骨出现旋转移位并超过允许位移量时，即为髂骨旋转紊乱。由于两侧髂嵴分离，附着在髂嵴上的髂腰韧带牵拉第 4、5 腰椎旋转、倾斜，脊柱骨在此轴移动之后可以出现代偿运动，这种代偿运动为腰 4 椎体旋转，使椎管、椎间盘的正常生理功能受到限制，纤维基中某一方向胶原纤维处于过度抑制状态，继而发生蠕变、疲劳、断裂，并继发椎管内神经根炎症反应、椎管狭窄等慢性病理变化。如果这种变化得不到有效地纠正，由于髂骨的后旋及 L4 椎体旋转、倾斜，在重力的作用下日久必然引起腰 4~5 椎间盘的退变和突出。

（四）髂骨旋转紊乱与腰 4~5 椎间盘突出症是二联征

腰椎间盘突出症和骶髂关节紊乱是临床上引起腰腿痛的常见原因，可单独存在，也可两种疾病同时存在，共同作用使病情更加复杂和顽固。髂骨旋转紊乱与腰 4~5 椎间盘突出症之间密切关联，二者相互影响且有因果关系，任何一方的发生是另一方发生的原因和结果，共同存在腰腿痛疾病中，沈国权教授称这种相互作用的关系谓"二联征"。并提醒人们仅注意手法治疗中的局部脊柱因素是不够的，应该明确脊柱手法中的整体观念。当脊柱疾病和骨盆失稳出现后，病变部位结构改变，不仅会产生局部影响，必然波及到上下部位而出现相应临床表现。并在临床实际中，治疗难治性腰 4~5 椎间盘突出症常配合调整髂骨旋转位移，从单节段、局部最优的脊柱调整观念转化为多节段、整体最优的脊柱微整观念，取得了显著的疗效，为久治不愈的慢性顽固性腰腿痛提供了一个新的认识理念和治疗途径。

第三节　腰 5~骶 1 椎间盘突出症与骶髂关节紊乱 之间的相关性流行病学调查

随着现代科学技术特别是影像学的不断发展，人们对腰腿痛病理因素的认识在不断明晰，近年来研究表明腰椎间盘突出症和骶髂关节紊乱都能引起腰腿痛。脊柱与骨盆在结构和功能上是一个复合体，共同构成人体承重的中轴，解剖和生物力学关系密切；腰椎间盘和骶髂关节在生理上相互联系，相互为用，协调运动以维系骨盆和脊柱的平衡和稳定；腰椎间盘突出症和骶髂关节紊乱在病理上相互影响且有因果关系，共同存在于慢性顽固性腰腿痛疾病中，使腰腿痛的病情更加复杂和顽固。

从临床实际来看，骶髂关节紊乱和腰椎间盘突出症之间存在密切相关性。多数骶髂关节紊乱的患者常合并有腰椎间盘突出症、腰 3 横突综合征等重症腰部疾患，即骶髂关节紊乱是引起腰椎间盘突出症的发病因素之一。腰椎间盘突出症也常合并有骶髂关节紊乱，部分腰椎间盘突出症患者尤其是女性在神经根性压迫症状出现缓解以后会出现典型的骶髂关节紊乱的症状和体征。即腰椎间盘突出症可引起脊柱保护性畸形和骨盆运动肌群的动力失衡，也可以反过来引起骶髂关节错位或紊乱。

一、一般资料

（一）研究对象的选取

选取 2009 年 8 月~2010 年 10 月期间，上海中医药大学附属岳阳中西结合医院推拿科住院部病房确诊为腰椎间盘突出症的患者 129 例，腰 5~骶 1 椎间盘突出症 60 例，腰 4~5 椎间盘突出症 69 例。其中男性 69 名，女性 60 名；年龄最小的 18 岁，最大的 80 岁，平均年龄为 44.95±13.27 岁；病程最短的 0.5 月，最长的 144 月，平均病程是 3 月。

（二）诊断标准

1. 腰椎间盘突出症的诊断标准参照 1994 年国家中医药管理局发布的《中华人民共和国中医药行业标准·中医病证诊断疗效标准》（ZY/T001.8—94）中"腰椎间盘突出症"诊断标准进行制定。

（1）有腰部外伤、劳损或受寒湿史，大部分患者在发病前有慢性痛史，常发生于青壮年。

（2）腰痛向臀部及下肢放射，腹压增加如咳嗽、喷嚏时疼痛加重。

（3）脊柱侧弯，腰椎生理弧度减小，病变部位椎旁有压痛，并向下肢放射，活动受限。

(4) 下肢受累神经支配区有感觉过敏或迟钝，病程长者可出现肌肉萎缩。

(5) 直腿抬高或加强试验阳性，膝、跟腱反射减弱或消失，拇趾趾背伸或屈曲肌力减弱。

(6) X 线检查脊柱侧弯，腰椎生理前凸减小，病变椎间隙变窄，相邻边缘有骨赘增生。CT 或 MRI 检查可显示椎间盘突出的部位及程度。

2. 骶髂关节错位的诊断标准参照 2008 年欧盟制定的《骨盆带疼痛的诊疗标准》中有关"骶髂关节紊乱"的诊断标准进行制定。

(1) 多有外伤史或孕产史。

(2) 单侧或双侧骶髂关节及臀外上方疼痛，且有压痛，翻身疼痛加重。

(3) 骶髂关节周围肌肉痉挛，下肢活动受限，不能久坐久行，歪臀跛行。

(4) 检查可见患侧骶髂关节肿胀，较健侧凸起或凹陷。

(5) 患侧髂后下棘的内下角有压痛、叩击痛，有时可触及痛性结节。

(6) 双下肢量比检查以观察双下肢足跟量比差，0.5cm 以上有诊断价值，1cm 以上有确诊意义，通常不超过 2cm。

(7) 两侧髂前、后上棘不对称，髂嵴不平，骶嵴不居中或骶沟不对称。

(8) 骨盆分离、挤压试验阳性，骶髂关节 "4" 字试验阳性，下肢后伸试验阳性，单足站立试验阳性。

(9) X 线摄骨盆平片示，患侧骶髂关节间隙略为增宽，关节面排列紊乱，耻骨联合略有上下移动，晚期患者可见关节边缘增生或骨密度增高。两侧髂嵴左右不等高，髋骨左右不等宽，闭孔左右不对称，骶骨不居中。CT 诊断可见明显关节间隙不对称。

(三) 纳入标准

1. 符合腰椎间盘突出症诊断标准者。

2. 年龄在 18~80 岁之间，性别不限。

3. 病变部位在腰 5~骶 1 椎间盘或腰 4~5 椎间盘者为主。

4. 后外侧型腰椎间盘突出症为主要观察对象。

5. 病程不限，未经外科手术、牵引或暴力推拿者。

6. 知情同意，志愿受试。

(四) 排除标准

1. 有其他原因造成的腰腿痛患者。

2. 妊娠期、哺乳期妇女。

3. 具有严重的原发性心、肝、肺、肾、血液或影响其生存的严重疾病，如肿瘤或艾滋病。肾功能异常；尿蛋白>+，镜下尿红细胞>+（尿 Hb 不作为判断指标）；ALT>

$2n$（n 为正常值上限）；有临床意义的心电图异常；血白细胞<3.0×10^9/L。

4. 法律规定的残疾患者盲、聋、哑、智力障碍，精神障碍，肢体残疾。

5. 怀疑或确有酒精、药物滥用病史。

6. 骶髂关节扭伤（患者下肢无量比差出现，骨性标志对称，X 线摄片无改变）。

7. 脊柱和骶髂关节结核（无外伤史，有全身症状，如低热、盗汗、消瘦，以及X 线摄片显示有骨骺破坏），以及肿瘤、骨折和强直性脊柱炎。

二、流行病学调查

采用流行病学调查的方法前瞻性列队研究腰椎间盘突出症的危险因素，调查的项目有腰椎间盘突出症患者的一般资料、症状和体征以及脊柱和骨盆在影像上的表现。

（一）腰椎间盘突出症可能的危险因子与赋值

见表 8-9。

表 8-9　腰椎间盘突出症 17 个可能的危险因子与赋值

因素	变量名	赋值说明
年龄	X_1	<40=1，40~60=2，>60=3
性别	X_2	男=0，女=1
病程	X_3	<3 月=1，3 月~6 月=2,，>6 月=3
职业	X_4	体力=1，脑力=0
腰痛	X_5	无痛=0，轻痛=1，中痛=2，重痛=3
腰部压痛	X_6	无痛=0，轻痛=1，中痛=2，重痛=3
活动障碍	X_7	无=0，有=1
直腿抬高试验	X_8	
加强试验	X_9	阴性=0，阳性=1
"4"字试验	X_{10}	阴性=0，阳性=1
腰椎曲度	X_{11}	阴性=0，阳性=1
腰椎侧弯	X_{12}	30°~50°=0，<30°或>50°=1
髂嵴	X_{13}	无=0，有=1
髋骨	X_{14}	相平=0，不平=1
腰骶角	X_{15}	对称=0，不对称=1
骶骨	X_{16}	30°~40°=0，<30°或>40°=1
脉压	X_{17}	居中=0，左右偏移=1
腰椎间盘突出症	Y	30~40=0，<30 或>40=1

（二）影像指标测量

采用飞利浦 500mA DR 数字摄影机和 16 排螺旋 CT 摄片，拍摄条件为200mA 80AV 0.3S，卧位腰椎摄片聚焦在脐下 1cm 处，骨盆摄片聚焦在耻骨联合处，拍摄距离为100cm，滤过线（+），拍摄 DR 腰椎平片 124 张，腰椎侧位片 119 张，骨盆平片 103 张，CT 片 76 张。选用 Neusoft PACS/RIS Ver3.1 影像分析软件测量数据，腰椎正侧位片与下骨盆平片的具体测量方法如下：

（1）腰椎侧凸：脊柱侧凸 Cobb 角测量法。

（2）腰骶角：腰骶角水平角测量法。

（3）腰椎曲度：腰椎轴夹角测量法。

（4）髂嵴差：两侧髂嵴最高点水平切线间的距离。

（5）髋骨的宽度：髋骨内侧缘连线与外侧缘切线间的距离。

（6）骶骨的偏移度：骶棘连线与垂直轴线的夹角。

（三）统计分析方法

采用 Microsoft Visual FoxPro6.0 软件建立数据库及自由表；数据的分析与处理采用SPSS18.0 for Windows 软件，计量资料以$\bar{x}±S$ 或中位数表示，计数资料用率或百分比或表示。计数资料用 Chi-square 检验或秩和检验，计量资料用 t 检验或方差分析，流行病学调查资料采用单因素危险度分析和二分类 Logistic 回归分析，单因素筛选标准，检验水准 $P=0.05$，Logistic 回归分析方法筛选危险因素（$α_入=0.05$，$α_出=0.10$）。

三、结果

（一）LDH 有上行性发展的趋势

L5~S1DH 患者的年龄较 L4~5DH 的小（47.54±12.86 岁 VS 42.07±14.21 岁，$P<0.05$）（表 8-10）。

表 8-10　LDH 患者的一般情况

名称	n	L4~5 DH	n	L5~S1 DH	t or X^2	P
年龄	61	47.54 ± 12.80	68	42.07 ± 14.21	2.24	0.03
病程	60	3（1~12）	51	3（1~12）	0.25	0.83
患者性别						
男性	37	60.7%	32	47.1%	2.39	0.12
女性	24	39.3%	36	52.9%		
发病情况						
复发	40	65.6%	48	70.6%	0.37	0.54
初发	21	34.4%	20	29.4%		

（二）LDH 危险度估计

骶髂关节紊乱是 LDH 的一个危险因子，*OR* 值为 4.61，其中在 L4~5DH 中 *OR* 值明显高于 L5~S1DH 中（11.27 VS 2.31）；MH 和 CMH 法检验：骶髂关节紊乱与 LDH、L4~5DH、L5~S1DH 均显著相关（*P*<0.05）（表 8-11）。

表 8-11　骶髂关节紊乱对 LDH 影响的单因素分析

部位	*n*	LDH	LDH+SID	X^2	*P*	*OR*
L4~5DH	61	14（23.0%）	47（77.0%）	35.71	0.00	11.27
L5~S1DH	68	27（39.7%）	41（60.3%）	5.77	0.03	2.31
LDH	129	41（31.8%）	88（68.2%）	32.81	0.00	4.61

（三）L5~S1DH 危险度估计

腰骶角异常是 L5~S1DH 的一个危险因子，*OR* 值为 3.18，MH 和 CMH 法检验：腰骶角异常与 L5~S1DH 显著相关（*P*<0.05）（表 8-12）。

表 8-12　腰骶角异常对 L5~S1DH 影响的单因素分析

名称	位置	L4~5DH	L5~S1DH	X^2	*P*	*OR*
腰骶角	正常	17（58.6%）	12（41.1%）			1.00
	异常	12（30.8）	27（69.2%）	5.12	0.02	3.18
骶骨	正直	6（22.2%）	5（11.9%）			1.00
	偏移	21（77.8%）	37（88.1%）	1.31	0.52	2.11

（四）二分类 Logistic 回归分析

参与分析的 17 个变量中，经单因素筛选，最终对 11 变量进行 Logistic 回归分析，其中对 L5~S1DH 有显著影响的变量（*P*<0.10）中，"年龄"、"4"字试验、"腰椎侧弯"、"髋骨不对称"是保护因素外，其余均是危险因素，其中"腰骶角异常"为高危险因素，*OR* 值为 14.23，*P*=0.04<0.05（表 8-13）。

表 8-13 L5~S1DH 的危险因子二分类 Logistic 回归分析

名称	B	S.E	Wald	OR	P
年龄	–1.58	0.61	6.75	0.21	0.01
腰痛	1.44	0.74	3.83	4.23	0.05
"4"字试验	–3.12	0.95	10.68	0.04	0.00
活动障碍	2.03	1.04	3.81	7.60	0.05
腰椎侧弯	–3.16	1.25	6.35	0.04	0.01
髂嵴不平	1.98	0.95	4.30	7.21	0.04
髋骨不对称	–3.23	1.53	4.49	0.04	0.03
腰骶角异常	2.66	1.09	5.5	14.23	0.02
性别	0.84	0.79	1.13	2.23	0.23
骶骨左右偏移	1.67	1.20	1.93	5.32	0.17
腰椎曲度	1.07	1.25	0.74	2.92	0.39

四、讨论

（一）腰椎间盘突出症是上行性发展疾病

腰椎间盘突出症是慢性退行性疾病，其自身发生、发展、转归与预后具有一定的规律性。在腰椎间盘退变性疾病的自然过程中，最先受累的是 L5~S1 椎间盘，接着是 L4~5 椎间盘，很少累及 L3~L4 以及 L2~L3 椎间盘。其中 98% 的腰椎间盘突出位于 L4~5 或 L5~S1 之间，年龄较轻的人多易发生 L5~S1 椎间盘突出，老年人多见 L3~L4 和 L2~L3 椎间盘突出。我们的研究表明腰椎间盘突出症的病程长，复发率也高（65.6%~70.6%，表 8-10），而且随年龄增加而有上行性发展的趋势，腰 5~骶 1 椎间盘突出症患者的年龄较腰 4~5 椎间盘突出症的小（42.07±14.21 VS 7.54±12.86 岁，$P<0.05$，表 8-10），多因素 Logistic 回归分析也表明年龄是腰 5~骶 1 间盘突出症的保护性因素，OR 值为 0.23（$P<0.05$，表 8-13）。可见腰椎间盘突出症是上行性发展的退行性疾病。

（二）腰椎间盘突出症常合并有骶髂关节紊乱

腰腿痛严重困扰着人类的身心健康，因为其病理因素比较复杂。早在 20 世纪初，骶髂关节紊乱一直被认为是腰部疼痛的主要来源。直到 1934 年，Mixter 和 Barr 发现并描述腰椎间盘突出症是引起腰腿痛的重要原因以来，人们对腰腿痛病因的研究主要集中在腰椎间盘上，骶髂关节紊乱未受到足够的重视。然而近年来人们又越来越关注骶髂关节和它与腰腿痛的密切关系，并且发现腰椎间盘突出症常合并有骶髂关节紊乱。

脊柱和骨盆同为人体承重的中轴，解剖和生物力学关系密切，脊柱的问题往往隐藏着骨盆和下肢生物力学的失衡。腰椎间盘突出症，无论是何种原因引起的，临床上均会出现脊柱常呈保护性侧弯、生理弧度改变和椎体旋转移位，从而影响脊柱的整体曲线和承重力线，骨盆随之产生代偿性倾斜，引起骶髂关节紊乱。龙层花非手术治疗腰椎间盘突出症中并发骶髂关节损伤和骨盆旋移综合征者约占 40%；黎秉衡临床研究发现 44.44%腰椎间盘病变者兼有髂骨旋移；杨万宏认为 65%顽固性腰椎间盘突出症合并骶髂关节损伤者。我们的研究提示，68.2%的腰椎间盘突出症合并有骶髂关节紊乱，其中在腰 5~骶 1 椎间盘中是 60.3%（$P<0.01$，表 8-11）。可见腰椎间盘突出症合并骶髂关节紊乱的发病率是比较高的。

（三）腰骶角异常对腰 5~骶 1 椎间盘退变的影响

骶髂关节由髂骨与骶骨的耳状关节面组成，在结构上呈螺旋状是可动关节，骶髂关节紊乱可分为髂骨紊乱和骶骨紊乱。骶髂关节在功能上为上下力的传导枢纽，是微动关节，髂骨的运动是旋转移位，髂骨的紊乱可分为前后旋转错位和内外旋转错位；骶骨的运动是倾斜移位，骶骨紊乱可分为前后倾斜错位和左右倾斜错位。骶骨前后倾斜错位必然引起腰骶角异常，我们研究提示 69.2%腰 5~骶 1 椎间盘突出症患者的腰骶角异常（表 8-12），二分类 Logistic 回归分析腰骶角异常是腰 5~骶 1 椎间盘突出症的高危险因素（$OR=14.23$，$P<0.01$，表 8-13）。

骨盆与脊柱在结构上是一个复合体，骶骨的力学机制与脊柱密切相关，当腰椎失稳，骶骨也相应位移。身体向前弯和向后仰，骶骨在两髂骨之间会发生前后旋转。当腰椎后仰时骶骨前倾使腰骶角增大，腰椎曲度相应增大，脊柱的承重力线后移，作用于腰椎体后部的剪力增加，剪力作用于椎间盘组织，力点小而较集中，易导致纤维环后缘破裂（图 8-5）；当腰椎前倾时骶骨后仰使腰骶角减小，腰椎曲度相应也减小，脊柱的承重力线前移，剪力作用于腰椎前部，处于椎间盘中的相对偏后的髓核后移，纤维环后缘承受负荷加大易破裂（图 8-5）。腰—盆—髋整体学说是欧美整脊治疗的理论基础，揭示了临床中某些顽固性腰腿痛的原因是骨盆紊乱所致。日本髋关节矫正术认为股骨头转位会挤压骨盆，挤压的骨盆会造成腰椎错位。

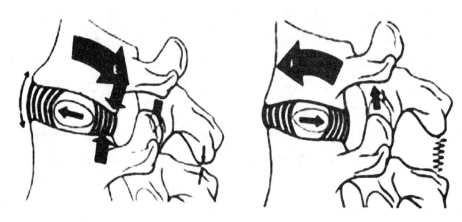

图 8-5　腰椎与骶骨的联动

（四）髂骨倾斜紊乱与腰 5~ 骶 1 椎间盘突出症是二联征

腰椎间盘突出症和骶髂关节紊乱是临床上引起腰腿痛的常见原因，可单独存在，也可两种疾病同时存在，共同作用使病情更加复杂和顽固。骶骨倾斜错位与腰 5~骶 1 椎间盘突出症之间密切关联，二者相互影响且有因果关系，任何一方的发生是另一方发生的原因和结果，共同存在腰腿痛疾病中，沈国权教授称这种相互作用的关系谓"二联征"。并提醒人们仅注意手法治疗中的局部脊柱因素是不够的，应该明确脊柱手法中的整体观念。当脊柱疾病和骨盆失稳出现后，病变部位结构改变，不仅会产生局部影响，必然波及上下部位而出现相应临床表现。并在临床实际中，治疗难治性腰5~骶 1 椎间盘突出症配合调整骶骨倾斜移位，从单节段、局部最优的脊柱调整观念转化为多节段、整体最优的脊柱调整观念，取得了可喜的疗效，为久治不愈的慢性顽固性腰腿痛提供了一个新的认识理念和治疗途径。

第四节　脊柱微调配合髂骨调整手法治疗腰 4~5椎间盘突出症合并骶髂关节紊乱临床研究

腰椎间盘突出症和骶髂关节紊乱是临床上引起腰腿痛的常见原因，可单独存在，也可两种疾病同时存在，共同作用使病情更加复杂和顽固。此时如果单治一种疾病，就可能使治疗不彻底，这也是临床上治疗腰腿痛效果不明显及复发率较高的主要原因，给患者的治疗带来一定难度。研究显示，腰 4~5 椎间盘突出症常合并骶髂关节紊乱，髂骨旋转移位与腰 4~5 椎间盘退变之间的生物力学关系密切。我们采用脊柱微调配合髂骨调整手法治疗腰 4~5 椎间盘突出症合并骶髂关节紊乱 30 例，并与松解配合腰椎调整手法治疗 31 例对照观察，结果如下。

一、资料与方法

（一）病例选择

1. 诊断标准

（1）腰椎间盘突出症依据《中医病证诊断疗效标准》中的诊断标准确诊。

（2）骶髂关节紊乱依据《骨盆带疼痛的欧洲诊疗标准》中有关标准确诊。

2. 纳入标准

（1）符合上述诊断标准。

（2）年龄 18~65 岁。

（3）第 4~5 腰椎间盘、单节段突出。

（5）髂骨旋转移位或骶骨倾斜移位。

（6）患者知情同意，并签署知情同意书。

3. 排除标准

（1）其他原因造成的腰腿痛。

（2）腰椎间盘突出中央型、游离型、巨大型髓核突出。

（3）合并骨科其他病变，或存在其他可能影响研究的原因如妊娠期、哺乳期妇女及精神病患者。

（二）一般资料

全部 61 例均为江西中医药大学附属医院针灸推拿科住院部患者，随机分为 2 组。治疗组 30 例，男 10 例，女 20 例；年龄 19~60 岁，平均 46.28±16.08 岁；病程 1~13 个月，平均 13.38±30.28 个月。对照组 31 例，男 16 例，女 15 例；年龄 18~63 岁，平均 48.18±18.89 岁；病程 2~12 个月，平均 13.45±25.54 个月。2 组一般资料比较差异无统计学意义（$P>0.05$），具有可比性。

（三）治疗方法

1. 治疗组

（1）脊柱微调

行改良腰椎斜扳法。患者侧卧位，健侧（无疼痛的一侧）向下。术者肘部扳压患者臀部向患侧（疼痛侧）扭转至极限。然后术者做一突发有控制的扳动，同时推扳肩部和臀部，并用手指向下推压患椎棘突。

（2）髂骨调整手法

行髂骨旋转紊乱微调手法。患者侧卧，患侧向上，下侧下肢伸直略屈髋，上侧下肢伸膝屈髋。术者以一手按患者肩部前推，另一手掌根豌豆骨按于髂后上棘后扳，两臂协调用力将脊柱扭转至弹性限制位。肩部之手稳住躯干上部不动，按髂后上棘之手做一突发的扳动，用力方向指向患肢股骨纵轴。若整复髂骨旋前紊乱，扳压部位改为坐骨结节处，用力方向指向患者下颌与下侧肩关节连线的中点。患者仰卧，屈膝屈髋，术者双手分别固定患者的双膝与双踝，向髂前下嵴略低的一侧摇髋关节。

2. 对照组

（1）松解手法

患者取俯卧位，先以一指禅推、按、揉气海俞、大肠俞、环跳、承扶、委中、承山、足三里及阿是穴 5min；然后用㨰法、拿法、揉法、弹拨法施于两侧腰背部骶棘肌、腰方肌、髂腰肌、多裂肌、臀部肌肉及患侧下肢肌群 5min；最后在腰部病变节段边施㨰边配合下肢后伸和内收外展。

（2）腰椎调整手法

同治疗组。

3. 疗程

2 组均每周治疗 5 次，治疗 15 次后统计疗效。

（四）观察指标

1. 腰椎间盘突出症

根据改良用日本骨科协会评分（JOA）腰痛疾患疗效评定，满分为 29 分，分数越低表明功能障碍越明显。

2. 骶髂关节紊乱

根据欧洲 Orlando 骨盆疗效评价定。

3. 腰腿痛

采用疼痛视觉模拟评分法（VAS 法），疼痛分为 0~10 个等级，0 分表示无痛，10分代表难以忍受的最剧烈的疼痛。

（五）统计学方法

采用 Microsoft Visual FoxPro6.0 软件建立数据库及自由表。数据分析期处理采用 SPSS18.0 for Windows 软件，计量资料以均数±标准差（$\bar{x} \pm S$）表示，采用 t 检验；计数资料率的比较以百分率（%）表示，采用 χ^2 检验。

二、结果

（一）2 组治疗前后改良 JOA 腰痛疾患疗效评分比较

2 组治疗后 JOA 评分均较本组治疗前降低，且治疗组低于对照组，比较差异均有统计学意义（$P<0.05$）（表 8–14）。

表 8-14　2 组治疗前后改良 JOA 腰痛疾患疗效评分比较（X̄±S）

组　别	n	治疗前	治疗后
治疗组	30	9.46±2.02	20.26±2.42*△
对照组	31	10.89±2.74	19.99±3.48*

与本组治疗前比较，*表示*P*<0.05；与对照组治疗后比较，△表示*P*<0.05

（二）2 组治疗前后 Orlando 骨盆疗效评分比较

2 组治疗后 Orlando 骨盆疗效评分均较本组治疗前降低，且治疗组低于对照组，比较差异均有统计学意义（*P*<0.05）（表 8-15）。

表 8-15　2 组治疗前后 Orlando 骨盆疗效评分比较（X̄±S）

组　别	n	治疗前	治疗后
治疗组	30	37.81±4.84	11.49±2.55*△
对照组	31	36.73±4.48	14.70±5.44*

与本组治疗前比较，*表示*P*<0.05；与对照组治疗后比较，△表示*P*<0.05

（三）2 组治疗前后腰腿 VAS 评分比较

2 组治疗后腰腿 VAS 评分均较本组治疗前降低，且治疗组低于对照组，比较差异均有统计学意义（*P*<0.05）（表 8-16）。

表 8-16　2 组治疗前后腰腿 VAS 评分比较（X̄±S）

组　别	n	治疗前	治疗后
治疗组	30	6.68 ± 1.01	2.68 ± 0.49*△
对照组	31	6.82 ± 1.13	3.26 ± 1.04*

与本组治疗前比较，*表示*P*<0.05；与对照组治疗后比较，△表示*P*<0.05

三、讨论

中医的整体观认为，脊柱、骨盆及下肢同为人体承重的中轴，解剖和生物力学关系密切。身体的重力由脊柱通过骨盆及骶髂关节而传递给两侧下肢，并保障两侧下肢的重力负荷基本一致，而地面对足底重力的反作用也通过骨盆及骶髂关节而传递至脊柱。

　　骨盆是脊柱稳定和平衡的基础，当脊柱的基础部分——骨盆及下肢的任何部分失去长度、角度及空间位置的对称性，就会影响脊柱的承重力学，进而造成脊柱结构和功能的变化及其适应。脊柱问题往往隐藏着骨盆和下肢生物力学的失衡；骨盆及下肢骨关节的生物力学失衡时，也影响脊柱的整体曲线和承重力线。

　　近年来，腰椎间盘退行性疾病严重影响着中青年患者的身心健康。由于腰椎间盘退变的病理因素比较复杂，而临床医生又缺乏整体观念，仅重视对椎间盘本身局部的分析和治疗，对椎间盘周围组织与结构没有充分观察。大部分腰 4~5 椎间盘突出症患者经传统手法或外科手术局部治疗后临床疗效不显著，且病情常反复发作，久治不愈，最终发展成为慢性顽固性腰腿痛。

　　腰 4~5 椎间盘突出症患者的腰椎生理曲度减小，有轻重不等的功能性侧弯，导致脊柱力学失衡，骨盆发生代偿性姿势调整而出现倾斜，作用于骶骨的力均衡失调，骶髂关节容易发生上下、前后滑移或纵轴、横轴的扭转，产生紊乱或半脱位。而骶髂关节紊乱会导致骨盆发生相应的倾斜或旋转，身体重心转移，引起腰椎保护性侧弯、生理弧度改变，两侧髂腰韧带张力失衡，带动腰 4~5 椎骨旋转、倾斜，椎间孔和侧隐窝骨性通道变窄，椎间盘通过自身纠正姿势失衡无效而膨出或突出，即出现坐骨神经痛。其实临床上腰 4~5 椎间盘突出症常合并有骶髂关节紊乱，骶髂关节紊乱日久必然引起腰 4~5 椎间盘退变、突出。

　　脊柱的问题往往隐藏骨盆与下肢生物力学的失衡，调整骨盆为脊柱及下肢髋、膝与踝关节的病痛提供了一个新的临床解决途径。龙层花腰椎与骶髂关节正骨手法同治腰椎间盘突出症并发骨盆旋移综合征患者，取得显著或痊愈的效果，并认为骨盆旋移综合征的正确诊治，是取得疗效的关键。秦英等采用硬膜外填充治疗腰椎间盘突出症的同时手法复位骶髂关节紊乱，效果良好，优良率达 85.8%。朱才兴等治疗腰椎间盘突出症合并骶髂关节紊乱的患者，经单纯按腰椎间盘突出症治疗，效果不佳，后加用治疗骶髂关节紊乱方法治疗后，显效率达 93%。采用脊柱微调配合髂骨调整手法治疗，并与松解配合腰椎调整手法松解治疗，结果显示，2 组均降低，但治疗组评分更低（P<0.05）。提示两种治疗方法均有效，但治疗组效果更佳。

　　脊柱微调手法是在此理论及现代医学指导下，从人体整体平衡出发，以骨盆为基础，以脊柱为中心，施以正确的调整手法。微调手法从单节段、局部最优的脊柱调整观念转化为多节段、整体最优的脊柱调整观念，重视脊、骶髂关节，认为骶髂关节对整个脊柱起着主导地位。施术者直接作用于脊柱病变节段上下椎的棘突、横突和椎间小关节，不干扰其他节段的稳定性；运用脊柱自身的黏弹性来调整椎体的位移，纠正脊柱运动节段的空间排列序列，为神经、血管和脊髓创造了一个较为宽松的内环境，从而消除或减轻临床症状和体征，达到治疗疾病的目的，避免了传统的腰椎手法大幅度被动运动和暴力推扳的不良作用。

腰 4~5 椎间盘突出症患者，常合并一侧或两侧髂骨可能出现紊乱。这时若单纯采用腰椎调整手法来实现腰骶神经根减压，疗效不甚显著，如果在应用腰椎调整手法的同时配合髂骨矫正手法，改善腰椎的整体曲线和承重力线，改变腰椎不同节段的应力分布，有效改善脊柱侧弯的体征，达到脊柱两侧的应力平衡，临床疗效会更加显著，而且髂骨旋转紊乱的正确治疗，是腰 4~5 椎间盘突出症取得疗效的关键。慢性顽固性腰 4~5 椎间盘突出症常合并有髂骨旋转紊乱，临床医生应该树立整体观念，上下病同治，矫正髂骨旋转紊乱是治疗慢性顽固性腰 4~5 椎间盘突出症的根本所在。

第五节　腰椎微调配合骶骨调整手法治疗腰5~骶1椎间盘突出症合并骶骨倾斜紊乱的临床研究

沈国权教授在传统中医脊柱正骨手法的基础上，并以中医整体观念、辨证论治思想结合现代医学理论，应用近几十年来动物实验和临床试验研究的最新成就，综合国内外各种手法，所形成别具一格的脊柱推拿手法流派。微调手法认为脊柱问题往往隐藏着骨盆和下肢生物力学的失衡，解决脊柱和骨盆问题为髋、膝、踝关节病痛提供新的临床治疗途径。笔者用脊柱微调配合骶骨调整手法治疗腰 5~骶 1 椎间盘突出症合并骶骨倾斜紊乱错位 63 例，取得了较好的疗效，现总结如下。

一、资料与方法

（一）临床资料

选取 2015 年 1 月~8 月期间，江西中医药大学附属医院针灸推拿科住院部病房最终确诊为腰 5~骶 1 椎间盘突出症合并髂骨旋转紊乱 63 例，随机分为治疗组和对照组。男性26 例，女性 37 例；年龄最小的 18 岁，最大的 65 岁，平均年龄为 44.78±15.08 岁；病程最短的 1 月，最长的 144 月，平均病程是 11.08±16.23 月。两组患者的一般资料比较差异无显著意义，具有可比性。

（二）诊断、纳入及排除标准

1. 诊断标准

（1）腰椎间盘突出症的诊断标准

采用《中医病证诊断疗效标准》中腰椎间盘突出症的诊断标准。

表 8-17 两组患者一般情况比较

组别	年龄（岁）	性别（例）		病程（月）
		男	女	
对照组	46.70±15.89	14	17	12.29±13.56
治疗组	42.28±16.08	12	20	10.18±16.23
检验统计量	t=1.28	χ^2=0.38		t=0.48
P值	0.25	0.54		0.65

（2）骶髂关节紊乱的诊断标准

采用《骨盆带疼痛的欧洲诊疗标准》中有关骶髂关节紊乱的诊断标准。

2. 纳入标准

（1）符合上述腰椎间盘突出症和骶髂关节紊乱的诊断标准。

（2）腰 5~骶 1 椎间盘突出症合并髂骨旋转紊乱，年龄 18~65 岁。

（3）病变部位在 L5~S1，椎间盘向后外侧突出。

（4）髂骨旋转移位或骶骨倾斜移位。

（5）同意参与本项研究，签署知情同意书。

3. 排除标准

（1）其他原因造成的腰腿痛患者。

（2）合并严重的严重疾病者。

（3）合并脊柱和骶髂关节结核、肿瘤、骨折及强直性脊柱炎者。

（4）入院前已接受过手术、牵引或推拿等治疗者。

（5）妊娠期、哺乳期妇女及精神病患者；有酒精或药物滥用史者。

二、方法

（一）治疗方法

1. 治疗组

（1）腰椎调整手法

患者侧卧，患侧向上。操作者站于其面前，以一手示、中指分别触紊乱节段与上一节段的棘突间隙，另一手抓住患者下侧手腕牵拉使肩部向前移动，脊柱轻度屈曲。再令患者上侧下肢屈膝屈髋，踝部搁置于下侧下肢膝部，术者肘部则扳压患者臀部向患侧扭转至极限。操作者适时做一突发有控制的扳动，同时推扳肩部和臀部，并用手指向下推压患椎棘突。

（2）骶骨倾斜紊乱微调手法

患者侧卧，患侧向上，下侧下肢略屈髋，使腰椎生理弧度变为平直。上侧下肢伸膝屈髋，利用腘绳肌的杠杆力来帮助复位，骨盆与床面垂直。操作者以一手按患者肩部前推，另一手掌根豌豆骨按压病人骶1或骶3后扳，用上半身力量压到手豆骨上，手前臂与病人臀部垂直，要求医生的上身越过病人的身体。两手协调用力将脊柱扭转至弹性限制位，按肩部之手稳住躯干上部不动，按骶1或骶3后扳之手作一突发的扳动，用力方向指向床面即可复位。

2. 对照组治疗方法

（1）松解手法

患者取俯卧位，先以一指禅推、按、揉气海俞、大肠俞、环跳、承扶、委中、承山、足三里及阿是穴5min；然后用㨰法、拿法、揉法、弹拨法施于两侧腰背部骶棘肌、腰方肌、髂腰肌、多裂肌、臀部肌肉及患侧下肢肌群5min。最后在腰部病变节段边施㨰边配合下肢后伸和内收外展。

（2）腰椎斜扳法

患者侧卧位，健侧向下。术者肘部则扳压患者臀部向患侧扭转至极限。术者做一突发有控制的扳动，同时推扳肩部和臀部，并用手指向下推压患椎棘突。

（3）腰椎微调手法

患者俯卧位，两手抓住头端床沿。操作者以两手握住患者患侧下肢踝部，身体后倾，利用躯干腰背肌力量，将患者下肢向远端持续拔伸以拉开腰椎间隙，再逐渐将其下肢外旋，使患者腰椎随下肢外旋而自下而上逐渐扭转。当见到病变节段开始随之扭转时，突然加大下肢外旋力量，可使旋转和（或）侧向移位的腰椎回复原位。

（4）骶骨倾斜紊乱微调手法

患者侧卧，患侧向上，下侧下肢略屈髋，使腰椎生理弧度变为平直。上侧下肢伸膝屈髋，利用腘绳肌的杠杆力来帮助复位，骨盆与床面垂直。操作者以一手按患者肩部前推，另一手掌根豌豆骨按压病人骶1或骶3后扳，用上半身力量压到手豆骨上，手前臂与病人臀部垂直，要求医生的上身越过病人的身体。两手协调用力将脊柱扭转至弹性限制位，按肩部之手稳住躯干上部不动，按骶1或骶3后扳之手做一突发的扳动，用力方向指向床面即可复位。

3. 疗程

治疗组采用松解手法、腰椎微调手法、骶骨倾斜微调手法；对照组采用松解手法、腰椎斜板法，2组均每周5次，共治疗15次后统计疗效。

4. 观察指标及评价方法

（1）腰椎间盘突出症：根据改良的日本 JOA 腰痛疾患疗效评定。

（2）骶髂关节紊乱：根据欧洲 Orlando 骨盆疗效评价定。

（3）疼痛视觉模拟定级（Visual analogous scale，VAS 评定法）

5. 统计学方法

采用 Microsoft Visual FoxPro6.0 软件建立数据库及自由表。数据的分析与处理采用 SPSS18.0 for Windows 软件，计量资料以 $\bar{x}\pm S$ 表示，计数资料用%表示，2 组患者性别组间比较采用 $\chi 2$ 检验，年龄与病程的组间比较采用 t 检验，疗效评价用非参数检验，相关性检验采用直线与回归分析，检验水准 α=0.05 有显著性差异。

三、结果

（一）两组患者腰 5~ 骶 1 椎间盘突出症（L5~S1DH）治疗前后的评分

治疗组和对照组中腰 5~骶 1 椎间盘突出症均有显著性疗效（P=0.00<0.01），而且治疗组中效果更佳（表 8-18）。

表8–18　两组患者L5~S1DH治疗前后的评分（$\bar{X}\pm S$）

组别	n	治疗前	治疗后	Z	P
对照组	31	40.28±5.42	21.03±4.47	−6.71	0.00
治疗组	32	40.19±4.51	17.29±4.56*	−6.88	0.00

两独立样本非参数检验：与对照组治疗后比较*代表Z=−3.02，P=0.00<0.01。

（二）两组患者骶骨错位治疗前后的评分

治疗组和对照组中骶骨错位均有显著性疗效（P=0.00<0.01），而且治疗组中效果更佳（表 8-19）。

表 8–19　两组患者骶骨错位治疗前后的评分（$\bar{X}\pm S$）

组别	n	治疗前	治疗后	Z	P
对照组	31	37.54 ± 5.98	14.29 ± 6.78	−6.61	0.00
治疗组	32	37.78 ± 4.77	11.15 ± 3.09*	−6.82	0.00

两独立样本非参数检验：与对照组治疗后比较*代表Z=−2.69，P=0.02<0.05。

（三）两组患者 VAS 疼痛评分

治疗组和对照组中 L5~S1DH 患者的腰痛均有显著性疗效（$P=0.00<0.01$），而且治疗组中效果更佳（表 8–20）。

表 8–20　两组患者 L5~S1DH 治疗前后腰痛疼痛评分（$\overline{X}±S$）

组别	n	治疗前	治疗后	Z	P
对照组	31	$6.73 ± 0.98$	$3.54 ± 1.16$	-6.28	0.00
治疗组	32	$6.74 ± 0.95$	$2.78 ± 0.96^*$	-7.15	0.00

两独立样本非参数检验：与对照组治疗后比较*代表$z=-2.64$，$P=0.01<0.05$。

四、讨论

骶髂关节是微动关节，骶髂关节紊乱可分为髂骨紊乱和骶骨紊乱；骶骨是倾斜紊乱，可分为前后倾斜和左右倾斜移位，左右倾斜频率高，前后倾斜角度大。骶髂关节错位会引起腰椎间盘突出症，腰椎间盘突出症常合并骶髂关节紊乱，二者相互影响且有因果关系，在腰腿痛中常同时出现。

针对腰椎间盘突出症并发骨盆旋移综合征患者，脊柱放松手法通过解除肌肉痉挛，松解组织粘连，使脊柱动力性力学系统恢复平衡；脊柱旋转整复手法对目标作用节段具有确切的机械效应，同时有利于痉挛的解除和粘连的松解；脊柱屈伸调整手法通过对硬脊膜向上或向下的拉伸，使神经根也发生位移，从而减少对硬脊膜组织的机械刺激。同时调整脊柱矢状轴上的移位，消除了突出节段脊髓及神经根的集中应力负荷，达到局部减压，改善脊髓血供及脑脊液循环的作用，并进一步消除椎管内软组织的水肿，为临床症状和体征的改善提供基础。脊柱微调配合骶骨调整手法治疗腰 5 骶 1 椎间盘突出症与骶骨紊乱骶骨错位治疗前后的评分疗效显著（37.78±4.77 VS 11.15±3.09，$P<0.05$）两组患者 L5~S1DH 治疗前后腰痛疼痛评分疗效显著（6.74±0.95 VS 2.78±0.96，$P<0.05$）。

脊柱微调手法以中医的整体观念为指导思想，提出腰 4~5 椎间盘突出症和髂骨紊乱是"二联征"，腰 5~骶 1 椎间盘突出症与骶骨紊乱是"二联征"的假说。腰椎间盘突出症和骶髂关节紊乱在病理上相互影响，且具有因果关系，任何一方的发生必然成为另一方的致病因素，共同存在于腰腿痛疾病中。在实际中应用常规腰椎手法配合骶髂骨关节调整手法治疗腰椎间盘突出症合并骶髂关节紊乱，取得可喜的效果，为临床治疗慢性顽固性腰腿痛提供了一个新的认识理念和治疗途径。

我们前期研究提示：腰椎间盘突出症患者常常合并有骶髂关节紊乱，其中60.3%的腰 5 骶椎间盘突出症患者常合并有骶髂关节紊乱，骶髂关节紊乱是腰 5~骶 1 椎间盘突出症的危险因素之一，骶骨倾斜移位引起的腰骶角异常是腰 5 骶椎间盘突出症的高危险因素（OR=14.23）。骶骨倾斜移位与腰 5~骶 1 椎间盘突出症在生物力学上关系密切。本次研究提示，手法治疗腰 5~骶 1 椎间盘突出症与骶骨紊乱二联征疗效显著（40.19±4.51 VS 17.29±4.56，P<0.05）。手法调整骶骨倾斜移位是防治腰 5~骶 1 椎间盘退变、突出的有效方法之一，腰椎间盘突出症和骶髂关节紊乱之间有一定的关联性。

第六节　骶髂关节紊乱与腰椎间盘突出症之间的相关性研究

腰腿痛严重困扰着人类的身心健康，其致病因素比较复杂。长期以来腰椎间盘突出症被认为是引起腰腿痛的主要病理机制，但很大部分腰椎间盘突出症患者经传统手法或外科手术局部治疗后临床疗效不显著，常反复发作且久治不愈，最终发展成为慢性顽固性腰腿痛。究其原因是临床医生没有整体观念，习惯于从临床症状和损伤机制上认识脊柱和骨盆失稳病变，缺乏从宏观上思考问题，局限于对某个节段分析或局部考虑，没有脊柱—骨盆整体观念，导致对一些顽固性腰椎间盘突出症中潜在的骶髂关节紊乱的漏诊或误诊。

一、腰腿痛病理因素的研究

随着现代科学技术特别是影像学的不断发展，人们对腰腿痛致病因素的认识发生着深刻变化。早在 20 世纪初，骶髂关节紊乱一直被认为是腰部疼痛的来源。直到1934 年，Mixter 和 Barr 发现并描述腰椎间盘突出症是引起腰腿痛的重要原因以来，人们对腰腿痛病因的研究主要集中在腰椎间盘上，骶髂关节半脱位未受到足够的重视。医学生甚至常常被告知骶髂关节是不动关节及不能引起腰腿痛，然而近年来人们越来越关注到骶髂关节和它与腰腿痛的密切关系。

随着 CT、MRI 等影像学检查技术的发展，近年来越来越多的证据表明骶髂关节的退行性改变、炎症破坏等病理学特征的改变，是引起腰痛的一个重要的因素。对骶髂关节的解剖生理和临床研究的进一步深入，人们越来越认识到骶髂关节紊乱在腰腿痛中的作用。在国际疼痛研究协会（International Association for the Study of Pain）推荐的诊断标准中，对疑似骶髂关节疼痛的腰痛病例进行局部神经阻滞后，发现 10%

~26.6%的腰痛是由于骶髂关节功能紊乱而引起的。

实际上骶髂关节半脱位是多种疾患所共有的一组症候群，而不是一种单独的疾病。临床医师在对腰痛患者进行体格检查时，对骶髂关节的关注往往不够，但脊柱推拿医生有时也存在夸大的一面。骶髂关节紊乱是引起腰痛的原因之一，占15%~25%；国内研究表明由骶髂关节紊乱引起的慢性下腰痛占整个下腰痛的10%~27%；香港整脊学会的会长黄杰发现腰腿痛病人，80%有或轻或重的骨盆紊乱。

沈国权教授提醒人们仅注意手法治疗中的局部脊柱因素是不够的，应该明确脊柱手法中的整体观念。当脊柱疾病和骨盆失稳出现后，病变部位结构改变，不仅会产生局部影响，必然波及上下部位而出现相应临床表现。并在长期的临床实际中观察到腰椎间盘突出症和骶髂关节紊乱相互影响且有因果关系，共同存在于腰腿痛中，任何一方的发生必然成为另一方的致病因素，提出腰4~5椎间盘突出症和骶髂关节紊乱是"二联征"和腰5~骶1椎间盘突出症与腰骶角有相关性的假说。并在临床实际中，治疗腰4~5椎间盘突出症配合调整髂骨和腰5~骶1椎间盘突出症配合调整骶骨，取得可喜的疗效，为久治不愈的顽固性腰腿痛提供了新的认识理念和治疗途径。

纵观人们对腰腿痛致病因素认识的发展过程，不难看出其发展经历了局部因素——骶髂关节半脱位或腰椎间盘突出症，到整体因素——腰椎间盘突出症合并骶髂关节紊乱，再到相互联系的观念——腰椎间盘突出症和骶髂关节紊乱是相互关联的，具有因果关系。这一过程遵循了从局部因素到整体因素，从相对独立到相互联系的发展规律。从单节段、局部最优的脊柱骨盆调整观念转化为多节段、整体最优的脊柱骨盆调整观念。认识在不断深化，病理在不断明晰。

二、骶髂关节紊乱与腰椎间盘突出症之间的相互影响

脊柱与骨盆在结构和功能上是一个复合体，共同构成人体承重的中轴；腰椎间盘和骶髂关节在生理上相互联系，协调运动以维系骨盆和脊柱的平衡和稳定；腰椎间盘突出症和骶髂关节紊乱在病理上相互影响。即腰椎间盘突出，脊柱常呈保护性侧弯、生理弧度改变，从而影响脊柱的整体曲线和承重力线，骨盆随之可产生代偿性倾斜，一侧或两侧骶髂关节可能出现紊乱；骶髂关节紊乱，骨盆会发生相应的倾斜或旋转，引起脊柱产生保护性侧弯、生理弧度改变，两侧髂腰韧带张力失衡，带动腰4、5椎骨旋转、侧倾，腰椎间盘由于解剖结构的缘故必然突出。

从临床实际来看，骶髂关节紊乱和腰椎间盘突出症之间存在着密切的相关性，相互影响且有因果关系。多数骶髂关节紊乱的患者合并有腰椎间盘突出症、腰3横突综合征等重症腰部疾患，即骶髂关节紊乱是引起腰椎间盘突出症的发病因素；部分腰椎间盘突出症患者尤其是女性在神经根性压迫症状出现缓解以后会出现典型的骶髂关节

紊乱的症状和体征，即腰椎间盘突出症可引起脊柱保护性畸形和骨盆运动肌群的动力失衡，也可以反过来引起骶髂关节紊乱。

（一）骶髂关节紊乱对腰椎间盘的影响

脊柱是一个充满力学特性的生物系统，尤其是力的平衡与稳定，而骨盆是脊柱稳定与平衡的基础。脊柱在直立、前屈、侧弯和后伸等位置时，其功能的完成，除靠脊柱周围的肌肉功能外，还要靠骨盆位置的正常而得到基础性稳定。Kendall 研究表明骨盆的状态决定人体姿势是否正直的关键。步行时骶髂关节能缓解地面支持反力的冲击，减少剪切力，以保护腰椎间盘和股骨头。

身体的重力由脊柱通过骨盆及骶髂关节而传递给两侧下肢，并保障两侧下肢的重力负荷基本一致，而地面对足底的重力反冲也通过骨盆而传递至脊柱。当脊柱的基础部分——骨盆及下肢的任何部分失去长度、角度及空间位置的对称性，就会影响脊柱的承重力学，进而造成脊柱结构和功能的变化及其适应。荷兰学者 Bedzinski 和 Wall 研究发现腰部脊柱轮廓应力分布取决于脊柱前凸指数和骶椎的倾斜性，并观察到骶骨倾角增加，第 5 腰椎较高应力值，而腰椎前凸指标较大时第 4 腰椎骨应力值增加。

腰—盆—髋整体学说是欧美整脊治疗的理论基础，揭示了临床中某些顽固性腰腿痛的原因是骨盆紊乱所致。骨盆的旋转侧倾，身体的重心就会转移，腰椎轴线侧弯，椎间孔的骨性通道也因侧弯而变窄，椎间盘通过自身纠正姿势失衡无效，即可出现坐骨神经痛。美国 A.M.C.T.脊椎矫正术临床研究表明所有脊椎的病变都会表现在骨盆病变和脚（pelvis deficient）的长短上；日本髋关节矫正术认为股骨头转位会挤压骶髂关节，挤压的骶髂关节会造成腰椎，甚至因此往上造成胸椎及颈椎的问题。圆筒枢纽学说将脊柱及与骨盆作为一整体，提出"三圆筒四枢纽"说。

一些学者从形态解剖和生物力学的观点来描述和比喻脊柱与骨盆的关系，如 Lindsayl 将脊柱比喻为四根线拉紧的塔（four guy wires erect this tower），塔基就是骨盆；郭世缚则认为脊柱可以比喻为一个插在骨盆上的旗杆；有学者认为整个脊柱犹如船的桅樯竖立在骨盆上，骨盆是脊柱承重的基础。脊柱的许多肌肉、韧带和筋膜都是对称性地止于骨盆或者起于骨盆，骨盆位置如果有额状面的不正或矢状面的倾斜，均可导致脊柱诸肌肉、韧带和筋膜失衡和不稳，继而出现脊柱偏歪，以适应骨盆倾斜的变化。周松认为骶髂关节较为稳固，但由于其与腰骶关节同样为人体重力传递的过度地带，在发病机理中可以单独存在，也可合并腰椎间盘突出。

当外力作用迫使一侧髂骨相对骶骨及对侧髂骨出现旋转位移并超过允许位移量时，即为骶髂关节屈曲性紊乱。由于两侧髂嵴分离，附着在髂嵴上的髂腰韧带牵拉第 4、5 腰椎旋转倾斜，脊柱骨在此轴移动之后可以出现代偿运动，这种代偿运动为 L4 椎体旋转，使椎管、椎间盘的正常生理功能受到限制，纤维基中某一方向胶原纤维处于过度抑制状态，继而发生蠕变、疲劳、断裂，并继发椎管内神经根炎症反应、椎管狭窄等慢性病理变化。如果这种变化得不到有效纠正，由于髂骨的后旋及 L4 椎体旋转倾斜，日久必然引起腰 4~5 椎间盘的突出及第 3 腰椎横突综合征。Kapandji 认为髂腰韧带的上束有抑制脊柱前屈的功能，而下束有抑制脊柱后伸的功能，上下束均与脊柱的侧弯和旋转有关。

从生物力学观点来看，脊—盆—髋是人体直立行走和平衡运动的生物力学基础，而骨盆是躯干生物力学平衡基础中的基础，上联接脊椎，下通过骶髂关节承载脊椎和人体大部分的重量，起着"承上启下"的作用。若骶髂关节紊乱、骨盆倾斜、腰骶椎位置的改变可造成整个脊柱力学结构的不稳定和腰背部肌肉应力不平衡，而继发腰背软组织劳损，也可继发腰椎退行性改变，是腰椎间盘突出症患者长期慢性腰腿痛久治不愈的重要原因。

中医从整体去辨证，从各个角度，从自然界及所能导致脊柱位移的因素都会去考虑，而且会考虑到脊柱的下部——骨盆。骶骨、骨盆后下位移，必然会导致腰椎、胸椎、颈椎在上方也随之而后下位移；骶曲下前移位，盆骶后仰下坠或左倾斜下坠，腰椎的曲线变直、后凸偏左旋或右后位移；胸椎曲线圆弧加大或左平移变直，颈椎曲线变直或反弓。骶骨、骨盆和腰椎是人体最受力的椎体，也是位移最多、最严重的椎体。

(二) 腰椎间盘突出症对骶髂关节的影响

脊柱和骨盆同为人体承重的中轴，解剖和生物力学关系密切。重力通过腰骶关节传导至骶骨，平均地分配到骶骨的两翼，再通过骶髂关节到股骨头然后到下肢，体重有将两侧髂骨分离和使骶骨前倾的趋势。脊柱疾患往往隐藏着骨盆生物力学的失衡，如腰椎间盘突出症患者的脊柱生理曲度消失，有轻重不等的功能性侧弯，导致脊柱力学失衡，骨盆发生代偿性姿势调整而出现倾斜，作用于骶骨的力均衡失调，骶髂关节容易发生上、下、前、后滑移或发生纵轴、横轴的扭转，产生紊乱或半脱位。

脊柱骨盆和下肢作为统一的功能整体，在躯体运动过程中共同承受着内外负荷。其中任何结构的变化必然影响其他结构的位置和运动，同一损伤过程中存在多部位和（或）多节段损伤，如弯腰前屈时，下肢伸直位搬取重物，既可造成腰椎间盘纤维环破裂，髓核突出，也可能造成骶髂关节屈曲型损伤或半脱位，还可能同时引起腰椎间盘突出和骶髂关节损伤、半脱位。Grieve 认为下腰椎的"固定"能改变承重力线，因而代偿性增加骶髂关节运动。

腰骶部肌力的改变及胸腰段脊椎结构的平衡力失调是骨盆旋转移位和骶髂骨移位的主要原因。腰椎间盘突出组织对腰骶神经的刺激往往引起腰骶及臀部肌肉的高度紧张，而且对运动神经的持续压迫，使骨盆运动肌群丧失正常张力和肌力，因而骶髂骨在不平衡的拮抗肌群肌力牵拉下出现紊乱。外力使腰 4~5 椎间盘突出压迫脊神经根，由于机械性刺激和化学炎症性反应使腰方肌和竖脊肌紧张痉挛，腹直肌因腰痛随腹式呼吸减少而减弱，背伸肌的牵拉与腹肌的无力使同侧髂骨出现旋前位移。腰部疼痛和运动受限日久会引起有外旋髂骨作用的臀大肌萎缩无力，致使髂骨在内收肌群的作用下在骶骨面上内旋，从而出现髂骨内旋紊乱。Macnab 认为臀大肌收缩外展髋关节，从而牵引髂骨远离骶骨而呈外旋位。

腰椎间盘突出症，无论是何种原因引起的，临床上均会出现脊椎曲度变直、侧弯、斜髋等畸形，引起骶髂关节半脱位。国内文献报道有 30%的腰椎间盘突出症患者合并骶髂关节紊乱；龙层花非手术治疗的腰椎间盘突出症病例中，并发骶髂关节损伤和骨盆旋移综合征者约占 40%；黎秉衡临床研究发现 44.44%的腰椎间盘病变者兼有髂骨旋移；杨万宏认为 65%顽固性腰椎间盘突出症合并骶髂关节损伤者。可见腰椎间盘突出症合并骶髂关节紊乱的发病率是较高的。

中国传统医学对脊柱的认识是从阴阳学说、天人相应和整体观念进行解释的。《灵枢·刺节真邪》指出"腰脊者，身之大关节也"，认为脊柱骨盆是全身的中轴枢纽，内涵督脉，总督诸阳经。《内经》认为脊柱骨盆疾病可以上下传输，上下相互影响。如《灵枢·经脉》有"头痛，目似脱，项似拔，脊痛腰似折"的记载；《灵枢·厥病》中也有"厥头痛，项先痛，腰脊为应"的论述。《素问·骨空论》提出督脉治病大法，"督脉生病，治在骨上，甚者在脐下营"，脐下营就是骨盆和骶髂关节周围的经络腧穴。

三、推拿手法治疗腰椎间盘突出症合并骶髂关节紊乱

腰椎间盘突出症和骶髂关节紊乱是临床上引起腰腿痛的常见原因，可单独存在，也可两种病同时存在，这时如果单治一种病，就可能使治疗不彻底，这是临床上治疗腰腿痛效果不明显的主要原因，也是复发率高的原因之一。针对腰椎间盘突出症并发骨盆旋移综合征患者只按腰突症治疗（包括手术和非手术）疗效差这一难题，龙层花等改为两症同治，取得显著或痊愈的效果，并认为骨盆旋移综合征的正确诊治，是这类疑难病例取得疗效的关键。Henry Pollard 等提出骶髂关节和下腰椎在结构和功能上相互影响，调整骶骨的位置可对整个脊柱结构产生影响，使得相应关节组织应力重新分布，恢复脊柱整体力学平衡。

推拿医生对脊柱及脊柱相关疾病的治疗中，只注重病变局部，而忽视了治疗相邻部位亦能取效的可能性和必然性，通过调整相邻部位的结构异常，达到治疗疾病的目的，有时还能取得事半功倍的效果。秦英等认为腰椎间盘突出症合并骶髂关节紊乱的患者，单纯以腰椎间盘突出症治疗，往往无明显疗效且易引起久治不愈的腰腿痛。采用硬膜外填充治疗腰椎间盘突出症同时手法复位骶髂关节紊乱，效果良好，优良率达

85.8%。朱才兴等治疗腰椎间盘突出症合并骶髂关节紊乱的患者，经单纯按腰椎间盘突出症治疗，效果不佳，后加用治疗骶髂关节紊乱方法治疗，疗效显著，显效率达93%。

短杠杆脊柱微调手法以中医的整体观为指导思想，认为脊柱与骨盆、下肢同为人体承重的中轴，脊柱问题往往隐藏着骨盆和下肢生物力学的失衡；骨盆及下肢骨关节的生物力学失衡时，也影响脊柱的整体曲线和承重力线。脊柱推拿医师不仅要调整产生症状的病变部位，还要注重整个脊柱与骨盆、下肢的承重力线和应力平衡。戴政文采用整脊加调盆手法治疗腰椎间盘突出症合并骶髂关节紊乱，从中医学"整体观"出发，两者手法同施，标本兼治，疗效显著，总有效率达93.5%。

中医注重从整体去辨证，脊柱病变虽然在临床表现为单一部位发病，其实是整个脊柱骨盆疾病在腰、骶、腿局部的表现。如颈椎病除寰枢椎错动外大部分皆由胸椎错动造成，肩周炎大部分是由颈椎错动造成，腰痛主要来源骨盆不正及骶髂关节错缝和下肢的疾患。这就要求在治疗腰、骶、腿病的过程中不能只着眼于局部，要从整个脊柱出发考虑问题。微调手法采用脊柱整体推拿由下而上，骶骨、髂骨、腰椎、胸椎、颈椎依次逐步调整复位。

四、骶髂关节紊乱漏诊和误诊的原因和对策

大多数研究和治疗将腰骶痛归咎于腰椎间盘病变，而忽视了骶髂关节功能障碍也常会引起腰痛。因为骶髂关节紊乱和软组织痉挛都可导致邻近神经受到机械压迫和化学刺激，在临床上表现出一系列神经症状，如腰、臀、腿的沉麻酸痛，极似腰椎间盘突出症。而且我国 20 世纪 50 年代以前的医学教科书明确指出，90%以上的腰腿痛是由腰椎间盘突出引起的，所以几乎不加鉴别地把腰腿痛等同于腰椎间盘突出症，而骶髂关节紊乱被延误治疗。医师习惯于经验思考，思路较窄，容易导致漏诊，也是腰椎间盘突出症合并骶髂关节紊乱误诊为单纯的腰椎间盘突出症的主要因素之一。

对骶髂关节的解剖结构和运动功能不熟悉、常见病的特殊临床表现缺乏足够认识、忽视详细的病史采集及体格检查，而且临床思维缺乏综合分析能力、没有整体观念以及相关检查不全面、提供检查部位不确切等是漏诊骶髂关节紊乱的主要原因。其实腰椎间盘突出症合并骶髂关节紊乱在腰腿痛患者中占有相当的比例，常因 CT 和MRI 检查的介入，以及临床医生过于注重腰椎的影像学改变而被误诊为单纯的腰椎间盘突出症，漏诊了骶髂关节紊乱。

为了避免骶髂关节紊乱的漏诊与误诊，在临床实践中，凡是遇到腰椎间盘突出症引起脊柱空间序列如曲度改变和脊柱侧弯的患者，首先要检查骶髂关节有无压痛及骶骨是否有前倾、后仰和旋转紊乱；触诊左右对比髂前、后上棘和髂嵴的对称性来判断

髂骨是否有旋前旋后及内外旋转紊乱；观察下肢是否一样长及有无阴阳脚；叩击法结合骶髂关节的特殊检查如"4"字试验确定病变部位；必要时可借助 X 线、CT 骨盆摄片检查，一般不难诊断。关键是要树立脊柱骨盆整体观念，认识到腰椎间盘突出症和骶髂关节紊乱是相互影响的，共同存在腰腿痛疾病中。

五、结语

骶髂关节可能是人体中最具有争议的关节，争议的焦点是骶髂关节运动的范围与程度及运动轴的位置问题。骶髂关节是微动关节，是可以紊乱的，骶髂关节紊乱会引起腰椎间盘突出症，腰椎间盘突出症常合并骶髂关节紊乱，二者相互影响且有因果关系，在腰腿痛中常同时出现。推拿医生要从中医整体观念出发辨证施术，用现代科学技术的局部分析方法探究骶髂关节的细微变化，西医诊断中医治疗，中西医相结合。特殊的临床表现和精细的触诊以及影像上的细微变化是诊断骶髂关节紊乱的有效方法，腰椎调整术配合骶髂关节矫正术是治疗和预防慢性顽固性腰腿痛的有效途径。

第九章　骶髂关节紊乱相关性疾病

骶髂关节在人体中是个非常重要的关节，也可能是人体争议最大的关节，争议的焦点是骶髂关节的运动范围与运动轴的问题。基础医学与临床医学形成不同的观点，甚至两种截然不同的看法。医学生甚至常被告知骶髂关节是不动关节及不能引起腰腿痛，然而近年来人们又越来越关注骶髂关节和它与腰腿痛的密切关系，目前西方医学已向客观肯定骶髂关节紊乱及其在腰腿痛治疗中的作用转化。

早在20世纪初，骶髂关节紊乱一直被认为是腰部疼痛的主要来源。由于CT与MRI的出现，人们对腰腿痛病因的研究主要集中在腰椎间盘上，骶髂关节紊乱未受到足够的重视。临床医师在对腰腿痛患者进行体格检查时，往往对骶髂关节的关注也不够。近年来对骶髂关节的解剖生理和临床研究的进一步深入，人们越来越认识到骶髂关节紊乱在腰腿痛中的重要作用。

骶髂关节是由骶骨与髂骨的耳状关节面构成，位于后面两侧的骶髂关节与前面的耻骨联合组成骨盆环。骶髂关节的紊乱可分为髂骨的紊乱和骶骨的紊乱，髂骨位于骨盆环两缘的前外侧，髂骨的运动是旋转运动，髂骨的紊乱是旋转移位。骶骨位于骨盆带的后中央，骶骨的运动是倾斜运动，骶骨的紊乱是倾斜移位。实际上骶髂关节紊乱是多种疾患所共有的一组症候群，而不是一种单独的疾病，常合并有腰椎间盘突出、椎体滑脱、腰肌劳损、梨状肌损伤及下肢髋、膝和踝关节病痛。

第一节　髂骨旋转紊乱相关性疾病

骶髂关节中，髂骨位于骶骨的两翼，有维持平衡和传导力的作用。髂骨将躯干的重量由骶骨传到下肢，同时将地面对体重的反作用力由骶骨传到腰椎及脊柱。骶髂关节是由骶骨与髂骨的耳状关节面组成的关节，在结构上呈不规则扭曲走向为螺旋状。由于肌肉的作用，特别是站立的结果，髂骨相对于骶骨做前后和内外旋转运动，引起髂嵴高低不平与髋骨宽度不等，骨盆结构不对称，与腰、腿痛密切相关。

髂骨旋转移位指髂骨的空间位置发生改变，以"关节面位置异常"或"骨缝开错"、"骨缝参差"为病理特征的损伤，本质上是骶髂关节周围的肌肉、韧带和筋膜等软组织的问题，以纤维、软骨关节出现不能自行复位的位移，类似于中医的"筋出

319

槽"、"骨错缝"。髂骨旋转移位是一个漫长的病理过程，要经历无症状期、有症状期、适应期、骨关节炎期，最后增生融合而达到稳定期。

髂骨旋转移位可分为前后旋转移位和内外旋转移位，在骨盆平片上，髂骨前后旋转移位引起两侧髂嵴不平，髂骨旋前髂嵴变低而髂骨旋后髂嵴变高，髂嵴差的均值为 10.34 ± 0.73mm；髂骨内外旋转位移引起两侧髋骨不等宽，内旋髋骨变宽而外旋髋骨变窄，两侧髋骨差的均值为 6.73 ± 1.01mm。髂骨前后旋转移位出现髂嵴差的幅度较大（$P<0.01$），而内外旋转移位出现髋骨宽度不等的频率较高（92.3% VS 76.7%，$P<0.01$）。髂骨旋转是耦合移位，52.8%的右侧髂骨是旋前合并内旋移位，52.8%的左侧髂骨是旋后合并外旋移位（图 9-1）。

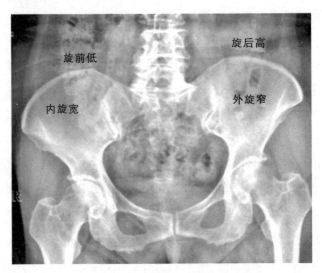

图 9-1　髂骨旋转紊乱

一、髂骨前后旋转移位

髂骨与下肢相连及受下肢的影响，当下肢运动，髂骨也随之运动。大多数人的行走习惯是右利步态，右下肢的功能主要是运动，左下肢的功能主要是承重。右侧髂骨的旋转受下肢运动影响较为明显，病变以位移多见，左侧髂骨的病变以劳损多见。髂骨前后旋转移位，在骨盆平片上，右侧髂骨旋前移位引起 89.9%髂嵴低，左侧髂骨代偿性旋后移位引起 89.9%髂嵴高，但两侧髂骨前后旋转移位引起的髂嵴差无明显差异（8.06 ± 1.07mm VS 10.59 ± 0.80mm）。

髂骨以骶骨为中心旋转运动，当一侧髂骨旋转运动时，对侧髂骨必须反向旋转运动，来保持上半身的稳定和平衡。病理状态下两侧的髂骨是联动关节，当一侧髂骨相对骶骨向前旋转移位时，为了保持躯干在冠状面上的平衡，对侧髂骨就有可能向后旋转移位，导致骨盆在矢状位上呈扭转位移，引起骨盆旋转紊乱，明显出现脊柱侧弯体征。调整一侧髂骨前倾，可以纠正对侧髂骨的后仰；调整对侧髂骨后仰，可以纠正同侧髂骨的前倾。

（一）脊柱侧弯

两侧髂骨旋转紊乱是联动旋转移位，一侧髂骨旋前移动，对侧髂骨就旋后移动。使两侧髂嵴在冠状位上更加高低不平，髂骨在矢状位上前后移位，骨盆在轴位上呈旋转状态。两侧髂骨旋转紊乱造就了脊柱的旋转伴有倾斜的耦合运动，为了保持脊柱的正直和躯干的直立状态，髂骨旋转移位髂嵴高低不平，骨盆向一侧倾斜，腰椎反向侧弯旋转，胸椎反向腰椎侧弯旋转，颈椎反向胸椎侧弯旋转，最终寰枢关节反向颈椎旋转倾斜移位。因此最上端的寰枢关节与最下端的骶髂关节是联动关节，头颅与骨盆常呈现反向倾斜与旋转状态，使临床症状更加复杂与多样。

脊柱由腰椎、胸椎和颈椎组成，脊柱侧弯可分为腰椎侧弯、胸椎侧弯和颈椎侧弯（图9-2）。腰椎侧弯腰4倾斜旋转引起腰4~5椎间盘退变、突出，腰3倾斜旋转引起腰3横突综合征，即腰肌劳损，腰2倾斜旋转早期是急性腰扭伤的状态，后期是腰2错位综合征，即大腿与腰臀部疼痛酸困。胸椎侧弯的角度一般比腰椎侧弯的角度要大些，且胸椎侧弯常位于胸5与胸6，引起胸背部疼痛、酸困，称之为胸椎小关节紊乱，若胸椎侧弯位于胸3与胸4会引胸闷、心慌、气短症状，即脊源性心脏病。若胸椎侧弯位于胸7与胸8会出现四肢疼痛、麻木、酸困症状。颈椎的后关节呈近水平状，颈椎旋转功能主要集中在寰枢关节，倾斜功能主要集中在寰枕关节，寰枢关节失稳会引起颈性眩晕，寰枕关节失稳会引起颈性头痛，如果颈椎侧弯倾斜在颈3与颈4会出现颈性耳鸣、耳聋症状。调整骶髂关节的旋转移位是解决脊柱相关性疾病最根本的方法，也是最关键的问题。

（二）腰4~5椎间盘突出症

骨盆骨性结构不对称与腰痛密切关联，其中髂骨旋转不对称是腰痛发生的原因之一。髂骨旋转移位使两侧髂嵴前后反向分离，附着在髂翼上的髂腰韧带紧张痉挛，牵拉腰4椎体旋转、倾斜移位，尤其是在腰椎失稳的情况下尤为明显，Kapandji认为髂腰韧带与脊柱的侧弯和旋转有关。倾斜、旋转的腰4椎体在重力或外力的作用下迫使一侧椎间盘后旋，腰4~5椎间盘后外缘受到一个异常的剪切力，

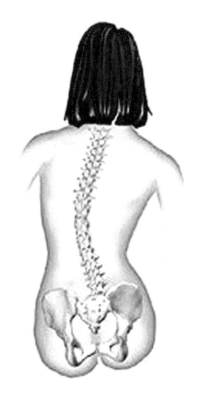

图9-2 脊柱侧弯

应力集中日久必然引起纤维环破裂及髓核突出，髂骨旋转引起骨盆倾斜是腰椎间盘变性、退变的原因之一（图 9-3）。

腰 4~5 椎间盘突出症，腰椎生理曲度减小及功能性侧弯，导致脊柱力学失衡，骨盆发生代偿性姿势调整而出现倾斜旋转，髂骨相对于骶骨发生旋转移位。髂骨旋转移位与腰 4~5 椎间盘突出症之间有相关性，二者相互影响且有因果关系，共同存在腰腿痛疾病中，称之为二联征。推拿手法调整髂骨旋转移位来平衡骨盆，纠正脊柱侧弯，松解紧张痉挛的髂腰韧带和腰方肌，纠正腰 4 椎体的倾斜与旋转，可以有效缓解腰 4~5 椎间盘后外缘受到的异常剪切力，是彻底治疗顽固性腰腿痛的最有效途径。龙层花等人也认为骨盆旋移综合征的正确诊断和治疗，是这类疑难病例取得疗效的关键。

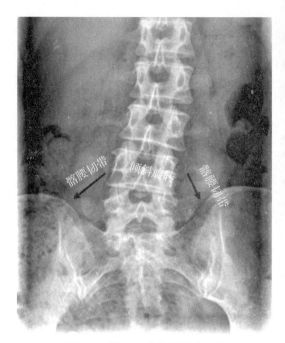

图 9-3　腰 4~5 椎间盘退变机制

（三）腰肌劳损

腰肌劳损的主要肌群为腰方肌、腰大肌、髂腰肌、腹横肌及多裂肌，这些肌肉均与骶骨、髂骨有着密切的联系，尤其是腰方肌和腰大肌形成髂腰肌止于髂骨前缘，且附着于腰 3 横突。由于腰 3 横突较长，所

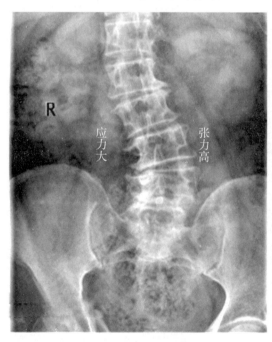

图 9-4　腰肌劳损机理

受的杠杆作用力也较大。髂骨旋转移位可引起上述肌肉拉力不平衡并产生对应性代偿反应，再加体重的压力，可使附着于腰 3 横突的肌肉、筋膜发生无菌性炎症，炎症刺激腰椎周围神经，形成腰肌劳损和顽固性腰痛，腰 3 横突尖端有明显的局部压痛和肿块，因此髂旋转移位与腰 3 横突综合征常合并存在（图 9-4）。

骨盆结构不对称可以牵拉腰背部的软组织，引起腰肌紧张痉挛和劳损。临床上有些顽固的"第3腰椎横突综合征"，在纠正骨盆力学不平衡之后，肌张力对称，附着于第3腰椎横突处的筋膜或骨膜的慢性损伤性炎症逐渐消失吸收，疼痛也即迅速消失。同侧的屈曲型骶髂关节紊乱、腰4~5椎间盘突出与第3腰椎横突综合征之间存在着密切的相关性，相互影响且有因果关系，常同时出现在顽固性腰腿痛中，把它们命名为骶髂关节紊乱—腰椎间盘突出征—第三腰椎横突综合征三联征。

（四）腰2倾斜旋转移位

小腹部、臀部及大腿周围的神经均来之 L1、L2、L3 脊神经，当腰2椎体倾斜旋转，引起 L1~2、L2~3 椎间盘退变、突出，L1~2、L2~3 椎间孔变窄，日久腰2椎体应力性退变形成骨赘增生，L1、L2、L3 脊神经根受到卡压刺激，在上腰部及髂腹股沟神经、臀上皮神经痛、股外侧皮神经、闭孔神经分布的相依区域会出现酸困、麻木、疼痛等不适感觉（图9-5）。

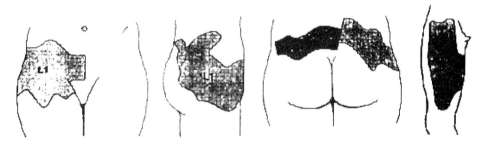

图9-5　腰1、腰2神经分布区

骶髂关节紊乱引起骨盆倾斜，身体的重心就会转移，腰椎就会代偿性反向侧弯。由于髂腰韧带的作用，引起腰4椎体的旋转、倾斜，为了保持脊柱的正直和躯干的直立状态，腰2椎体必然代偿性反向倾斜、旋转，引起相应的椎间孔狭窄、椎间盘退行性变、小关节退变，腰1、2神经根受到压迫刺激。躯干扭转是激发腰痛的原因之一，因此骶髂关节紊乱是腰2倾斜旋转移位的根本原因。

1. 腹股沟痛

髂腹股沟神经由腰1神经后支发出，出腰大肌外缘，经肾后面和腰方肌前面行向外下，在腹壁肌之间并沿精索浅面前行，终支自腹股沟管浅环外出，分布于腹股沟部和阴囊或大阴唇皮肤，肌支支配腹壁肌（图9-6）。腰1脊神经根受到腰2椎体倾斜旋转卡压刺激，腹股沟部发生疼痛，牵扯阴囊或大阴唇及下腹部疼痛，称之为髂腹股沟神经痛。

2. 臀上皮神经痛

臀上皮神经由腰1~3神经后支发出，在背肌深面向外下行，至髂嵴上穿出，跨过髂嵴中点达臀部皮下，司理臀部的皮肤感觉（图9-7）。臀上皮神经经常因腰2旋转倾

骶髂关节紊乱的理论与临床实践 ——脊柱微调手法体系

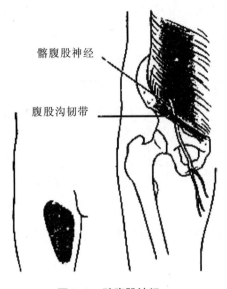

髂腹股神经

腹股沟韧带

图 9-6 髂腹股神经

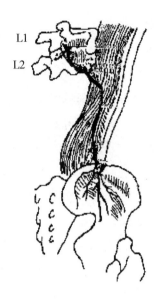

L1
L2

图 9-7 臀上皮神经

斜受到碰撞、挤轧致伤，在臀部外上侧发生无菌性炎症的疼痛、酸困症状，称之为臀上皮神经痛。

3. 股外侧皮神经痛

股外侧皮神经由腰 2~3 神经后支发出，自腰大肌外缘走出，斜越髂肌表面，达髂前上棘内侧，经腹股沟韧带深面至大腿外侧部的皮肤（图 9-8）。股外侧皮神经常因腰 2 倾斜旋转卡压刺激引起大腿前外侧感觉麻木、烧灼痛，以及阔筋膜张肌和髂胫束紧张痉挛，称之为股外侧皮神经痛。

4. 闭孔神经痛

闭孔神经由腰 2~4 神经后支发出，于腰大肌内侧缘穿出，循小骨

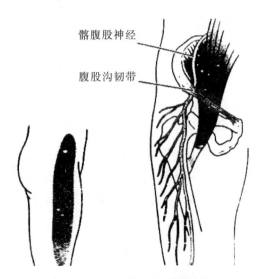

髂腹股神经

腹股沟韧带

图 9-8 股外侧皮神经

盆侧壁前行，穿闭膜管出小骨盆，分前、后两支，分别经短收肌前后面进入大腿内收肌群，其肌支支配闭孔外肌、大腿内收肌群。皮支分布于大腿内侧面的皮肤，闭孔神经前支发出支配股薄肌的分支先入长收肌，约在股中部从长收肌穿出进入股薄肌（图 9-9）。闭孔神经常因腰 2 倾斜旋转卡压刺激大腿内侧的麻木和疼痛，称之为闭孔神经痛。

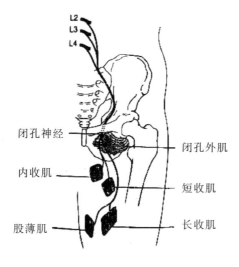

图 9-9 闭孔神经

5. 少腹痛

髂腹下神经起于第 12 胸神经前支和第 1 腰神经前支。从腰大肌上部外侧缘穿出，列于肋下神经下方并与其平行，斜经肾下部的背侧，在腰方肌腹侧，髂嵴上方，穿腹横肌腱膜，经腹横肌和腹内斜肌之间，分为前皮支（腹下支）和外侧皮支（髂支），髂腹下神经主干在沿途发出肌支分布于腹壁各肌，两个皮支分布于皮肤。腰 1 脊神经根受到腰 2 椎体倾斜旋转卡压刺激，在髂前上棘处有向下放射的疼痛，达阴囊部，下腹部肌肉处于收缩或痉挛状态，并使髋关节喜处于屈曲、内收状，行走时步态变小，称之为髂腹下神经痛。有时疼痛难以忍受，腹部检查没有异常，药物效果又不好，往往行剖腹探查。

（五）脊柱源性心脏病

内脏神经系统中枢在脊髓，由脊髓发出神经支支配各个内脏器官，脊髓在椎管中容纳、穿行。心脏受心迷走神经和心交感神经的双重支配，心交感神经起源于脊髓胸段（T1~5）侧角，分别发出神经支支配心脏运动。胸椎上段椎管内或椎间孔部发生了变形狭窄，就有可能压迫到支配心脏的神经，患者会出现胸闷、气短、心悸、心绞痛、胸前区疼痛、心律失常等心脏病症状，而心电图、心脏彩超检查没有明显异常，称之为脊柱源性心脏病。

脊柱源性心脏病胸椎常有侧弯现象，在 X 线片上胸 3、胸 4 倾斜旋转移位，棘突旁压痛明显（图 9-10）。整复胸 3、胸 4 倾斜旋转移位可以明显缓解胸闷、心慌、气短等心脏病症状，调整骶髂关节紊乱纠正骨盆倾斜可以有效预防脊柱源性心脏病的复发。因此胸 3、胸 4 倾斜旋转移与脊柱源性心脏病密切相关，而骶髂关节紊乱引起的骨盆倾斜是胸 3、胸 4 倾斜旋转移的根本原因。

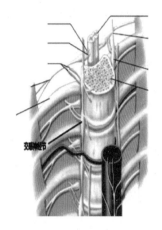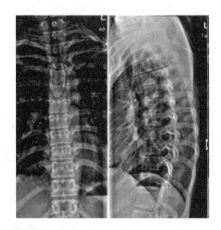

图 9-10　T3、T4 与心交感神经

（六）颈源性头痛

颈源性头痛是颈神经受刺激有关的头痛，常伴有颈部僵硬、酸困、疼痛等颈部症状，以往曾被称为"神经血管性头痛"、"枕大神经痛"、"耳神经痛"等。颈源性头痛分为神经源性疼痛和肌源性疼痛，神经根的感觉根纤维受到刺激引起神经源性疼痛，而其腹侧运动神经根受刺激时则为肌源性疼痛。

颈1~3神经与头痛关系密切。第1颈神经在寰椎后弓上方发出后支，分布到头后直肌、头上下斜肌。第2颈神经从椎板间隙中出来，内侧支与来自第3颈神经的纤维共同组成枕大神经、枕小神经和耳大神经，这些神经是传导颈源性头痛的主要神经。第3颈神经出椎间孔在椎动脉后方发出后支，其内侧支分布到多裂肌，外侧支分布到头最长肌、头夹肌和头半棘肌。

如果寰枢关节半脱位导致椎间孔变形变窄和枕后肌群损伤，痉挛肌肉与变窄的椎间孔卡压和刺激颈1~3神经根，出现枕大神经、枕小神经和耳大神经分布区枕部、耳后部、耳下部闷胀、酸困、疼痛，疼痛可扩展到前额、颞部、顶部、颈部，有同侧肩背上肢疼痛（图9-11）。常伴有耳鸣、眼胀以及嗅觉和味觉改变，寒冷、劳累、饮酒、情绪激动可诱发疼痛加重。寰椎与枢椎棘突、横突旁及乳突外下缘常有压痛，X线检查寰椎、枢椎倾斜旋转错位。病程较长者工作效益下降、注意力和记忆力降低，情绪低落、烦躁、易怒，易疲劳，生活和工作质量明显降低。

调整寰枢关节半脱位可以明显改善颈源性头痛，但寰枢关节的稳定性很差，颈源性头痛常反复发作，久治不愈发展为慢性头痛。寰枢关节与骶髂关节位于脊柱的两端，上下呼应具有联动作用，骶髂关节紊乱引起骨盆倾斜，腰、胸颈椎代偿性侧弯，最终导致寰枢关节就会半脱位（图9-12），调整骶髂关节矫正骨盆倾斜可以有效促进寰枢关节的稳定。因此寰枢关节半脱位卡压和刺激神经是颈源性头痛的主要原因，而骨盆的平衡是寰枢关节稳定的基础与保障。

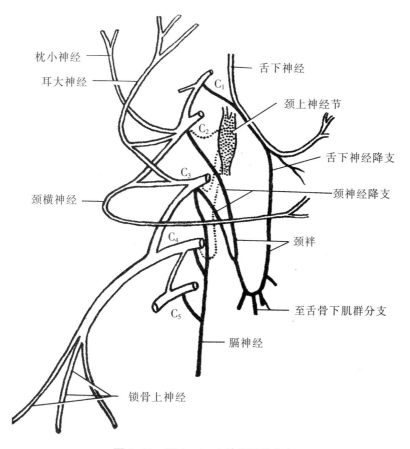

图 9-11　颈 1、2、3 神经及其分布

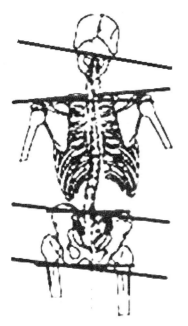

图 9-12　骨盆倾斜头颅偏移

（七）颈性眩晕

颈性眩晕指由于颈部病变引起的眩晕或头晕。颈性眩晕是椎动脉受骨刺的机械性压迫，发生狭窄或闭塞，或颈交感神经受刺激，引起椎动脉痉挛，使椎—基底动脉供血不足，耳蜗与前庭神经核功能紊乱，出现眩晕症状。眩晕发作与头部位置明显相关，称为位置性眩晕。由于颈椎小关节紊乱或痉挛的肌肉刺激本体感受器，本体感觉信号整合或传入错误，使中枢对前庭、本体、视觉传入信号整合发生困惑出现眩晕（图 9-13），称之为本体性眩晕。

颈性眩晕为发作性眩晕，有时伴有恶心、呕吐、耳鸣、耳聋、眼球震颤，伴有枕后痛或偏头痛，可为隐痛、跳痛或放散痛，肢体麻木、感觉异常，还可以出现吞咽困难、反呛、咽反射消失、声音嘶哑、

327

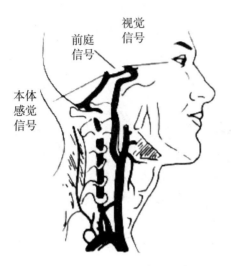

本体感觉信号
前庭信号
视觉信号

图9-13 三大感觉传入通路

眼肌麻痹、复视、视物不清。颈部活动受限，患病椎体棘突偏歪，椎旁有压痛，颈2棘突偏歪多见。颈椎X线平片，生理曲线变直，反张，成角或中断，骨质增生，环椎后结节上翘，齿状突距两侧块距离不等宽。脑血流图，枕乳导联，椎—基底动脉供血不足。

寰枢关节与椎动脉的解剖关系密切，椎动脉紧邻且环绕寰枢椎而进入颅底。寰枢关节半脱位是椎动脉受到压迫和刺激的主要原因，可以影响椎动脉血流量、交感神经兴奋性及头颈交界处的本体感受器的

传入信息，导致颈性眩晕的发生。调整寰枢关节半脱位和松解枕后肌群的痉挛紧张，改善椎—基底动脉的血供和提高枕后肌群的柔顺性，使得颈性眩晕得以消失或缓解，而寰枢关节的稳定必须要有骶髂关节的稳定及骨盆的平衡来作保障和支持。

二、髂骨内外旋转移位

在骨盆带的解剖位置中，髂骨以骶骨为中心位于两翼，骶骨位于矢状面内，主要作用是承受体重，保持躯干的直立状态。骶骨的微动以前后屈伸为主，维持脊柱的曲度和弹性。髂骨以股骶弓和坐骶弓为基础传导体重和地面的反作用，维持人体的直立行走功能。髂骨的微动以前后和外内旋转为主，保持脊柱的正直与平衡。

两侧的髂骨是联动关节，当一侧呈髂骨内旋紊乱，为了保持躯干在冠状面上的平衡，对侧髂骨就可能向外旋转位移，反之亦然，从而使骨盆在冠状位上向一侧偏移，引起骨盆偏移紊乱。髂骨内外倾斜移位必然改变下肢的承重力线，为了纠正和恢复下肢的承重力线，下肢的髋、膝、踝关节代偿性的反向旋转运动，相应的关节出现扭转损伤。调整髂骨的旋转移位，纠正下肢的承重力线，为下肢的髋、膝、踝关节的病痛提供一个新的临床解决途径。

（一）髋关节损伤

髋臼位于髂骨后外侧，股骨头向上、后、内形成多轴性关节，关节囊厚而坚韧，能作屈伸、收展、旋转及环转运动。髋关节周围有韧带加强，主要是前面的髂股韧带，可限制大腿过度后伸，对维持直立姿势具有重要意义，关节囊下部有耻骨囊韧带增强，可限制大腿过度外展及旋外，关节囊后部有坐骨囊韧带增强，有限制大腿旋内的作用。限制髋关节运动幅度的韧带坚韧有力，关节的稳固性大，而灵活性则甚差。

这种结构特征是人类直立步行重力通过髋关节传递等机能的反映。解剖学和生物力学研究表明，骨盆的功能与髋关节活动密切相关。

骨盆的问题有时以髋关节功能障碍为表现，影响髋关节的运动和增加髋关节的应力。当外力迫使髂骨内外旋转移位，下肢的承重力线因此而改变，为了维持下肢承重力线的平衡，股骨头发生代偿性反向旋转运动，下肢出现阴阳脚（图9-14），即髂骨内旋股骨头外旋，髂骨外旋股骨头内旋，髋关节内受到一个异常的剪切力，引起关节内的关节囊、滑膜、韧带和软骨损伤。髂骨的移位是耦合运动，内外旋转的同时必然兼有前后旋转，前后旋转使股骨头高低不平，关节内应力集中，日久必然出现股骨头无菌性坏死，甚至形成髋关节骨性关节炎，髋关节功能丧失行走困难。

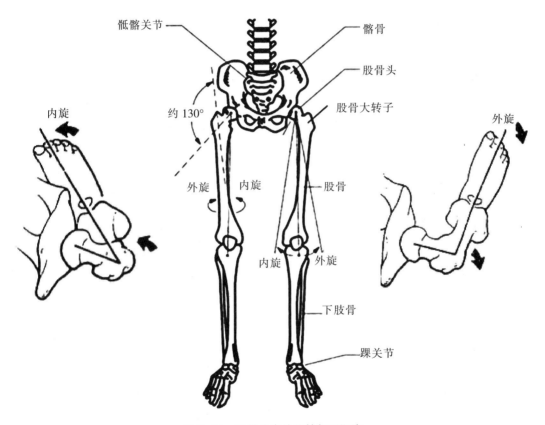

图9-14　股骨头内外旋转与阴阳脚

髋关节损伤以髋关节周围疼痛为主，有时疼痛牵扯到腰骶部及下肢膝关节，行走困难，劳累加重。腰骶部及髋关节周围有压痛，髋关节内外旋转活动受限，下肢有旋转现象，出现阴阳脚。骨盆平片示髂嵴不平，髂骨不等宽，股骨头高低不平，股骨颈长度不等，髋关节有骨性关节炎现象（图9-15），MRI或CT提示关节内有水肿，韧带撕裂，股骨头表面毛糙不光滑，甚至骨质破坏出现。调整髂骨的旋转位移，纠正股骨头的内外旋转移位，可以有效缓解髋关节的疼痛，有利于水肿的吸收及损伤的软组织及骨质的修复。

（二）膝关节损伤

膝关节由股骨内、外侧髁和胫骨内、外侧髁以及髌骨构成，为人体最大且构造最复杂，损伤机会亦较多的关节，属于滑车关节。

关节囊较薄而松弛，附着于各骨关节软骨的周缘，关节囊的周围有韧带加固。前方的叫髌韧带，是股四头肌肌腱的延续（髌骨为该肌腱内的籽骨），从髌骨下端延伸至胫骨粗隆。后方有腘绳韧带加强，由半膜肌的腱纤维部分编入关节囊所形成；内侧有胫侧副韧带，为扁带状，起自内收肌结节，向下放散编织于关节囊纤维层；外侧为腓侧副韧带，是独立于关节囊外的圆形纤维束，起自股骨外上髁，止于腓骨小头（图9-16）。

前交叉韧带上端附着在股骨外髁内侧面的后半部分，下端附着在胫骨髁间区和内侧髁间结节之间，并与内

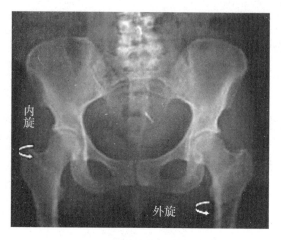

图 9-15　髂骨旋转移位髋关节旋转

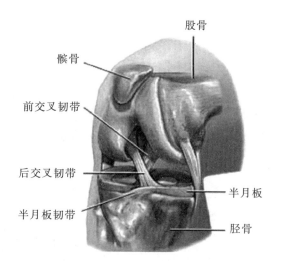

图9-16　膝关节的结构

外侧半月板前角相连接，前交叉韧带限制胫骨过度前移。后交叉韧带上端附着在股骨内髁外侧面的后半部分，下端附着在髁间隆起的槽沟内，部分纤维与外侧半月板后角相连。前后交叉韧带共同限制膝关节的过伸和胫骨的旋转，限制伸膝位侧方活动。内侧半月板较大，呈"C"形；外侧半月板较小，呈"O"形。半月板下面平坦，上面凹陷，分别与胫骨、股骨的关节面相适应，增强了关节的稳固性，还可起缓冲作用。

骶髂关节的功能障碍可引起不典型的膝关节钝痛，而膝关节无明显的结构性损伤，可能与骶髂—髋—膝运动链各关节间应力传递的异常以及紊乱的本体、伤害感受器的神经冲动传导有关。外力作用迫使髂骨内外旋转移位股骨随之内外旋转，下肢的承重力线因此改变，为维持下肢承重力线的平衡，胫骨发生反向代偿性旋转移位，使膝关节处于绞锁状态（图9-17），膝关节的Q角发生大小变化，膝关节的间隙出现左

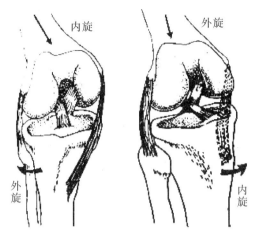

图 9-17 膝关节绞锁

右不等宽，内外侧压应力和拉张力不平衡。

髂骨内旋移位股骨随之内旋，而胫骨反向代偿外旋，膝关节的 Q 角增大，引起膝关节的间隙内侧宽而外侧窄，以及髌骨外上移，关节外侧受到更大的压应力，内侧受到更大拉张力；髂骨外旋移位股骨随之外旋而胫骨反向代偿内旋，膝关节的 Q 角减小，引起膝关节的间隙外侧宽而内侧窄，以及髌骨内移，关节外侧受到更大的拉张力，内侧受到更大压应力。膝关节内拉张力增大易损伤关节囊、韧带组织，引起劳损性膝关节疼痛；压应力增大易损伤滑膜、软骨，日久引起骨性膝关节炎。

膝关节损伤以疼痛、关节肿胀、膝软、绞锁、关节功能障碍、畸形为主要症状，关节周围有压痛，活动受限。影像学检查关节间隙左右宽窄不等，胫骨平台移位，关节有退行性变甚至骨刺出现，髌骨移位现象，Q 角大小变化，骨盆平片示髂嵴不平，髋骨不等宽，股骨颈长度不等（图 9-18）。CT 或 MRI 提示关节内有积液水肿，韧带滑膜损伤，半月板和软骨破坏现象。调整髂骨内外旋转移位纠正膝关节两侧应力失

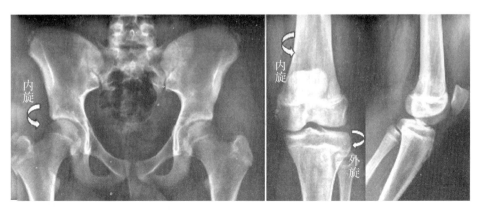

图 9-18 髂骨旋转移位，膝关节绞锁

331

衡，可有效缓解膝关节退行性变化，为膝关节的滑膜炎、交叉韧带撕裂、半月板损伤、软骨损伤的修复提供一个有利的内环境。

（三）踝关节损伤

踝关节由胫、腓骨下端的关节面与距骨滑车构成，故又名距骨小腿关节（图9-19）。关节囊前后较薄，两侧较厚，并有韧带加强。胫侧副韧带为一强韧的三角韧带，位于关节的内侧。起自内踝呈扇形向下止于距、跟、舟三骨。三角韧带主要限制足的背屈，前部纤维则限制足的跖屈。腓侧副韧带位于关节的外侧，由从前往后排列有距腓前、跟腓、距腓后三条独立的韧带组成，连结于外踝与距、跟骨之间，距腓后韧带可防止小腿骨向前脱位。

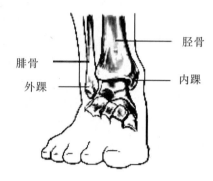

图9-19　踝关节结构

胫骨的下关节面及内、外踝关节面共同形成的"冂"形的关节窝，容纳距骨滑车（关节头），由于距骨滑车关节面前宽后窄，当足背屈时，较宽的前部进入窝内，关节稳定；但在跖屈时，如走下坡路时滑车较窄的后部进入窝内，踝关节松动且能做侧方运动，此时踝关节容易发生扭伤，内侧三角韧带较坚韧，以内翻损伤最多见，当足过度跖屈内翻时，易损伤距腓前韧带及跟腓韧带，外踝比内踝长而低，可阻止距骨过度外翻。

踝关节内翻扭伤关节内侧受到更大的压应力，而外侧受到更大拉张力，足呈旋前状态出现阴阳脚，引起关节内的关节囊、滑膜、韧带和软骨损伤。足的旋转畸形，必然改变下肢的承重力线，影响整个人体的姿势状态，为了维持人体的正常姿势和承重力线的平衡，下肢的胫骨、股骨或髂骨、腰椎必然反向旋转移位，进而又引起病痛上行性发展（图9-20）。反之亦然，髂骨及下肢的胫骨、股骨旋转移位也可引起踝关节

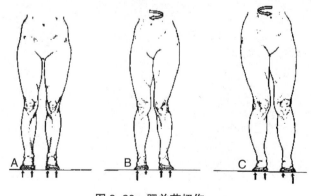

图9-20　踝关节扭伤

的反向旋转移位，引起病痛下行性发展。

踝关节扭伤以关节疼痛肿胀为主要症状，出现踝关节轻度内翻，踝关节外侧有明显的压痛点，严重者有蹰外翻出现。足旋前跟距关节易错缝移位，足旋后跟距舟关节易错缝移位，相应关节有压痛感。日久可引起膝、髋甚至骶髂关节及腰骶部疼痛。X线可见跟距关节内窄外宽，腓距下关节间隙增宽，排除是否有踝关节骨折（图9-21）。MRI检查，进一步确定韧带、关节囊及关节软骨损伤的情况。通过调整髋骨及下肢股骨、胫骨、跟骨的空间位置，可以阻断下肢力线改变引起的关节病理环节，有利于损伤的滑膜、关节囊、韧带、软骨的康复。

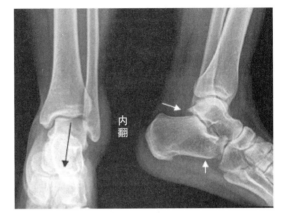

图9-21　踝关节扭伤

（四）关节稳定性与灵活性的关系

灵活性和稳定性常常被用来描述人体各个关节的不同状态，灵活性是指身体的一部分具有更好的移动性，稳定性则指身体的一部分具有更好的动作控制能力。

身体只是关节的堆砌，整个人体的功能是通过从下向上以逐个关节各自的功能为基础来实现的，相邻的关节总是在灵活性和稳定性之间相互转换。即踝关节是为获得灵活性（矢状面）而设计的，膝关节是为获得稳定性而设计的，髋关节是为获得灵活性（多平面）而设计的，骶髂关节是为获得稳定性而设计的，腰椎是为获得灵活性而设计的，胸椎是为获得稳定性而设计的，颈椎是为获得灵活性而设计的，肩胛胸廓关节是为获得稳定性而设计的，盂肱关节是为获得灵活性而设计的。

损伤是与关节功能不良紧密相连的，一处关节的问题常常是因为它的上部关节或下部关节的问题引起的，特别是关节灵活性的缺乏会更有可能引起身体其他部位的问题。对骶髂关节来说，当既定的以灵活性为主的髋关节变得不够灵活时，就会迫使以稳定性为主的骶髂关节增加灵活性以产生补偿作用，从而变得不再稳定，而且会经常产生疼痛。

当某些患者以腰骶部疼痛来找您时，往往暗含着他或她的髋关节灵活性已经缺失，但他们从不会找您抱怨髋部的问题。其他关节也同样如此，如踝关节灵活性缺失，会出现膝关节疼痛；胸椎稳定性缺失，会引起颈部和肩关节或腰部疼痛。我们也可以这样说，不良的踝关节灵活性等同于膝痛，不良的髋关节灵活性等同于腰骶痛，不良的腰椎灵活性等同于背痛，不良的颈椎灵活性等同于肩及上肢痛。因此对于腰骶痛患者，我们不仅仅要关注其腰骶局部，还要观察其位于腰椎下部的髋关节，然后决定增加其髋关节的灵活性以改善腰骶痛的症状。

髋关节灵活性的缺失为什么会导致腰骶痛是一个有趣的课题。有观点认为因为髋关节灵活性缺失，在其屈曲或伸直时会引起骶髂关节产生代偿作用，不良的髂腰肌力量或活动会使增加骨盆的额外前斜以补偿屈髋的不足，不良的臀肌的力量或活动会增加骨盆的额外后仰以补偿伸髋的不足。这会形成一种恶性循环，当髂腰肌或臀肌等动作肌补偿髋部力量和灵活性的缺失时，髋关节就会丧失更多的灵活性，髋关节灵活性的进一步缺失又会导致骶髂关节更多的补偿作用。

骶髂关节在长时间反复重复错误的动作后，就会引起锁定，这是因为骶髂关节在反复补偿髋关节灵活性的过程中不能得到合理的稳定，那么它就会寻找另一种方式去获得稳定：锁定。最终的结果就会变得极其复杂，髋关节就会需要多个表面上的力量或灵活性，甚至还会导致膝关节丢失部分稳定性以补偿髋关节的灵活性而出现膝痛的症状。很多著作中都指出试图增加腰椎的活动范围都是不应该的，它存在潜在的危险。应关注到大多数患有腰骶痛的患者都存在不良的髋关节问题，迫使他们必须骨盆倾斜以借助髋关节对难以完成的动作产生补偿作用。

因此临床医生在治疗患者腰骶痛前，应该进行髋关节（或腰椎）的灵活性评估，并着手解决能够破坏骶髂关节稳定性的髋关节灵活性区域的问题，因为这些区域的问题应该被认为是出现稳定性缺失和补偿行为的潜在原因，同时还要教会其在日常活动中应从髋部而不是腰椎关节开始运动。最后，当我们发现患者髋关节灵活性缺失时，我们要具备预判其可能会出现腰骶痛或膝痛的能力，因为未来损伤的首要风险因素就是已经发生的损伤。

第二节　骶骨倾斜紊乱相关性疾病

在骶髂关节中，骶骨位于髂骨两翼的中间，有承载重力和传导力的作用。骶骨将躯干的重力由腰椎传导至髂骨及下肢，同时将地面对体重的反作用力传到腰椎及躯干。骶髂关节是由骶骨与髂骨的耳状关节面组成的关节，在结构上呈不规则扭曲走向螺旋状。由于身体重量的作用，骶骨有向前倾斜的趋势，行走时地面对两脚的支持力不均等，使骨盆左右倾斜，骶骨也随之倾斜。骶骨倾斜移位引起骨盆结构不对称与腰骶痛密切相关。

骶骨倾斜移位指骶骨的空间位置发生改变，以"关节面位置异常"或"骨缝开错"、"骨缝参差"为病理特征的损伤，本质上是骶髂关节周围的肌肉、韧带和筋膜等软组织的问题，以纤维、软骨关节出现不能自行复位的位移，类似于中医的"筋出槽"、"骨错缝"。骶骨倾斜移位是一个漫长的病理过程，要经历无症状期、有症状期、适应期、骨关节炎期，最后增生融合而达到稳定期。

骶骨倾斜紊乱可分为前后倾斜移位和左右倾斜移位，左右倾斜位移引起骶骨左右偏移度数的均值为 3.18°±0.47°，前后倾斜位移引起腰骶角异常（前倾腰骶角大于 40°或后仰腰骶角小于 30°）的均值为 7.29°±1.86°。骶骨前后倾斜移位出现腰骶角异常角度较左右偏移的大（$P<0.01$），左右倾斜移位出现骶嵴偏移的频率较前后倾斜移位的高（83.6% VS 61.9%，$P<0.01$）。骶骨倾斜紊乱是耦合移位，其中 51.5% 的骶骨倾斜紊乱是前后倾斜移位的同时伴有左右倾斜移位（$P<0.01$）。

一、骶骨前后倾斜移位

脊柱与骨盆在结构上是一个复合体，骶骨倾斜移位的力学机制与腰椎位移密切相关，当腰椎功能失稳，骶骨也相应发生移位。坐位或直立时由于重力作用于骶骨底，骶骨有以骶 2 为支点向前后旋转的倾向，当身体向前屈和向后仰，骶骨在两髂骨之间会发生前后旋转，腰椎前屈骶骨后仰，腰椎后屈骶骨前倾。骶骨紊乱其空间位置会发生变化，在腰椎侧位片上，骶骨前后倾斜腰骶角发生改变，骶骨前倾腰骶角变大（大于 40°），骶骨后仰腰骶角变小（小于 30°）。骶骨后仰的角度较前倾的角度大（8.63°±6.12° VS 4.92±3.65°），而且骶骨后仰的频率较前倾高（80.0% VS 20.0%），骶骨倾斜移位与脊柱及其相关性疾病密切相关。

（一）姿势异常

姿势是指身体在空间保持平衡的状态，理想的姿势是保持健康的结构基础。理想的脊柱侧面看身体上部的重力线正好通过耳垂、颈椎椎体、肩峰、胸腔中部、腰椎椎体、髋关节稍后方、膝关节轴线的稍前方，并正好通过外踝尖。理想的姿势下，重力线刚好处在颈椎、胸椎、腰椎及骶尾椎生理曲度的凹面，并产生一个协助维持各脊椎曲度的力矩，使人体能够以最少的肌肉收缩和最低的周边结缔组织压力来达到轻松站立，从而显著减少在站立或坐位时维持姿势所需消耗的能量。

骨盆是脊柱的基础，骨盆结构、运动与生物力学改变必然影响脊柱的运动、生物力学特性，并逐渐影响脊柱的结构而出现姿势异常。骨盆前后倾斜对脊柱带来不利影响，一旦骶髂关节半脱位而造成骶骨前后倾斜，必然引起的腰椎前后失衡；随后因腰椎的失代偿，又相应导致胸椎和颈椎的代偿，胸段后突增加，颈胸交界出现水平倾斜并与骨盆水平相反，以求达到躯干稳定。

骶骨前倾引起腰椎曲度增大，腰椎间盘后缘应力集中退变或突出，身体重力线前移椎体向前滑移，腰椎曲度增大胸椎代偿性后突形成驼背或圆背，胸椎后突颈椎曲度必然变大，椎间盘极易退变、突出，颈椎曲度变大，为了保持两眼平视前方，头颅前斜，枕后肌群牵拉紧张痉挛，刺激本体感受器引起本体性眩晕。

　　骶骨后仰倾斜迫使腰椎曲度减小，腰椎间盘前缘受到一个异常剪切力极易退变或突出，身体重力线后移椎体向后滑移，腰椎曲度减小胸椎代偿性前移形成平背，胸椎前移颈椎曲度必然减小，椎间盘极易退变、突出，颈椎曲度减小，为了保持两眼平视前方头颅前斜后仰，椎动脉受到卡压小脑供血不足出现眩晕（图9-22），枕大神经受到刺激出现偏头疼。

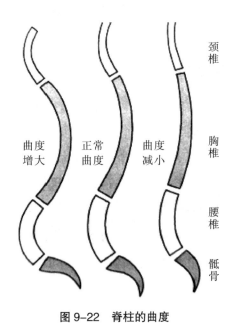

图 9-22　脊柱的曲度

（二）下交叉综合征

　　下交叉综合征 Lower-Crossed Syndrome（LCS）也被称作远端或骨盆交叉综合征。属于偏离正常体态，特别是在侧面观察时非常明显，与理想体态相比有明显的骨盆前倾和腰椎过度前弯。如果经常处于骨盆前倾腰椎过度前弯的状态，维持骨盆处在正常中立位是促使人体趋向于无限接近理想体态的重要组成部分，其中屈髋肌群、伸髋肌群、竖脊肌和腹部肌群，依据方向盘理论维持在一种动态平衡状态中又是核心要素（图9-23）。

　　脊柱有一个自然退变史，表现为多裂肌、竖脊肌、胸和腰筋膜等腰部肌肉、筋膜、韧带紧张痉挛劳损及腰椎间盘退行性变，出现腰椎曲度增大及顶椎下移，使腰5椎体前倾位移。骶骨的融合增加了其稳定性，但降低了其运动功能。重力作用和曲髋肌紧张使腰骶角相对增大骶骨前倾，使骶骨后上缘与腰5椎体后下缘有前后滑移的趋势。腰骶关节功能障碍，周围的软组织受到损伤，轻微的髋关节屈曲、轻微的膝关节

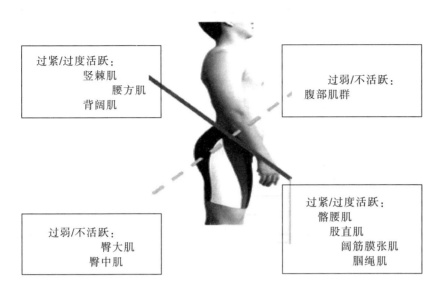

图 9-23 下交叉综合征

屈曲，引起腰骶部及下肢疼痛，形成下交叉综合征。日久腹部和臀部肌肉萎软无力，形成骨盆交叉综合征，腰椎前凸极少，躯干产生代偿，使胸椎过度后凸、驼背、圆肩，头部过度向前牵引，膝关节过度伸展，以维持身体重心平衡。

（三）腰 5～骶 1 椎间盘突出症

腰 5～骶 1 椎间盘位于相对静止的骶骨底与运动频繁的腰 5 椎体之间，人在站立位下，骶骨承受着躯干重力的作用。骶骨前倾腰骶角偏大，身体的承重力线后移，作用于腰 5 椎体后部的应力增加，当剪切力作用于椎间盘后缘组织时，力点小而较集中，易导致 L5~S1 纤维环破裂髓核突出，多合并有椎弓根峡部裂，突出多为单节段。骶骨后仰腰骶角偏小，身体的承重力线前移，当剪力作用于腰椎前部时，处于椎间盘中的相对偏后的髓核后移，纤维环承受负荷加大易破裂，突出以多节段为多（图 9-24）。

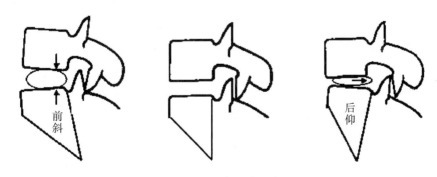

图 9-24 L5~S1 椎间盘退变机理

腰椎间盘突出症患者的脊柱生理曲度减小，有轻重不等的功能性侧弯，导致脊柱力学失衡，骨盆发生代偿性姿势调整而出现倾斜，作用于骶骨的力均衡失调，骶骨容易发生上下、前后滑移或纵轴、横轴的扭转，产生紊乱或半脱位。荷兰学者 Filipiak 等研究发现腰部脊柱轮廓应力分布取决于脊柱前凸指数和骶骨的倾斜度，并观察到骶骨倾斜角增加，第 5 腰椎应力值增高，而腰椎前凸指标较大时第 4 腰椎应力值增加。

腰 5~骶 1 椎间盘突出与骶骨倾斜紊乱之间有相关性，二者相互影响且有因果关系，称之为二联征。推拿手法调整骶骨改善腰骶角，纠正第 5 椎体的倾斜，可以缓解腰 5~骶 1 椎间盘后外缘受到的异常剪切力，是彻底治疗顽固性腰骶痛的有效途径。Henrypollard 等提出骶髂关节和下腰椎在结构和功能上相互影响，调整骶骨的空间位置可对整个腰骶部结构产生影响，使得椎间关节组织应力重新分布，恢复脊柱整体力学平衡。

（四）腰椎骶化

腰椎骶化以第 5 腰椎一侧或两侧横突肥大成翼状与骶骨融合成一块为多见，并多与髂嵴形成假关节（图 9-25），而极少数为第 5 腰椎椎体(连同横突) 与骶骨愈合成一块者。

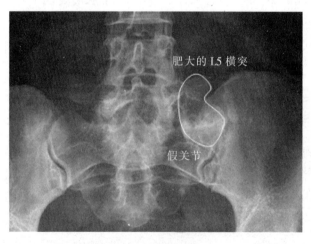

图 9-25　腰椎骶化

腰椎骶化是产生腰背痛的原因之一，产生的腰痛与骨关节炎近似，疼痛在腰椎负重后加重，休息后减轻，腰部向某一方向活动时可加重，痛时可有腰骶部肌肉强直，腰椎没有明显侧凸，疼痛不放射到小腿。

由于腰 5 横突一侧或两侧先天性发育异常肥大，随着年龄的增长腰 5 骶椎间盘退行性变椎间隙变窄，肥大的横突与骶骨、髂骨之间空隙变小，对附近筋膜组织产生刺激或压迫影响第 5 腰神经后侧支。如果骶髂关节紊乱，骶、髂骨的空间位置发生位移，肥大的横突与骶骨部摩擦损伤，产生继发性滑囊炎。日久肥大的横突与骶骨形成假关节者，因关节间软骨薄，易受摩擦而产生骨性关节炎。若肥大的横突与髂骨形成假关节，增生的关节边缘刺激其前方走行的 L4 或 L5 神经根，引起坐骨神经痛。

腰椎骶化在 X 线上表现为第 5 腰椎全部或部分转化为骶椎形态，一侧或两侧的横突及其椎体下端与第一骶椎形成部分的或完全的融合，造成腰椎数目为 4 个，骶椎数目为 6 个的状态，有时一侧或两侧第 5 腰椎横突肥大呈翼状，与骶骨融合成一块，并与髂骨嵴形成假关节。多数有腰椎骶化的人，都会伴随腰椎间盘突出或者其他腰椎方面疾病。调整骶髂关节紊乱改善肥大的腰5横突与骶、髂骨之间的空间位置，可以有效缓解腰骶部疼痛，避免不必要的手术切除肥大的横突。

（五）腰椎滑脱

正常腰椎有生理前凸，骶椎呈生理后凸，腰、骶椎交界处成为力的转折点。上方腰椎有向前倾斜的趋势，下方的骶骨则向后倾斜，因此腰骶椎的负重力自然形成向前的分力，使腰5有向前滑移的倾向。腰椎椎体（多为腰椎4、5）因失去椎弓根的连系而向前滑脱，导致椎管内马尾神经或神经根受压，腰椎承受力变异，出现以腰痛或下肢麻痹、疼痛为主要表现的疾病，称之为腰椎滑脱。

骶骨前倾腰骶角增大，使身体重力投射在骶骨底部斜面上的剪切应力大大增加，逐步造成椎间盘和椎弓根及上下关节突半闭合骨性环的损伤，最后出现椎弓根断裂（或不发生）、腰5椎体向前滑脱。腰4~5后关节面呈矢状位，而腰5~骶1的后关节面呈冠状位，骶1的上关节突在前而腰5的下关节突在后，外力作用骶骨后仰时，骶1上关节突作用于腰5下关节突一个异常的剪切力，引起腰4~5后关节发生滑脱，当唯一可以阻挡腰5移位的椎间盘退变时，骶1带动腰5向后滑脱。

腰椎滑脱常合并有椎弓根峡裂、先天性后关节发育不良、腰椎间盘退变甚至椎管狭窄等症，患者腰痛、下肢疼痛、麻木、无力，严重时可出现大小便异常，腰部凹陷或者凸起，触诊有台阶感。X线检查腰椎滑脱分为4度，有时伴有腰椎间盘退化即为椎间隙狭窄，软骨板硬化、椎体骨唇或椎弓根峡裂（图9-26）。推拿手法改善骶骨前后倾斜，纠正腰骶角可以有效缓解腰椎滑脱及其产生的症状与体征。

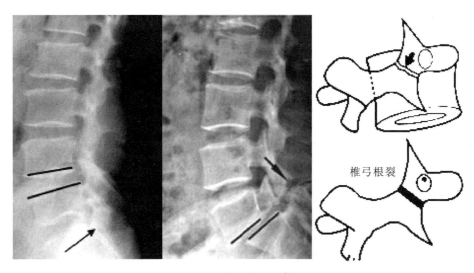

图9-26 骶骨倾斜、腰椎滑脱

（六）腰椎骨退行性变

腰椎退行性病变是指腰椎自然老化、退化的生理病理过程。腰椎是人体躯干活动的枢纽，而所有的身体活动都无一不在增加腰椎的负担，随着年龄的增长，过度的活动和超负荷的承载，使腰椎加快出现老化。严重的腰椎退行性病变可以引起腰腿痛甚至神经损害，影响工作能力和生活质量。

严重的腰椎退行性病变是由于不正常的压力和拉力，或由外伤而引起，它们之间又互为因果关系。例如外伤引起腰部力学改变，腰的一侧挤压力加大而另一侧拉张力加大，常见的骨盆紊乱多因上述原因而发生。一旦骶骨倾斜生理动力学失衡，腰椎的轴线发生变化，侧弯侧或曲度大的腰椎受到身体的重力与日常姿势不平衡的应力，二者的合力可致该侧椎体边缘发生炎症水肿，故侧弯侧或曲度大骨质增生较侧凸侧或曲度小增生出现早，此种增生称为"压力性骨刺"。

压力性增生又会引起腰部椎间盘髓核活动异常，使椎间盘的抗压能力减低，椎间盘的纤维老化加速，因而脊柱的活动节段咬合力失稳，再加上不良的姿势，腰扭伤后的神经炎症或后关节嵌顿，小关节的稳定性遭到破坏而发生病理改变，前后韧带、黄韧带处于紧张状态，逐渐增生肥厚弹性减低，并出现钙化和骨化，最终压迫椎管而致椎管的管径变小而狭窄。

腰椎退行性变以腰痛以及腰椎支撑功能下降活动受限、下肢疼痛麻木，间歇性跛行、大小便和性功能障碍等症状为表现。X线显示椎间隙变窄、关节及椎体骨质增生，CT或MRI提示椎间盘退变或突出、软骨板炎、韧带肥厚甚至钙化，椎管狭窄（图9-27）。调整骶骨的倾斜移位，改善腰椎的生理曲线，纠正椎体受力不均匀的状态，可以有效延缓腰椎退行性变，缓解腰腿痛的症状。

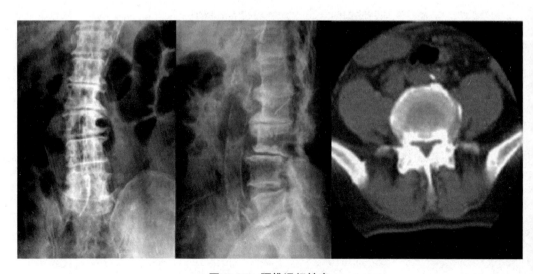

图9-27 腰椎退行性变

（七）上交叉综合征

上交叉综合征也被称作近端或肩带综合征，由于后上背部和颈部肌肉肌力弱且肌肉被动拉长，前侧肌肉紧张及缩短形成的。表现为头部前倾（颈椎正常弧度减少或变直）、含胸（圆肩）、驼背（胸椎曲度增加）、肩胛骨耸起等一系列形体的变化（图9-28），并进而导致颈肩部肌肉紧张酸痛、头痛头晕、手臂麻木、呼吸不畅、心慌胸闷甚至便秘等各种症状（图9-28）。

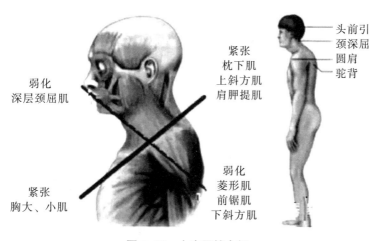

图 9-28　上交叉综合征

长期伏案工作缺少运动的年轻人，尤其是女性由于骶骨前倾致使骨盆前倾，使用电脑时不自觉把上身前倾下巴翘起，上臂向外抬起而没有贴住上半身，前臂在没有托起的情况下，对上肢尤其是肩膀造成很大负担，长期保持这种姿势造成圆肩、驼背、肩胛骨耸起、头部前倾上交叉综合征。针对上交叉综合征患者肌肉不平衡的状况，应针对紧张的肌肉进行拉伸，对软弱的肌肉进行强化，同时应对过度后曲的胸椎进行伸展。保持正确的身体姿势，即抬头下颌微收、肩部打开、挺胸收腹，纠正骶骨及骨盆的前倾是预防和治疗上交叉综合征行之有效的方法。

二、骶骨左右倾斜移位

人类的骶骨由4块或5块骶椎融合而成，骶椎的融合增加了其稳定性，但降低了其运动功能。行走时地面对两脚的支持力不均衡，使骨盆左右倾斜，骶骨也随之倾斜。骶骨倾斜移位其空间位置会发生变化，在骨盆平位片上，骶骨左右倾斜引起骶嵴左右偏移，骶骨左倾时骶嵴向左偏移角度的均值是 $3.56° \pm 1.80°$，骶骨右倾时骶嵴向左偏移角度的均值是 $2.69° \pm 1.40°$。骶骨左倾的角度较大（$P<0.01$），而且骶骨左倾的频率高（62.7% VS 31.3%）（$P<0.01$），骶骨左右倾斜移位与腰骶部疾病有关联。

1. 梨状肌综合征

由于负重、挫闪、扭伤、摔伤、风寒湿邪的刺激导致梨状肌撕裂，局部痉挛、充血水肿、肥厚粘连、引起局部瘀血以及气血运行不畅，从而刺激和压迫坐骨神经，引起臀部及下肢疼痛，即称之为梨状肌损伤综合征。

梨状肌起自骶 2~骶 4 水平髂骨侧方骨盆面上，有一部分起自骶髂关节的关节囊前方及骶棘韧带和髂结节韧带的骨盆部分，向外侧走行成为肌腱。止点在股骨大转子粗隆的上部内侧面，几乎完全充满坐骨大孔。梨状肌的功能是髋关节伸直时有外旋髋的作用，髋关节屈曲时有外展髋的功能。坐骨神经通过坐骨大孔时紧贴梨状肌的下缘穿出，但变异情况比较多，有的人梨状肌有两个肌腹，坐骨神从中间而穿过，有时坐骨神经有两支，呈交错状态穿越梨状肌（图 9-29）。

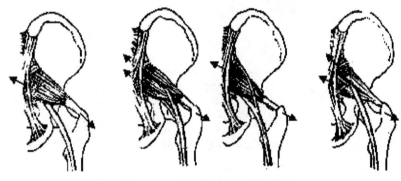

图 9-29 梨状肌综合征损伤机制

骶骨两侧的梨状肌有相互拮抗或协同的作用，以维持骶骨的相对稳定，若梨状肌的长度和力量不等会影响骶骨在髂骨之间的位置。骶骨左右倾斜移位牵拉对侧梨状肌紧张痉挛，在此基础上髋关节强力外展外旋，梨状肌发生损伤性炎性改变或者痉挛、肥大、增生甚至挛缩，压迫坐骨神经，引起梨状肌综合征。骨盆和骶骨倾斜时长腿侧股骨大转子处有滑膜炎，可能是梨状肌等外展肌群强烈收缩撕裂的产物。

梨状肌损伤臀及下肢疼痛剧烈，或为酸疼，严重者呈刀割样或跳动样疼痛，小腿后外侧有放射性疼痛，并伴有麻木感，患肢自觉变短，呈强迫体位跛行，走路时身体半屈曲，鸭步移行步态，严重病例可引起阴囊睾丸抽痛，咳嗽、大小便用力增加腹压时疼痛加剧，检查可发现臀肌萎缩、坐骨神经切迹处压痛，梨状肌试验呈阳性。通过纠正骶骨倾斜移位，平衡内外肌群的力量，梨状肌综合征得以缓解或痊愈。交叉腿坐姿较普通坐位和站立位而言，可相对延长两侧臀部深层的梨状肌，有助于建立骶骨和股骨之间的主动和被动张力，增强骶骨在骨盆中的稳定性。

2. 腰骶部劳损

腰骶部劳损是指第 5 腰椎和第 1 骶椎间软、硬组织的积累性损伤，包括腰骶部韧带、肌腱、筋膜、椎间盘及椎骨关节的劳损，骶部肌肉、韧带、关节囊的积累性损伤。

腰骶部在第 5 腰椎和第 1 骶椎之间形成一个约 120°的角度（图 9-30），上方为活动性较大的腰椎，下方为相对固定的骶椎，这种结构使腰骶部必须承受较大的伸屈、旋转和剪式应力。当骶骨前倾致腰椎过多前凸，将增加腰骶部的剪式应力，腰骶关节突和前方韧带将会遭受更大应力，腰骶部易受损。经常、反复、持续的机械应力作用于腰骶部软组织及骨关节，将发生局部组织结构、理化性能、运动规律的细微变化，而长期、少量的细微变化积累至超出腰骶部软、硬组织的代偿能力时就会产生腰骶部的劳损。

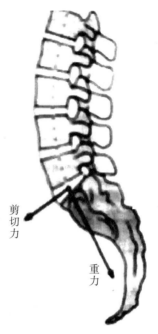

剪切力

重力

图 9-30　腰骶部受力

腰骶部劳损的主要症状是腰骶部疼痛，劳动后症状加重、休息后症状缓解。体格检查除腰骶部有压痛及叩击痛外，一般无阳性体征。血沉及抗"O"均为正常。X 线检查亦无异常发现，有时可有腰骶椎的退行性改变。改善骶骨前倾的状态，缓解腰骶部的剪式应力，有助于腰骶部软组织的修复及骨性关节炎的吸收。预防重点是保持良好姿势，注意体育锻炼，避免以不良的体位持续过久。

3. 坐骨结节滑膜炎

坐骨结节滑囊炎是一种常见病，多发于体质瘦弱而久坐工作的中老年人身上，臀部摩擦、挤压损伤而引起局部无菌性炎症，故又称"脂肪臀"，儿童可因蹲挫伤引起。发病与长期过久地坐位工作及臀部脂肪组织缺失有关，特别是体质较瘦弱者。

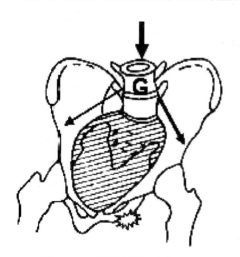

图 9-31　坐骨结节滑膜炎机理

由于坐骨结节滑囊长期被压迫和摩擦，囊壁渐渐增厚或纤维化而引起症状。因剧烈活动髋关节使附着在坐骨结节上的肌腱损伤，从而牵拉损伤滑囊或肌腱损伤处的疤痕刺激周围滑囊所致。人体的重力经骶骨均匀地分布于两侧的髂骨，从而保证两侧的坐骨结节在坐立时受力一致。当骶骨左右倾斜两侧的髂骨受力不一致，两侧的坐骨结节受力也不一致，承重力较大的一侧反复劳损摩擦，坐骨结节滑囊充血、水肿、渗出、变性及增生性改变（图 9-31）。

坐骨结节滑膜炎的临床症状是臀尖（坐骨结节部）疼痛，坐时尤甚，严重者不能坐下，但局部疼痛，不向他处放射。日久臀尖部酸胀不适，疼痛部位可扪及边缘较清晰的椭圆形肿块与坐骨结节粘连在一起，压之疼痛。调整骶骨左右倾斜移位，纠正两侧坐骨结节的受力情况，有利于滑膜炎吸收和康复，平时要改变不良的坐姿。

4. 骶尾关节损伤

骶尾关节由第 5 骶椎体与第 1 尾椎体借纤维性椎间盘构成。前面和后面分别有前纵韧带和后纵韧带加强。骶尾关节也在尾骨肌作用下协助固定骶骨和尾骨，防止骶骨上端因承受重量而过度前倾。中年以后骶骨与尾骨中间的椎间盘常骨化而变成不动关节。

由于骶骨倾斜移位导致损伤骶尾关节囊、滑膜及韧带，损伤后出血、水肿均会使尾骨周围神经末梢受刺激产生疼痛，使盆内肌肉（如提肛肌、尾骨肌、肛门括约肌等）产生痉挛，而肌肉长期收缩造成局部缺氧，使局部产生较多乳酸，起初出现肌肉疲劳酸困，以后疼痛加重形成恶性循环。肛提肌及尾骨肌持续痉挛向前牵拉尾骨，而使尾骶关节长期处于向前弯曲的紧张状态，并使该关节囊及韧带劳损，导致疼痛持续。

骶尾关节损伤尾骶部疼痛，疼痛的轻重与体位及坐具、坐姿等均有关，走路时疼痛较轻，坐软凳时的疼痛比坐硬凳时减轻。局部有压痛、叩击痛，尾骨活动度增加，肛门指诊关节疼痛活动增加，X 线可见尾骶关节成角或侧方移位（图 9-32）。调整骶骨倾斜移位，松解骶尾关节周围的肌肉、韧带，纠正骶尾关节空间排列序列，可以有效缓解尾骶部的疼痛，康复骶尾关节的损伤。

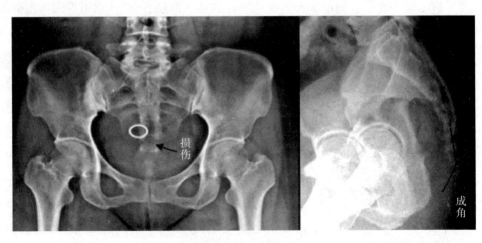

图 9-32　骶尾关节损伤

第三节　骨盆紊乱相关性疾病

髋骨是由髂骨、坐骨及耻骨联合组成的不规则骨骼。骨盆的关节包括耻骨联合、骶髂关节及骶尾关节。骨盆的主要韧带有骶骨、尾骨与坐骨结节间的骶结节韧带和骶骨、尾骨与坐骨棘之间的骶棘韧带。

骨盆被斜行的界线（后方起于骶骨岬，经髂骨弓状线、髂耻隆起、耻骨梳、耻骨结节、耻骨嵴到耻骨联合上缘连线）分为两部：界线以上叫大骨盆，又称假骨盆，其骨腔是腹腔的髂窝部，大骨盆参与腹腔的组成。界线以下叫小骨盆，又称真骨盆，其内腔即盆腔

骨盆紊乱分为前后倾斜与左右倾斜，骨盆倾斜失去平衡会导致走路不协调，容易扭伤；骨盆不正会引起盆体内的肌肉群紧张、充血、水肿，导致盆腔炎症，进而引起多种妇科、男科疾病。如痛经、小便失禁、附件炎、盆腔炎、阴道炎、不孕、子宫下垂以及阳痿、早泄、精子活力差、精索静脉曲张等。此外，骨盆失衡会影响整个脊柱，使脊柱失衡错位引起诸多疾病，如脊柱侧弯、体形走样、长短腿、腰酸肩背痛、步行困难等。

一、骨盆前后倾斜

骨盆前后倾斜是骨盆前面两侧的髂前上棘与后面两侧的髂后上棘不在同一个水平面上，骨盆前倾是指髂前上棘低于髂后上棘，骨盆上部前移；骨盆后仰是指髂后上棘低于髂前上棘，骨盆上部后移。

骨盆与脊柱、下肢及头颅有联动作用，骨盆位置发生异常改变人体骨骼就会出现异常，人的形体出现畸形，下肢承重力线就改变，髋、膝、踝关节在应力作用下而变形，肌肉、神经、血管因张力改变出现劳损、疼痛、麻木。

（一）骨盆前倾

骨盆前倾是骨盆位置偏移的病态现象，较正确的骨盆位置向前倾斜一定的角度。骨盆前倾最明显的症状是臀部后凸，腰臀比、BMI 值和体重都在正常范围，小腹仍旧前凸。骨盆长时间前倾，不但影响美观，严重会加重下背部及颈部的负担，造成腰腿疼痛与肩颈酸痛等问题，甚至影响其他骨骼肌肉的健康。

1. 双侧坐骨神经痛

坐骨神经痛是以坐骨神经通路及分布区域疼痛为主的综合征，即臀部、大腿或小腿外侧。坐骨神经痛的绝大多数病例是继发于坐骨神经局部及周围组织结构的病变对

坐骨神经的刺激压迫与损害，称为继发坐骨神经痛，经常是单侧发病。

坐骨神经是人体最粗大的神经，起始于腰骶部的脊髓，途经骨盆时跨越骶骨岬进入骨盆（图9-33），从坐骨大孔穿出，抵达臀部，然后沿大腿后面下行到足。当骨盆前倾时骶骨底位置前移，坐骨神经跨越骶骨岬的距离增加，坐骨神经干的张力增大，与骶骨岬的摩擦力增强，下肢行走运动时坐骨神经被牵拉摩擦损害引起疼痛麻木，常常是双侧的，坐骨神经牵拉征、Lasegue征及其等体征呈阴性，这与中央型、巨大型腰椎间盘突出症引起的根性单侧坐骨神经疼痛有所不同，腰椎侧位片显示腰骶角增大，腰椎曲度变大。临床实践证明改善骨盆

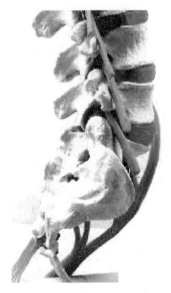

图9-33　坐骨神经跨越骶骨岬

前倾，可以降低坐骨神经的张力，能够缓解坐骨神经引起的下肢疼痛与麻木。

2.　"X"型腿

"X"形腿是指站立，两膝并拢时两脚不能并拢，是由股骨内收、内旋和胫骨外展、外旋所形成的一种骨关节异常现象，医学上称为膝外翻，俗称八字步。由于女性骨盆宽而短，髋关节有内收内旋而膝关节有外翻外展的趋势，所以"X"型腿多见于女性患者。

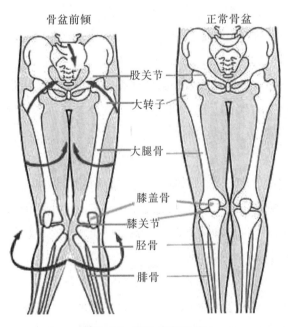

图9-34　"X"型腿机制

骨盆和下肢是一个运动整体，且与髋、膝、踝关节有联动作用、协调运动来维持人体的正常行走功能。骨盆前倾时两侧的髂骨呈旋前内旋状态，髋关节随之内收、内旋，为了保持下肢承重力线的平衡和协调行走运动，两侧的膝关节反向的外展、外旋，使膝关节呈绞锁状态，Q角增大而膝外翻，站立时两膝并拢两脚不能并拢，呈外八字（图9-34）。

由于膝关节外翻，身体重量就过多集中于膝关节外侧关节面上，同时下肢承重力线不良，髌骨与股

骨之间的摩擦增多，易导致髌骨移位，股二头肌、内侧副韧带张力增加易损伤。负重时过度的压应力和摩擦力，会导致膝关节外侧软骨面磨损，半月板损伤，胫骨平台应力性增生，继发骨性关节炎，就容易出现关节痛，影响到正常的行走活动。

膝外翻 X 线显示髌骨外、上移位，膝关节外侧间隙变窄而内侧间隙变宽，关节有退行性改变。CT 或 MRI 提示髌骨下积液，股二头肌损伤，内侧副韧带、前交叉韧带撕裂，甚至外侧关节软骨面磨损、半月板损伤（图 9-35）。改善骨盆前倾，纠正股骨内旋胫骨外旋畸形，使两侧下肢承重力线平衡、协调、对称，有利于膝关节滑膜、关节囊、软骨及其周围肌肉、韧带的修复，缓解膝关节疼痛，恢复行走功能。

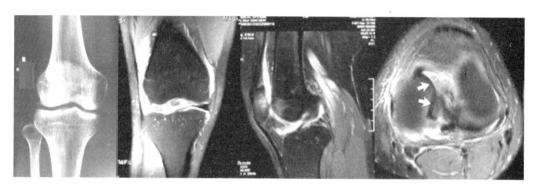

图 9-35　膝外翻关节损伤

3. 踇外翻

踇外翻畸形是指踇趾在第一跖趾关节处向外侧偏斜移位，踇囊是指在踇外翻畸形中出现的明显的内侧突起。有的人踇趾向外撇，而大踇趾的跟部又向内收，使得前脚像个三角形的"大蛇头"，这就是踇外翻，有的地方称为"大脚骨"或"大瓩拐"。踇外翻是累及踇趾的最常见病变，多见于中老年妇女，踇外翻是一种复杂的解剖畸形，并且在治疗上极具挑战性。

楔骨间和跖骨间有坚强的韧带连系，但第 1 楔骨与第 1 跖骨比其他楔骨与跖骨的连系较弱。骨盆前倾时髋、膝关节随之内收、内旋，下肢的承重力线改变，第 1 楔骨和跖骨承受压力加大，促使第 1 跖骨向内移位，引起足纵弓和横弓塌陷，踇趾因踇收肌和踇长伸肌牵拉向外移，第 1、2 跖骨间的夹角加大。第 1 跖骨头在足内侧形成一骨赘，踇外翻逐渐加重，第 2 趾被踇趾挤向背侧，趾间关节屈曲，形成锤状趾。

踇外翻趾骨发达、踇趾囊肿、骨骼增生，令穿鞋时前足产生痛楚，久行、久站疼痛明显，严重时影响走路姿势，产生并发症。X 线片显示踇趾向外偏斜，第 1、2 跖骨间距增大，第 1 跖骨头内侧形成骨赘（图 9-36）。改善骨盆前倾调整下肢的垂直力线，减轻第 1 楔骨和跖骨承受压力，可以纠正踇外翻，缓解疼痛。

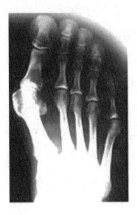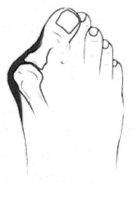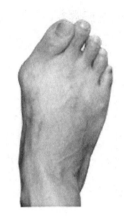

图 9-36　蹈外翻

（二）骨盆后仰

骨盆后倾从表面看是含胸驼背，会致使胸闷、心慌、气短、各种肩颈背痛、胸腰椎问题。骨盆后倾典型姿势是驼背、臀下垂，其实这种姿态会导致重心向前移，使膝关节承重更多重量，最终可能导致受伤概率增加，磨损严重。

1. 平背综合征

平背综合征（Flat Back Syndrome）又称平背畸形，骨盆向后倾斜，胸椎后凸减小时，胸腰椎后伸运动障碍，主要是由于股屈肌萎软无力而腘绳肌紧张痉挛引起的。

平背综合征脊柱矢状面剪切负荷降低，运动节段前载荷增加而后部负荷减小。加速了椎间盘的退变和棘上韧带、棘间韧带及关节囊的损伤。躯干前倾或前俯、膝关节伸直时身体直立困难或不稳，患者常出现进行性加重的腰背痛和疲劳感。全脊柱侧位片上 C7 椎体中心向下垂线与骶骨前缘距离不超过 2cm，改善骨盆的后仰，松解大腿后伸肌群，纠正腰椎后凸畸形，可以缓解胸腰椎的运动障碍，消除腰背部疼痛和疲劳感。

2. "O" 型腿

"O" 形腿是指双脚踝部并拢，双膝不能靠拢，呈 "O" 字形。是在膝关节处小腿的胫骨向内旋转了一个角度， "O" 型腿在医学上称为膝内翻，俗称 "罗圈腿"、 "弓形腿"、 "箩筐腿"。由于男人的骨盆短而窄，股骨有外展外旋而胫骨有内收内旋的趋势，出现 "O" 型腿的概率比较多。

"O" 型腿由于长期的肌肉力学失衡，可以导致关节发生移位而形成膝内翻。不良姿势或不正确的用力习惯引起髋关节的腘绳肌紧张痉挛而股直肌萎软无力，肌肉力学失衡骨盆后仰。骨盆后仰时两侧的髋关节随之外展、外旋，为了保持下肢承重力线的平衡和协调行走运动，两侧的膝关节反向的内收、外旋，使膝关节呈绞锁状态，Q 角减小而膝内翻，站立时双脚踝部并拢，双膝不能靠拢，呈内八字（图 9-37）。

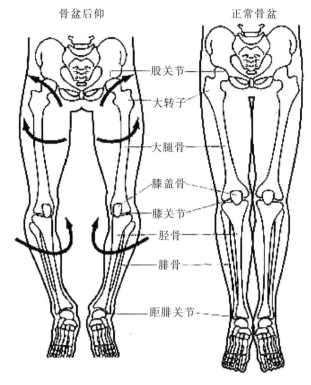

图 9-37 "O"型腿机制

"O"型腿的人，由于膝关节内翻，身体重量就过多集中于膝关节内侧关节面上。过度的压力和摩擦力，会导致膝关节内侧软骨面磨损，胫骨平台塌陷，继发骨性关节炎，还会引起膝关节行走时疼痛，关节活动受影响，进而易导致骨性膝关节炎，对人们体型的危害以及由此带来巨大的心理压力。

膝内翻 X 线显示髌骨在内、上移位，膝关节外侧间隙变宽而内侧间隙变窄，关节有退行性改变。CT 或 MRI 提示髌骨下积液，腘绳肌损伤、外侧副韧带及前交叉韧带撕裂，甚至内侧关节软骨面磨损、半月板损伤。改善骨盆后仰，纠正股骨外旋胫骨内旋畸形，使两侧下肢承重力线平衡、协调、对称，有利于膝关节滑膜、关节囊、软骨及其周围肌肉、韧带的修复，缓解膝关节疼痛，恢复行走功能。

二、骨盆左右倾斜

人体结构在正常情况下，两侧的髂骨基本上是对称的，左右髂嵴的连线呈水平状态，骶骨是居中的。骨盆处于左右倾斜状态时，左右两侧的髂嵴高低不平，右倾时左侧髂嵴高于右侧，左倾时右侧髂嵴高于左侧。骨盆的左右倾斜使骶骨左右偏移，引起脊柱承重力线左右偏移，导致两侧下肢不等长、阴阳脚，甚至耻骨联合移位。

(一) 长短腿

长短脚其实是可以分为结构性（真正腿长不等）和功能性两大类。结构性长短脚常常是因为小腿骨或大腿骨曾出现骨折，愈合之后长度减少了，也有因为成长时下肢有不对称的生长现象。

功能性长短腿是由于骨盆左右倾斜，两侧的髂骨一前一后联动旋转，股骨头随之上下旋转出现高低不平。髂骨旋前股骨头就上移，髂骨旋后股骨头就下移。股骨头高低不一致，两侧的下肢就会出现不等长，腿长的一侧承受着更大的重力（图 9-38）。

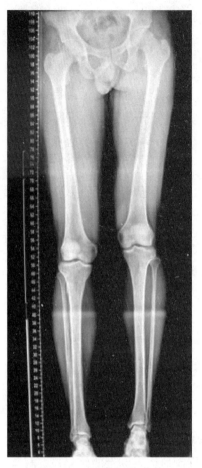

图9-38　骨盆倾斜长短腿

长短脚的问题，大部分都是功能性的。虽不是真正的腿长不等，但腿长短的现象代表骨盆歪斜、髋部肌肉痉挛、臀肌挛缩、脊椎侧弯、身体受力不平均。如果时间久了，除了腰部的问题之外，髋关节、膝关节、踝关节等也会受到严重影响，腰酸背痛也在所难免。

人体的疾病皆由骨盆偏移引起左右两脚的长短不一所致，而依长短不同的情形将引起不同疾病。左脚较长时，必然引起消化系统、妇科系统以及泌尿系统的疾病；右脚较长时，胸椎会向左侧弯曲，所以一定会引起呼吸系统、循环系统的疾病；不管左脚或右脚长，由于脊柱会向前后、左右扭曲的缘由，身体会变得非常容易疲劳。由于力线不平衡，通常腿脚较长一侧会引起坐骨神经痛、膝关节骨性关节炎、痛风等，同时腰部会因肌肉劳损而引起困痛，肩膀向前拉紧而引起肩膀酸痛、头痛眩晕，也就是所谓的项背酸痛。

从神经传导路径及人体反射角度来看，当骨盆不平衡（不处于水平状态）时，就会造成脊椎的侧弯。由脊髓中枢所连接的脊椎神经包含自律神经及躯体神经，当其因脊椎错位而引起神经压迫或刺激，将会造成脊柱相关疾病及反射痛，出现腰背、肩膀产生酸痛时，单纯地认为肌肉僵硬问题而已，不从整体去矫正身体的歪斜状况，以及不从力学的角度去探究疾病的根本原因的话，就不能求得真正的健康。

骨盆关节矫正术的最终目的在于追求人体在三个平面的平衡，此三个平面即是水平面、矢状面、冠状面。当人体骨架都在正确位置上，则神经不受压迫或刺激，肌肉、韧带也不会过度伸张或挤压，如此内分泌疾病与酸、麻、疼、痛即可获得改善。

（二）阴阳脚

所谓的"阴阳脚"是指患者平卧，两腿自然伸直，两脚自然分开时出现的外张角大小不一的现象。根据中医理论"外"为"阳"，而"内"为"阴"的说法，外张角度大的脚为阳脚，外张角度小的脚称阴脚（图9-39）。

阴阳脚是由于骨盆左右倾斜，两侧的髂骨一内一外发生联动旋转，股骨头随之发生内外旋转。股骨颈外旋的一侧虽然髋或膝或踝关节虽然出现代偿性内旋现象，但是不能完全代偿，下肢仍然呈外旋状态，足旋后脚外旋是阳脚；股骨颈内旋的一侧虽然髋或膝或踝关节出现代偿性外旋现象，但是不能完全代偿，下肢仍然内旋状态，足旋前脚内旋是阴脚。

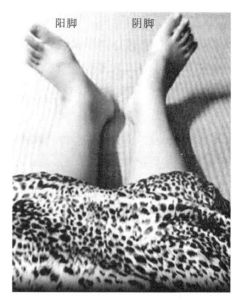

图 9-39　阴阳脚

　　骨盆左右倾斜引起髂骨内外旋转，为了保持下肢的承重力线的协调和平衡，髋或膝或踝关节发生反向的代偿性旋转，导致相应关节的滑膜、关节囊、韧带损伤甚至软骨的破坏、骨质增生，出现关节疼痛、功能障碍、运动困难。阴阳脚其实双下肢朝一个方向旋转，而骨盆往反向旋转，为了维持视觉的真正和平衡，腰椎或胸椎或颈椎代偿性反向旋转移位，相应椎体的椎间孔变的狭窄，神经、血管刺激卡压；椎体小关节位移，滑膜、关节囊损伤，最终关节及椎间盘退行性变、周围软组织损伤。

　　中医讲究整体观念和辨证论治，注重从整体去辨证，从各个角度，从自然界所能导致脊柱、关节位移的因素都会去考虑，而且会考虑到脊柱的下部——骨盆和下肢。因为临床表现为单一部位发病，其实是整个脊柱骨盆疾病在腰、骶、腿局部的表现。阴阳脚是骨盆倾斜及髋、膝、踝关节损伤或腰椎、胸椎、颈椎退行变在足部的表现。

　　（三）耻骨联合错缝

　　耻骨联合错缝，是指骨盆前方两侧耻骨纤维软骨联合处，因外力而发生微小的错移，表现耻骨联合距离增宽或上下错动出现局部疼痛和下肢抬举困难等功能障碍的软组织损伤性疾病，也称耻骨联合分离征。

　　骨盆环是由两侧的髂骨及后面的骶骨通过骶髂关节和前面的耻骨联合形成，耻骨联合由两块纤维软骨间盘组成，两个间盘之间有一耻骨联合腔，耻骨联合上下左右均由韧带加强。骨盆倾斜两侧的髂骨必然发生旋转移位，作为髂骨最前端的耻骨联合极易出现"骨错缝"或"筋出槽"现象，耻骨联合距离增宽加大或上下错动而产生临床症状（图 9-40）。经、孕、产期的妇女，其内分泌改变使

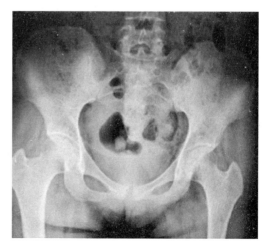

图 9-40　耻骨联合错缝

耻骨联合周围韧带松弛，骨盆倾斜即可导致耻骨联合错缝。

耻骨联合错缝是指耻骨联合在损伤后，局部疼痛和骨盆功能障碍。耻骨联合部疼痛，单侧或双侧下肢难以负重，不能行走，翻身困难。轻者行动无力，上下台阶及单腿站立、弯腰、翻身等动作都可引起局部疼痛加剧。局部压痛与叩击痛明显，髋关节外展、外旋活动受限，耻骨联合加压及骨盆分离与挤压试验阳性。错移较重者，可触摸到耻骨联合上下缘不齐或分离的间隙。影像学检查 X 线片可见耻骨联合间距离明显增宽，并有上下错位现象。慢性者可见联合之关节面毛糙不平、增生等。调整髂骨旋转移位改善骨盆倾斜状态，使耻骨联合"骨正筋柔"，临床状态自然消失。

参 考 文 献

1. 胡有谷.腰椎间盘突出症[M].北京:人民卫生出版社,1994,2.

2. Mixter WJ,Barr JS.Rupture of the intervertebral disc with involvement of the spinal cord [J]. N Engle J Med,1934,211:210–214.

3. Fortin JD,Torching RB. Sacroiliac arteriogram and postarthography CT[J].Pain Physician, 2003,6(3):287–290.

4. Merskey H,Bogduk N.Classification of chronic pain[M].In Merskey H, Bogduk N(ends). Descriptions of chronic pain syndromes and definition of pain terms,2nd ed.IASP Press, Seattle,1994,180–181.

5. Murata Y,Takahashi K,Yamagata M,et al. Origin and pathway of sensory nerve fibers to the ventral and dorsal sides of the sacroiliac joint in rats [J]. J Orthop Res, 2001,19(3): 379–383.

6. Steven P,Sacroiliac C,Pain J.A Comprehensive Review of Anatomy,Diagnosis,and Treatment [J]. Anesth Analog. 2005,101:1440–1453.

7. 刘洪波,左亚忠,沈国权.骶髂关节功能紊乱所致下腰痛的诊断和手法治疗[J].颈腰痛杂志,2008,29(6):578–580.

8. 李义凯. 脊柱推拿的脊柱与临床 [M]. 北京: 军事医学科学出版社,2001,172.

9. Beal MC.The sacroiliac problem:Review of anatomy,mechanics and diagnosis[J]. Am Osteopath Assoc,1982,81:667–679.

10. Ebraheim NA,Madsen TD,Xu R,et al.Dynamic changes in the contact area of the sacroiliac joint[J],Orthopedics,2003,26(7):711–714.

11. Kandji L A.The Physiology of the Joints,vol.3:The Trunk and Vertebral Column.New York, Churchill Livingstone,1974.

12. Ishimineo T.Histopathological study of the aging process in the human SI [J] [in Japanese]. Nippon Seikeigeka Gakkai Zasshi,1989,63:1070–1084.

13. Vleeming A,Volkers A C,Snijders CJ,et al. Relation between form and function in the sacroiliac joint. Part II:Biomechanical aspects[J]. Spine,1990,15:133–136.

14. Weisl H.The movements of the SI[J].Acta Anat(Basel),1955,23:80–91.

15. Ebraheim NA,Padanilam TG,Waldrop JT,et al.Anatomic consideration in the anterior

approach to the sacroiliac joint[J].Spine,1994,9(6):721-725.

16. Kapandji IA.The physiology of the joints,vol,3:The Trunk and Vertebral Column[M]. Edinburgh,Churchill Livingstone,1974.

17. Mitchell FL.An Evaluation and Treatment Manual of Osteopathic Muscie Energy Procee-dures[M].Valley Park,MO,Mitchell,Moran and Pruzzzo,1979.

18. Pool-Goudzwaard AL,Kleinre,Sink GJ,Snijders CJ,et a1.The sacroiliac part of the ili-olumbar ligament [J].Anat,2001,199(4):457.

19. Pool-Goudzwaard A,Hoek van Dijke G,Mulder P,et al.The iliolumbar ligament:its in-fluence in stability of the sacroiliac joint [J].Clin Biomech (Bristol,Avon)2003,18(2): 99-105.

20. Xu R,Ebraheim NA,Yeasting RA,et al.Anatomic considerations for posterior iliac bone arresting [J].Spine,1996,21 (9):1017.

21. Lux KD,Ho HC,Leong JC:The Iliolumber ligament.A Study of its anatomy,development and clinical significance[J].J Bone Joint Surg,1986,68(2):197-200.

22. Schwab JS. Diarrgelo DJ.Foley KT.Motion compensation associated with single-level cer-vical fusion:where dose the lost motion go[J].Spine,2006,31 (1):2439-2448.

23. Tile M.Fractures of the acetabulum [J].Orthop lin Noah Am,1980,11(3):481-506.

24. C Brunner,R Kissling,HAC Jacob.The effects of morphology and histo pathologic findings on the mobility of the sacroiliac joint [J].Spine,1991,16 (9):1l11.

25. Harrison DE,Harrison DD,Troyanovich SJ.The sacroiliac joint:a review of anatomy and biomechanics with clinical implications[J].Manipulative Physical Ther,1997,20 (9): 607- 617.

26. Pel JJ,Spoor CW,Pool-Goudzwaard AL,et al.Biomechanical analysis of reducing sacroili-ac joint shear load by optimization of pelvic muscle and ligament forces[J].Ann Biomed Eng,2008,36(3):415-424.

27. 师宁宁，沈国权，何水勇，等.骶髂关节紊乱在 X 线片上的表现形式和临床意义 [J],中国骨伤,2013,26 (20):12-16.

28. Hillermann B,Gomes AN,Korporaal C,et al.A pilot study comparing the effects of spinal manipulative therapy with those of extra-spinal manipulative therapy on quadriceps mus-cle strength[J].Manipulative Physiol Ther,2006,29(2):145-149.

29. Chapman L,Nihls M.Myokinematics of the pelvis[J].Proceedings of the 5th Conference of international Federations of Orthopaedic Manipulative Therapists.Vancouver,British Columbia,1998.

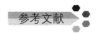

30. Van Wingerden JP, Vleeming A, Buymk HM, et al.Stabilization of the sacroiliac Joint in vivo: verification of muscular contribution to force closure of the pelvis[J].Eur Spine J. 2004,13(3):199-205.

31. Murata Y, Takahashi K, Yamagata M, et al.Origin and pathway of sensory nerve fibers to the ventral and dorsal sides of the sacroiliac joint in rats[J].J Orthop Res, 2001, 19(3): 379-383.

32. Mac nab I: Lesion of the SIJs.In: Mac nabs I, McCulloch J, eds: Backache, 2nd ed.Baltimore, Williams and Wilhins, 1990.

33. Greenman PE.Principles of Manual Medicine[M], 3rd ed.Philadelphia: Lippincott Williams and Wilkins, 2003.

34. Snijders C J, H ermans P F, Kleinrensink G J.Functionalas pectsofcross-legged sitting with special atention to piriformis muscles and sacroiliac joints [J].Clinical Biomechanics 2006; 21(2): 116-121.

35. Snijders CJ, Ribbers MT, de Bakker H V, et al.EMG recordings of abdominal and back muscles in various standing postures: validation of a biomechanical model on sacroiliac joint stability[J].Journal of Electromyography and Kinesiology.1998, 8(4): 205.

36. Richardon CA, Snijders CJ, Hides JA, et al.The relation between the transverses abdomens muscles, sacroiliac joint mechanics and low back pain[J].Spine, 2002, 27: 399-405.

37. Mitchell B, Colson E, Chandramohan T.Lumbopelvic mechanics[J].British Journal of Sports Medicine, 2003, 373: 279-280.

38. Ragab AA, Escarocega AJ, Zdeblick TA.A quantitative analysis of strain at adjacent segments after segmental immobilization of the cervical spine[J].J Spine Disord Tech, 2006, 19 (6): 407-410.

39. Bogduk N, Johnson G, Spalding D.The morphology and biomechanics of latissimus dorsi [J].Clin Biomech (Bristol, Avon), 1998, 13 (6): 377.

40. A Pool-Goudzwaard, GH Van Dijke, GM Van et al.contribution of pelvic floor muscles to stiffness of the pelvic ring[J].Clinical Biomechanics, 2004, 19(6): 564-571.

41. Phrolips M.Myokinetic of the Pelvis [J].Proceeding, 5th Conference of International Federation of Orthopedic Manipulation Therapists, Vancouver, 1984.

42. Fortin JD, Kissling RO, O'Connor BL, et al.Sacroiliac joint in nervation and pain [J].Am J Orthop, 1999, 28(12): 687-690.

43. Fortin JD, Vilensky JA, Merkel GJ.Can the sacroiliac joint cause sciatica [J].Pain Physician, 2003, 6(3): 269-271.

44. Vilensky JA, O'Connor BL, Fortin JD, et al.Histological analysis of neural elements in the human sacroiliac joint [J].Spine,2002,27(11):1202-1207.

45. Manchikanti L, Boswell MV, Singh V, et al.Sacroiliac joint pain:Should physicians be blocking lateral branches, medial branches, dorsal ramie, or ventral ramie [J].(Letter to the Editor)Reg Anesth Pain Med,2003,28(5):488-490.

46. Sakamoto N, Yamashita T, Takebayashi T, et al.An Electro physiologic Study of Mechanoreceptors in the Sacroiliac Joint and Adjacent Tissues[J].Spine. 2001,26(20):68-71.

47. 顾海峰,秦安,范顺武,等.骶髂关节源性下腰痛神经传导机制研究进展[J].国外医学:骨科学分册,2005,26(6):357-359.

48. Michelle F.Carmel CA.Academy of Applied Ostepathy,Structural Pelvic Function.1965.

49. Sturesson B.Movement of the sacroiliac joints:a fresh look [J].Churchil Livingstone. 1999.1:171-176.

50. Kissling R O,Jacob H A C.1997 the mobility of sacroiliac joints in healthy subject[J]. Bull Hosp Jtdis 1996,54(3):158-164.

51. Smidt G L,Mc Quade K,Wei S H,et al.Sacroiliac Kinematics for reciprocal straddle positions[J]. Spine,1995,20(9):1047-1054.

52. Tullberg T,Blomberg S,Branth B,et al.Manipulation dosse not alter the position of the sacroiliac joint.A roentgen stereo photogrammetric analysis [J].Spine.1988,23:1124-1129.

53. Smidt G L,Wei S H,Mc Quade K,et al.Sacroiliac motion for extreme hip positions.A fresh cadaver study[J].Spine.1997,22:2073-2082.

54. Vleeming,V,Stoeckart,R,Volkers,ACW,et al. Relation between point and Function in sacroiliac joint.Part I Clinical anatomical aspect[J].Spine,1990;2:130.

55. 师宁宁.骶髂关节紊乱与腰椎间盘突出症之间相关性临床研究[D].上海:上海中医药大学,2011,30-35.

56. 潘进社,张英泽,陈伟.骶髂关节应用解剖及生物力学研究进展[J].国际骨科学杂志, 2007,28(4):237-238.

57. Kapandji IA.Physiology of the joints.The Trunk and the Vertebral Column,vol.3,2nd ed. Edinburgh,Churchill Livingstone,1974.

58. Norkin CC,Levangle PK.Joint Structure and Function,2nd ed. Philadelphia,FA Davis, 1992.

59. Foley BS,Buschbacher RM.Sacroiliac joint pain:anatomy,biomechanics,diagnosis,and treatment[J].Am J Phys Med Rehabil,2006,85(12):997-1006.

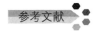

60. Sturesson B 1997 Movement of the sacroiliac joints：a fresh look．In：Vleeming A et al.（eds）Movement，stability and low back pain．Churchill Livingstone，Edinburgh．

61. 师宁宁，沈国权，何水勇，等.骶髂关节紊乱与腰椎间盘退变之间相关性的流行病学研究与生物力学分析[J].中国骨伤，2014，27（7）：560–564.

62. Kissling R O，Jacob H A C.1997 the mobility of sacroiliac joints in healthy subject.In：Vleemings A et al.（ed）Movement，stability and low back pain ［J］.Churchill Livingstone，Edinburgh.

63. 邵宣，许竞斌. 实用颈腰背痛学[M].北京：人民军医出版社，1992，51.

64. 韦春德，韦以宗，王秀光，等.颈椎病腰曲改变437例X线片分析报告[J].颈腰痛杂志，2007，28（4）：267– 270.

65. 曹永廉，孙启良，孙乔，等.躯干伸屈肌力与年龄变化的关系[J].中国康复医学杂志.1999，14（1）：19.

66. 韦以宗，桂清民，孙永章，等.腰大肌作用与腰曲关系的动态下X线片研究[J].中国临床解剖学杂志，2005，23（6）：579–582.

67. Adams MA.Diurnal changes in spinal mechanics and the clinical Significance ［J］.BoneJinnty，2003（72）：266.

68. Pope MH，Krag MH.Diagnosing instability[J].Clin Orthop Rel Res，1992，27（8）：600.

69. Dunlop RB.Disc space narrowing and the lumbar facet joints ［J］.Bone and Joint Surge，1984，17（5）：7961.

70. 郭世绂，陈仲欣，邱敬清，等. 腰神经通道与腰腿痛关系[J].中华骨科杂志，1987，7（7）：2411.

71. 赵平，冯天友.腰椎力学结构失衡与椎间盘突出的发病[J].中医正骨，1993，5（3）：37–39.

72. 张光，韩邕. 颈椎间盘退变对生理曲度影响的MRI研究 ［J］. 中国医学影像技术，1996，12（3）：172.

73. Roof F.A study of the mechanism of injuries ［J］.Bone Join Surge，1960（42b）：810.

74. 韦以宗.中国整脊学[M].北京：人民卫生出版社，2006，136.

75. 林强，严隽陶. 从脊柱生理弧度改变探讨腰稚问盘突出症复发 ［J］. 按摩与导引，1995，62：5–7.

76. Norkin CC，Levangle PK. Joint Structure and Function，2nd ed ［J］. Philadelphia，FA Davis，1992.

77. 金柏军，钱字，徐国健.下腰痛患者与腰椎前凸度及骶骨倾斜度的关系[J].中国脊柱脊髓杂志，2004，14（6）：364.

78. 宋一平,张发惠.战士腰椎椎弓峡部断裂的调查与分析[J].颈腰痛杂志 2004,(3):15.

79. 胡有谷.腰椎间盘突出症[M].2 版.北京:人民卫生出版社,1992:252-256.

80. 潘之清.实用脊柱病学[M].济南:山东科技出版社.1996,865-870.

81. Henry Pollard,B.Sc,Graham Ward,B.Sc.The effect of sacroiliac manipulation on hip flexion range of motion[J].ACO,1997,6(3):80-84.

82. 谭军,郝定军.麦氏腰背痛:第四版[M].北京:人民军医出版社 2009,166.

83. Schwab FJ,Smith VA,Biserni M,et al. Aduit Scoliosis:a quantitative radio graphic and clinical analysis[J].Spine,2002,27:387-392.

84. Taylor TKF,Ghost HP,Bushel GR. The contribution of the intervertebral disc to the scoliosis deformity[J]. Clin orthoP,1981,156:79.

85. Burwell RG,Colt AA,Grieves T B,et al.Screening aetiolgy and the Nottingham theory to idiopathic scoliosis suofale topography and spinal deformity.Proceeding or the letch international symposium[M].E stroll,1990,12-20.

86. Albeit AA,Derrup B,Heholger E.Gustarfisher Verlag[M].Stuttgart,Jena.New york.1992:131-161.

87. 师宁宁,沈国权,何水勇.骶髂关节紊乱与L4,5 椎间盘突出的关系研究[J].中医正骨,2013,25(1):23-25.

88. PedriniVA,Ponleti IV,Dohrman SC.Glyeosamjnoglyeans of intervertebral disc in idiopathic scoliosis[J].Lab Chin Med,1973,82:938.

89. Jackson RP,McManus AC.Jackson RP,MCManus AC.Radiorgraphic analysis of Sagittal plane alignment and balance in Standing Volunteers and patients with low back pain matched for age,sex,and size.A prospective Controlled clinical Study[J].Spine,1994,19:1611-1618.

90. Wilmer S.A study of growth in girls with adolescent idiopathic structural scoliosis[J].Chin Orthop,1974,101:131.

91. Roaf R.The Basie anatomy of scoliosis[J].J Bone Joint Surg(Br),1966,48:786.

92. De Smut AA,cook LT,Tarleton MA.A radiographic method for three dimensional analysis of spinal configuration[J].Radiograhy,1980,137:343.

93. 师宁宁,沈国权,何水勇,等.髂骨旋转移位与L4,5 椎间盘退变之间的相关性生物力学分析[J].中国骨伤,2016,29(5):439-443.

94. Dickson RA,Lawton JO,Archer IA.The Pathogenesis of idiopathieseosis biplane spinal asymmetry[J]. J Bone Joint Surg(Br),1984,66:8.

95. Benson DR,Sehultz AB,Dewald RT.Roentgen graphic evaluation of vertebral rotation[J].

Bone Joint Surg(Am),1976,58:1125.

96. Spilker RL.Mechanical behavior of a simple model of an intervertebral disk under compressive loading[J]. J Biotech,1980,13:895-901.

97. 师宁宁,沈国权,何水勇,等.骶骨倾斜移位与L4~S1椎间盘退变之间的相关性生物力学分析[J].中国骨伤,2017,29(3):439-443.

98. Pope MH,Rosen JD,Wider DG,et al.The relation between biomechanical and psychological in patient with low back pain[J].Spine,1983,5:173-178.

99. Nachemson AL.Lumbar interdiscal pressure[J].Acta Orthop Stand.1960,1:43-45.

100. Kobayashi T,Atsuta Y,Takemitsu M.A prospective study of de-novo scoliosis in a community based cohort[J].Spine,2006,31(2):178-182.

101. Aram P,Ensor E,Denis F.Degenerative lumbar scoliosis associates with spinal stenosis[J].Spine,2007,1(1):1-8.

102. Lindsay DT. Functional Human Anatomy[M].By Msoby Year Book,Inc,1996.

103. 严隽陶.推拿学[M].北京:中国中医药出版社,2004,55.

104. SHI Ning-ning,SHEN Guo-quan,ZHANG Xi-lin,et al. Holistic view of Chinese spinal manipulation and its clinical application[J].Journal of Acupuncture and Tuina Science,2009,7(5):288-292.

105. 刘洪波,沈国权.沈国权与脊柱微调手法[J].按摩与导引,2007,23(9):2-3.

106. 西园寺正幸著,舞鹤山译.图解骨盆矫正压揉法[M].哈尔滨:黑龙江科学技术出版社,1987.8-9.

107. Laura Cookson,Atypical knee pain.The biomechanical and neurological relationship between the pelvis,hip and knee-a case report[J].Clinical Chiropractic,2003,6:63-66.

108. 周松.慢性臀部疼痛临床探讨[J].颈腰痛杂志,2002,23(4):299-300.

109. 柳登顺.实用颈腰肢痛诊疗手册[M].郑州:河南科学技术出版社,2002,293.

110. 龙层花,钟士元,王廷臣.骨盆旋移综合征[J],颈腰痛杂志,2004,25(3):198-202.

111. 杨万宏.神经根痛点麻醉下手法治疗顽固性复杂性腰腿痛[J].武警医学,2006,17(8):602-603.

112. Chapman L,Nihls M. Myokinematics of the pelvis. Proceedings of the 5th Conference of international Federations of Orthopaedic Manipulative Therapists.Vancouver, British Columbia,1998.

113. Vleeming,V,Stoeckart,R,Volkers,ACW,et al. Relation between point and Function in sacroiliac joint. Part I Clinical anatomical aspect[J]. Spine,1990,2:130.

114. Kapandji IA.The physiology of the joints,vol,3:The Trunk and Vertebral Column. Ed-

inburgh, Churchill Livingstone, 1974.

115. Roussouly P, Gollogly S, Berthonnaud E, et al.Classification of the normal variation in the sagittal alignment of the human lumbar spine and pelvis in the standing position[J]. Spine, 2006, 30(2):346-353.

116. Henry Pollard, B.Sc. Graham Ward, B.Sc. The effect of sacroiliac manipulation on hip flexion range of motion[J]. ACO, 1997, 6(3):80-84.

117. 朱才兴,焦伟国,成忠实.骶髂关节紊乱误诊单纯腰椎间盘突出症原因分析[J].中国康复理论与实践,2004, 10(4):234-245.

118. 戴政文.正脊加调盆手法治疗腰椎间盘突出症临床观察[J].湖北中医杂志,2007, 29(2):45-46.